근막 통증유발점–도수치료와 정골치료를 위한 핵심 가이드

Taschenatlas Myofasziale Triggerpunkte-Schmerzguide für Osteopathen und Manualtherapeuten

JN434987

근막 통증유발점

도수치료와 정골치료를 위한 핵심 가이드

김명준 외 옮김

Eric Hebgen

Taschenatlas Myofasziale Triggerpunkte

Schmerzguide für Osteopathen und Manualtherapeuten

282 Abbildungen

영 문 출 판 사

■ 옮긴이 (가나다 순)

김명준	경동대학교 물리치료학과 교수	**이상빈**	남서울대학교 물리치료학과 교수
김항진	모던 필라테스 대표	**이종삼**	롤핑연구회 회장
김효철	원광디지털대학교 한방미용예술학과 교수	**엄기매**	여주대학교 물리치료과 교수
박찬후	김천대학교 작업치료학과 교수	**전재국**	신구대학교 물리치료과 겸임교수
성기석	한국과학마사지 협회장	**조근복**	한국딥티슈마쏘테라피 학회장
신영일	한국복지대학교 의료보장구과 교수	**최운호**	선린대학교 물리치료과 겸임교수
이동우	호남대학교 물리치료학과 교수		

Taschenatlas Myofasziale Triggerpunkte,1st edition by Eric Hebgen

Original German title : Eric Hebgen, Taschenatlas Myofasziale Triggerpunkte, 1/e
© 2013 Karl F. Haug Verlag in MVS Medizinverlage GmbH& Co.KG, Stuttgart, Germany

Translation copyright © 2016 Yeong Mun Publishing Company.

주의(notice)

중요한 정보 : 다른 학문과 마찬가지로 의학은 나날이 진보하고 있다. 연구와 임상경험에 의해서 치료나 약물치료를 비롯한 지식은 확대되어 간다. 이 책에서 약물복용량, 치료 적용의 언급이 있는 경우, 저자, 편집자, 출판사는 그 서술(description)이 서적을 제작하는 시점에서의 인식에 일치하도록 세심한 주의를 기울이고 있다.

그러나 약물의 적용, 치료의 형식에 대한 서술에 대해서 출판사가 보증하는 것은 아니다. 사용하는 약제의 첨부문서를 정독하고 경우에 따라서는 전문가에게 상담함으로써 기재된 복용량의 권장, 금기의 주의에 이 책의 서술과의 차이가 있는지 확인할 것을 권장한다. 이러한 검사는 사용빈도가 적은 약제, 시장에 나와서 얼마 안 되는 약제의 경우는 특히 중요하다. 약물복용량, 치료 적용은 모든 이용자의 책임 하에 시행한다. 부정확한 서술에 대해서는 출판사로 알려주기를 바란다.

제품명(제품 마크)의 상표는 특별히 기재하고 있지 않다. 이 때문에 제품에 상표가 없다고 추단할 수는 없다.

이 책은 온갖 부분을 포함하고 저작권으로 보호되어 있다. 저작권법이 한정하는 범위를 넘어서는 이용은 모두 출판사의 동의 없이 허가되지 않으며 벌칙의 대상이 된다. 이상은 특히 복제, 번역, 마이크로필름화, 전자 시스템에의 보존 · 가공에 적용된다.

본 책은 영문출판사와 저작권자와의 계약에 따라 발행한 것이므로 이 책의 복제는 저작권법에 의해 금지되어 있으며 본 책은 저작권자의 허락없이는 어떤 자료도 복제할 수 없습니다.

근막 통증유발점

도수치료와 정골치료를 위한 핵심 가이드

2016년 10월 20일 초판인쇄
2016년 10월 28일 초판발행

지은이 : Eric Hebgen
옮긴이 : 김명준 외
발행인 : 박 병 조
발행처 : 도서출판 영문출판사
등 록 : 1987년 12월 21일 제2-419호
주 소 : 서울시 강남구 삼성동 69-1
전 화 : (02) 514-5590, 776-5590
팩 스 : (02) 756-8943
홈페이지 : www.ymsbook.net
E-mail : yeongmunsa@empal.com
정 가 : 30,000원
ISBN 978-89-7224-393-9 93510

※ 파본은 교환해 드립니다.

머리말

증조부모를 만난 일은 없으나 두 분은 19세기말에 태어났다. 조부모는 모두 20세기 초에 태어났다. 당시, 그 후의 세계를 바꾸는 혁명적인 발명이 이어졌다. 전기, 전화, 자동차 등이 그 대표적인 것이다. 1, 2세대가 지나가고 부모나 나의 시대가 되어서는 19세기 말에 희귀한 발명품은 있는 것이 당연하고 일상생활에서 필수적인 것이 되었다. 그리고 다시 우리들이 "소화"해야 할 기술의 혁신이 일어나고 있다. 이제까지 이상의 형태로 인터넷은 우리들의 일상을 무한으로 가속하고 변화시켰다. 인터넷 이전의 생활 등은 도대체 있었던 것일까?

오늘날 정보는 일순간에 어디에서나 불러낼 수 있다. 간결하고 동시에 구조적으로 정리된 지식이 요구되고 학습되고 정보가 나날이 공사를 불문하고 사용된다. 하나의 테마를 차분히 습득하는 것이 상실되어가고 있다고 유감으로 생각하는 사람도 있을 것이다. 즉각 불러낼 수 없는 정보가 인터넷에는 결여되어 있는 경우도 있을 것이다. 그리고 경우에 따라서는 현재의 정보환경을 거부하는 사람도 있을지도 모른다. 아마도 조부모나 증조부모가 새로운 것을 받아들일 수 없는 경우가 있었던 것처럼 나의 조부는 이렇게 말하였다. "오늘날의 젊은이에 대한 것은 알 수 없으나 그것이 너희들이 하는 방법일 것이다". 당시 조부는 80세를 넘고 있었다. 이것은 인생에 대한 좋은 사고방법이라 생각한다.

이 책에서는 이전의 저서 "도수치료와 정골치료에서의 통증유발점(trigger point)과 근육연쇄" 보다 정보를 더욱 간결하고 동시에 구조적으로 정리하여 신속하게 전달할 수 있도록 정리하였다. 특히 환자의 치료에 대해서 정보를 입수하고 싶은 경우에 활용할 수 있는 안내서로서 정리하고 있다.

17년간 통증유발점 치료에 대처하고 적용해왔다는 것으로부터 실제의 경험도 편입시키고 있다. 이 책을 참조하고 모방할 뿐만 아니라 호기심과 창조성을 갖고 환자의 치료에 임하는 계기로 하여주기를 바란다.

2012년 8월

에릭 헤브겐 (Eric Hebgen)

역자 서문

근막통증에 관한 책들 중 가장 임상적인 책이라고 평가할 수 있다. 그 이유는 지금까지 책들을 보면 근막의 기능과 구조를 전달하기 위해 설명이 장황하거나 실제 실기적용에서는 확인할 수 없는 불분명한 부분들이 문제가 되곤 하였으며 실제 치료를 그림으로 표현을 하는 부분에서 체계적인 전달방법이 부족했었다.

통증을 유발하는 근막의 포인트를 근막통증유발점으로 보고, 진단의 과정을 해부학적 구조 및 기능 설명과 통증유발점 위치를 구체적으로 표기하는 등 독자의 이해를 돕고 문진의 결과에 따른 소견으로 치료하기 전에 검사와 감별신단법을 기술하고 있으며, 자율신경과 관련있는 내장의 연관성을 피력하고 있다.

이 책이 임상적인 가치가 높다고 평가하는 이유는 이러한 정확한 설명과 관계를 통하여 임상적 지식정보를 더욱 간결하면서 체계적으로 정리되어 있고, 신속한 이해와 전달을 위해 간결한 정리로 편집되어 있는 것이 특징이다. 따라서 독자는 신체 부위별 임상적 치료절차 도입이 용이하고, 단순화 시킨 편집 구성과 치료의 정확한 포인트 위치와 치료사 손의 모양이 잘 표현되어 있기 때문에 근막환자를 평가진단하는데 많은 도움을 주고 명확한 해부학적 설명을 하게 해준다. 따라서 물리치료사들 환자를 도수치료하는데 질환을 이해하고 평가, 치료하는데 있어 임상적 접근의 해석을 좀 더 간결하게 하는데 도움을 줄 것이다.

도수치료에 꼭 필요한 최신 서적을 가장 많이 번역을 해온 영문출판사(대표 박병조)는 근막통증 서적에서 또 한 발 더 앞에 서게 되었다. 요즘과 같이 폭발적인 정보와 수많은 책들이 쏟아져 나오는 세상에서 책은 정보전달 측면에서 얼마나 내용이 간결하며, 어떻게 집중력과 이해력을 높일 수 있는가는 편집에 달려 있다고 본다.

2016. 10. 19.
김명준 PT, PhD,
경동대학교물리치료학과교수
대한정형도수물리치료학회장

목차

제 III 부

제 I 부
이론

1 통증유발점의 정의

통증유발점(TP)이란 과민해져 있는 부위이며 골격근이나 근막에서 과다긴장의 근삭(muscle string) 내에 존재한다. 통증유발점은 촉진(palpation) 때에 통증이 있고 특유의 연관통증(referred pain), 근육긴장(다른 근육에도 일어난다), 자율신경반응을 일으키는 경우가 있다.

또한 피부, 지방조직, 힘줄, 인대, 관절주머니, 골막 등, 다른 조직에도 통증유발점은 존재한다. 다만 이것들은 근막의 통증유발점처럼 일정하지는 않고 언제나 같은 위치에 있지 않다. 연관통증도 일어나지 않는다.

2 통증유발점의 분류

2.1 활동성과 잠재성의 통증유발점

통증유발점에는 활동성과 잠재성이 있다. 활동성 통증유발점은 안정(rest) 시에도 근육의 동작 시에도 통증이 발생한다. 잠재성 통증유발점은 활동성 통증유발점 진단의 징후를 모두 나타내지만(아래 참조), 촉진(palpation)에서만 통증이 발생한다.

활동성 통증유발점이 잠재성으로 전환되는 일이 있다. 통증유발점의 지속요인이 없어지거나 일상의 동작에 의해서 근육이 충분히 신장하는 경우에 많다.

반대로 잠재성 통증유발점이 몇 년이나 통증이 없는 채로 근육 내에 계속 존재하고 활동성으로 변화하는 일이 있다. 이러한 변화를 유발하는 요인은 예를 들면, 근육의 과도한 신장이나 혹사, 즉, 과부하에 의한 근육의 기능장애이다.

2.2 증상

활동성 또는 잠재성의 통증유발점은 아래의 증상을 나타낸다.

- 대상이 되는 근육을 신장, 단축할 때, 능동/수동의 움직임에 제한이 있다. 움직임이 딱딱한 느낌이 든다.
- 대상이 되는 근육의 약화.
- 연관통증. 근육마다 정의되어 있는 특유의 패턴을 갖는다. 활동성 통증유발점에서는 동작 시, 안정 시, 통증유발점의 촉진(palpation) 시에 연관통증이 나타난다. 잠재성 통증유발점에서는 진단의 촉진 시에만 전형적인 패턴이 일어난다.

근육의 경직이나 약화는 오래 쉰 후, 통틀어서 신체를 움직이지 않았던 후에 두드러진다. 전형적인 예로서 아침의 뻣뻣해짐이나 오래 앉은 후의 근육의 초기통증(initial pain)이 있다.

활동성 통증유발점의 증상의 출현이나 촉진 시의 민감성은 몇 시간 안에 또는 하루하루 변화하는 일이 있다. 통증유발점 활동성의 증상은 발생의 원인이 없어진 후도 남고, 때로는 매우 장기간에 걸친다.

통증유발점에 의해서 발생할 수 있는 다른 증상에는 아래의 것이 있다.

- 국소적인 혈관수축, 발한(perspiration), 눈물을 흘림, 코의 분비물의 증가, 털세움근(입모근)의 과다활동(소름) 등, 연관통증의 부위에 있는 자율신경의 변화
- 심부감각장애
- 평형감각장애와 현기증
- 과다흥분에 의한 운동신경세포 활동의 변화
- 근육의 협응운동의 악화

2.3 유발요인

통증유발점의 발생을 유발하는 요인에는 다음의 것이 있다.

- 근육에 대한 급격한 과부하
- 근육의 과로에 의한 만성적인 과부하
- 직접적인 외상
- 저체온 (사전의 워밍업이 없이 하는 근육활동)
- 또 다른 통증유발점
- 내장질환
- 관절염
- 분절반사(segmental reflex)의 기능부전 (▶ **제8장.** 촉진분절)
- 부정적 스트레스 (negative stress) (불쾌한 스트레스)

3 통증유발점의 병태생리학

3.1 통증유발점의 국소적인 긴장항진, 연관통증

통증유발점의 국소적인 긴장항진은 신경섬유 Ⅲ · Ⅳ군의 감수성이 변화 즉, 항진함으로써 일어난다. 이것들의 신경은 근육 내에서 자유 신경종말이라는 형태의 침해수용기로 되어있다. 이러한 신경섬유가 자극에 민감한 경우, 작은 자극(이 경우는 통증)에도 신체는 크게 반응하세 된다. 이것이 강한 통증의 지각이나 자율신경의 현서한 반응 등으로 되어 나타날 수 있다. 즉, 어떤 자극에 대해서 구심성의 침해수용섬유가 강하게 반응함으로써 보통의 상태에서는 반응하지 않는 신경에서 원심성의 응답이 일어날 가능성이 있다. 이 현상의 정보처리는 척수분절에서 시행된다.

신경섬유Ⅲ · Ⅳ군의 감수성을 항진시키는 물질은 브래디키닌(bradykinin), 세로토닌(serotonin), 프로스타글란딘(prostaglandin), 히스타민(histamine) 등이다. Ⅲ · Ⅳ군의 침해수용섬유로부터의 구심성 임펄스를 뇌가 "오독(misread)"하여 연관통증이나 긴장항진으로 응답하는 일이 있다. 이 기전은 아래와 같이 된다.

3.2 수렴투사 (convergence projection)

척수에서의 접속은 구심로가 원심성 신경섬유로 전환되는 방법에 두 가지 가능성이 있다 (▶ **그림** 3.1).

- 특정의 피부나 근육, 또한 하나의 내장에서부터 보내지는 침해수용성 임펄스는 척수에서 양자의 구심로를 받는 사이신경세포(개재뉴런)에 접속한다. 이 신경세포는 다시 원심로로 전환되어 자극에 응답한다.
- 피부, 근육, 내장의 구심로에는 공통의 최종경로가 있고, 자극은 원심로로 전송된다.

이론

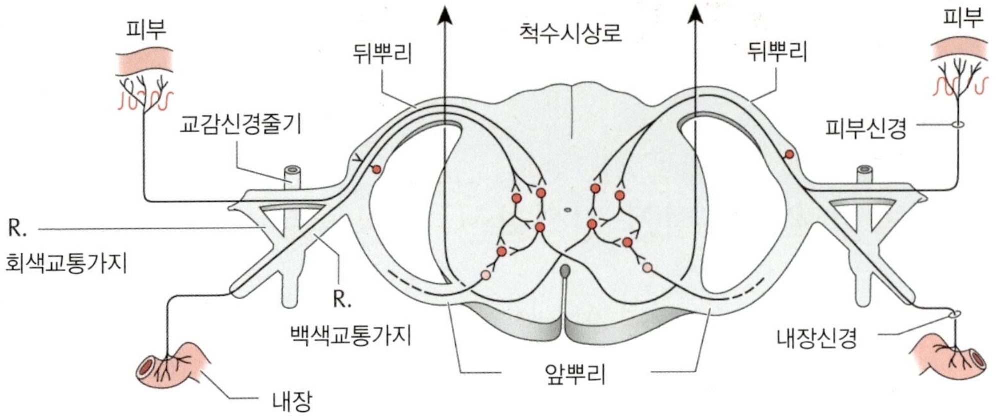

▶ **그림 3.1** 통증의 전달경로 (Schmidt & Lang, 2011)

구심성의 정보는 자극의 응답을 위해 원심로로 전달될 뿐만 아니라, 척수시상로에서부터 중추신경계로도 보내진다. 중추신경계에 도달하는 것은 구심성 자극의 하나이므로 분절의 자극처리 가능성이 어느 쪽 경우도 침해수용성 임펄스가 피부/근육에서부터 오고 있는 것인지, 그렇지 않으면 내장에서부터 오는 것인지를 중추신경계는 판단할 수 없다. 침해수용성이라는 유해한 자극은 기본적으로 외부로부터 주어지는 것을 신체나 중추신경계는 학습해왔기 때문에 자극은 피부나 근육의 것이라 해석한다. 즉, 자각을 위해 척수시상로에서부터 수송되는 통증의 자극은 분절에 속하는 피부에서 연관통증으로서 인식된다.

통증유발점에서부터의 임펄스는 중추신경계에서 내장의 구심로와 마찬가지로 다루어진다. 피부 즉, 분절마다의 관련 부위에서 통증이 발생한다.

3.3 수렴촉진 (convergence facilitation)

구심성 신경의 대부분은 배후에서 활동하고 있다. 일종의 잡음 층(음향기기 등에서 신호가 없는 상태에서 발생하는 소음을 말한다)이라 말할 수 있다. 그 임펄스 활동은 외부(또는 내부)의 자극에 의한 것이 아니라, 신경생리학적으로는 이온채널(ion channel)의 변화에 의한 자극 문턱값의 감소라 설명된다. 문턱값의 감소에 의해서 활동전위가 발생하기 쉬워진다. 이것은 침해자극에 대한 보호 기전이라 생각할 수 있고 자극에 대한 신속한 인지 및 응답을 가능케 한다.

피부의 하나의 부위에서의 구심성 신경의 활동이 내장이나 통증유발점에서부터의 침해자극의 연속으로 강하되고(수렴 촉진), 척수시상로의 하나의 신경세포에 의해서 중추신경계로 수송되면 (▶ **제3.2장** 수렴투사) 그 피부부위에 상당히 강한 통증이 발생한다.

3.4
축삭의 분지 (axon branching)

구심성 신경의 가지돌기(수상돌기)는 다수로 분지되어 있기 때문에 신체의 다양한 영역을 민감하게 지각할 수 있다. 그러면 중추신경계가 구심성의 자극의 흐름을 잘못 해석하는 일이 있다.
개개의 신체영역에서 축삭둔덕(axon hillock)으로부터 앞을 식별할 수 없게 된다.
통증은 신경세포의 신경 지배영역 전체의 것으로서 나타난다.

3.5
교감신경

통증이 있는 부위의 침해성 구심로를 더욱 과민하게 만들어 그 자극 문턱값을 감소시키는 물질을 교감신경이 유리함으로써 연관통증이 지속할지도 모른다. 교감신경의 지배에 의해서 통증이 어떤 부위로부터의 구심로에 혈액공급이 감소하는 것도 생각할 수 있다.

3.6
대사의 이상

통증유발점의 어떤 부위에는 대사의 이상이라는 근육의 특징이 있다. 에너지 수요가 큰 한편으로 산소와 에너지가 부족하다. 이 부위에서 혈액의 순환이 감소하여 있는 것이 원인일 것이다.
악순환이 일어나고 에너지 공급이 감소한 근육영역에 통증유발점이 발생한다. 이미 존재하는 통증유발점이 대사의 이상에 의해서 지속되는 경우도 있다.

3.7
근육의 신장은 근육의 대사에 영향을 준다

근육은 다수의 근육다발(muscle fascicle)로 구성되고 그 근육다발은 가로무늬(횡문)의 근육세포(근육섬유)로 구성된다. 1개의 근육섬유 내에는 보통 약 1,000개의 근육원섬유(myofibril)가 있다. 각각의 근육원섬유는 주머니모양 구조의 얼기(plexus)인 근소포체(sarcoplasmic reticulum)로 덮여있다.

구축된 근육분절을 최대로 신장하면 근육에 직접적인 영향을 준다(▶ **그림 3.2**). 아데노신삼인산(ATP)의 소비는 감소하고 신진대사는 정상화하며 근육긴장은 이완한다.

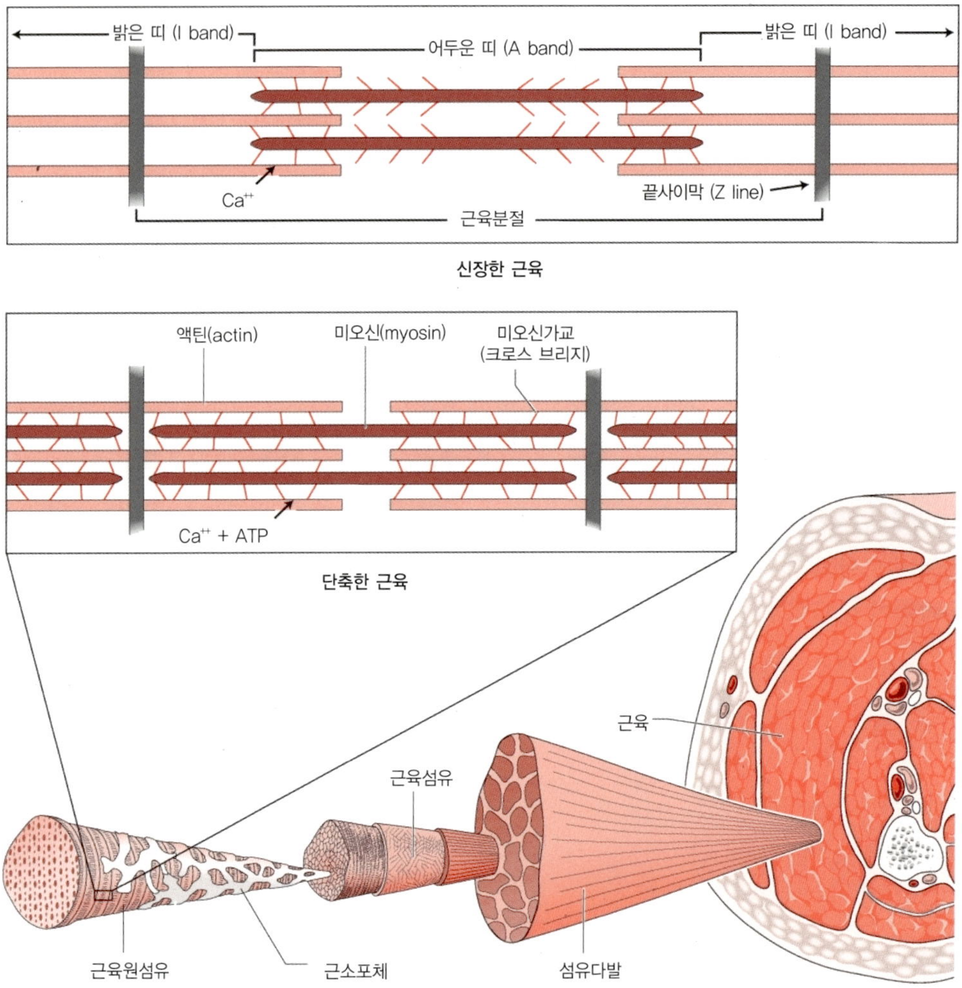

▶ **그림 3.2** 정상적인 골격근의 구성과 수축기전
(Travell & Simons 1983)

그림의 설명. 확대도(▶ **그림** 3.2) : 아데노신삼인산(ATP)과 유리 칼슘(Ca++)이 미오신 크로스브리지를 활성화함으로써 가는근잔섬유(actin filament)가 끌어당겨진다. 이 움직임으로 끝사이막(Z line)끼리 접근하고 수축단위의 근육분절이 다축하기 때문에 근육이 단축한다. 끝사이막을 중심으로 굵은근육미세잔섬유(myosin filament)가 없는 가는근잔섬유가 밝은 띠이다.
어두운 띠는 굵은근육미세잔섬유의 길이에 상당한다. 어두운 띠 뿐이고 밝은 띠가 없는 경우 최대 단축이 된다.

대사이상이 원인으로 통증유발점과 관련된 다양한 발병 기전을 일으키는 물질이 근육 내에서 유리되어 있는 경우(프로스타글란딘 등), 대사가 정상으로 회복되면 물질의 농도는 다시 감소한다. 구심성의 침해수용 신경섬유의 흥분이 신진대사의 규형에 의해서 정상화한나고도 생각할 수 있다.

3.8 촉진 가능한 과다긴장의 근삭

촉진 가능한 과다긴장의 근삭은 통증유발점 주변에 있는 1-4㎜의 끈 모양의 근육부분이고 주위와 비교하여 딱딱한 응어리를 촉진으로 느낄 수 있다. 감각과민성 때문에 명백한 통증으로도 판단할 수 있다. 과다긴장인 근삭의 근육섬유를 신장하고 다른 섬유는 이완하고 있으면 가장 촉진하기 쉽다.

근삭을 신장 또는 강하게 수축시키거나, 근삭 내의 통증유발점을 압박하면 국소통증이 일어나고 일정한 반응시간을 두고 연관통증도 발생한다.

정상적인 근육의 근육섬유에서는 근육분절이 모두 같은 길이를 나타낸다. 근육이 최대의 힘을 발휘할 수 있는 길이로 근육분절은 배열한다. 이것에는 액틴과 미오신의 필라멘트가 특정의 비율로 겹쳐져 있을 필요가 있다. 겹침이 지나치게 많아도 지나치게 적어도 근력은 감소한다.

과다하게 긴장한 근삭의 근육섬유는 이상의 것으로부터 조직학적으로 식별할 수 있다. 이 근삭에서는 근육분절의 길이가 상이하다. 통증유발점 주변의 근육분절은 단축하고 근전도 활동을 나타내지 않는다. 즉 구축하여 있다(▶ **그림** 3.3). 이것을 보완하는 형태로 근육힘줄 이행부분 가까이의 근삭 끝에 연장된 근육분절이 관찰된다.

이 특성이 촉진 가능한 과다긴장의 근삭을 가진 근육에서 신장력이 감소하는 이유(근육분절의 구축), 힘을 충분히 발휘할 수 없는 이유(근육분절이 단축이나 연장이 되어 최적의 길이가 아니다)가 된다(▶ **그림** 3.4).

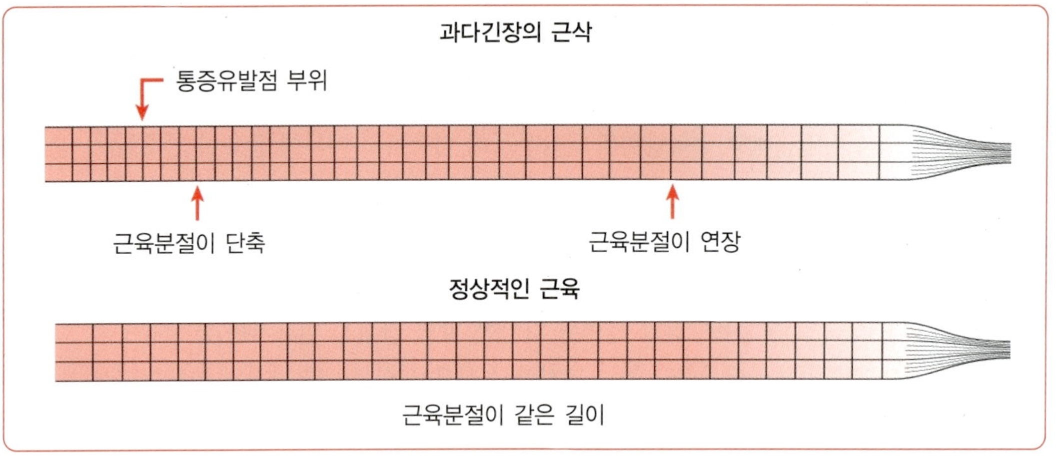

▶ **그림 3.3** 정상적인 근육에서의 같은 길이의 근육분절과 통증유발점이 있는 근육의 길이가 변화한 근육 분절의 비교. 통증유발점부위의 단축한 근육분절이 과다긴장의 근삭이 있는 부위의 긴장을 높이고 이 근육의 신장력을 감소시킨다 (Simons 1987).

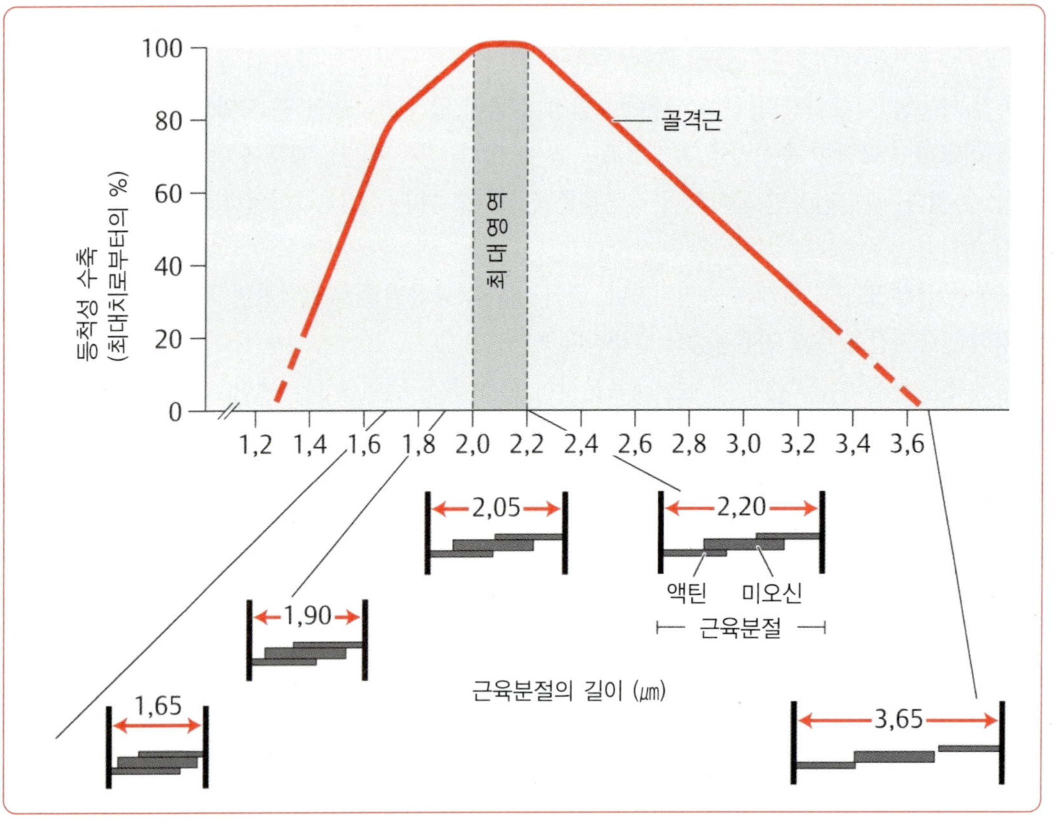

▶ **그림 3.4** 근육분절의 길이에 의한 등척성 수축 (Silbernagl 2007)

3.9
근육의 약화와 쉽게 피로함

통증유발점이 있는 환자가 이 증상을 나타내는 것은 대상이 되는 근육에서 혈류가 감소하여 산소부족이 되는 것이 원인이라 생각할 수 있다.

4 통증유발점의 진단

통증유발점의 진단은 아래의 순서로 시행하면 좋다.

4.1 정확한 문진

통증유발점이 발생하고 현재의 질환(장애)의 근원이 된 근육을 특정하려면 정확한 문진이 필요하다.

- 외상에 의해서 질환이 발생한 것인가? 예를 들면, 큰 부하가 걸리는 움직임으로 통증이 시작되었는지, 또는 넘어짐에 의해서 질환이 발생하였는지?
- 최초에 통증이 나타난 것은 어떠한 자세나 움직임이었나?
- 관절의 가동범위 제한이나 척추원반탈출 등, 분절 전체를 촉진한(facilitation) 가능성이 있는 분절 기능장애가 있는가?
- 내장 체성반사점에서부터 같은 분절의 신경 지배를 받는 근육군을 과도하게 촉진하고 통증유발점의 형성을 촉진한 내장의 기능장애가 있는가?

4.2 통증의 패턴을 그리다

통증의 패턴을 신체도로 그려서 근육마다의 전형적인 패턴을 아는 것에 도움이 된다. 발생순으로 분류하는 것이 바람직하다. 패턴이 중복되는 일도 드물지 않다. 이때는 아래의 질문을 검토하도록 한다.

- 패턴이 중복되어 있어도 통증이 발생한 순서로 배열할 수 있는가? 근육마다의 영역을 분리할 수 있는가?
- 같은 분절의 신경 지배 등, 내장이나 구조의 기능장애를 나타내는 공통점이 중복된 패턴에 있는가?

통증유발점에 의한 통증(과 긴장항진)은 보통 통증유발점에서부터 약간 떨어진 위치에 투사되고 지각된다. 통증이 일어나는 자세나 근육에 의한 동작에서 질환(장애)이 상당히 다르다는 것에도 주의하는 것이 좋다. 하루 중에도 그날그날에 따라서도 질환이 크게 변화하는 일이 있다.

동작할 때만이 아니라 안정(rest) 시에도 통증이 있는 경우, 통증유발점에 의한 손상이 상당히 심하다는 것을 나타낸다.

통증 이외에 근육마다의 피부영역에서 표층감각이나 심부감각을 잘못 감지하는 경우도 있다. 자율신경의 부수증상도 이 영역에서 일어날 수 있다. 예를 들면, 통증유발점의 자극 중에 피부가 창백해지는 혈관운동신경활동의 항진, 자극 후의 반사성 충혈, 소름, 눈물 - 콧물 분비의 증가 등이다.

4.3 동작 중의 근육을 조사하다

미리 특정해둔 근육을 움직이고 있는 상태에서 조사한다. 능동적으로 움직이게 하고 있는 동안, 통증이 발생하는 자세나 동작영역, 또는 그 양쪽에 주의한다. 마찬가지로 근육을 수동적, 능동적으로 최대 신장위치까지 움직여서 조사한다. 통증유발점 영역의 국소통증과 연관통증 패턴의 양쪽에 주의한다.

통증유발점이 있는 경우, 아래의 소견이 관찰된다.

- 대상이 되는 근육에 위축은 없으나 능동적인 저항검사로 최대근력이 감소하여 있다.
- 근육에 등척성 또는 신장성의 수축을 시키면 전형적인 통증의 패턴이 나타나거나 강화된다.
- 마찬가지로 능동적, 수동적인 신장에서도 연관통증이 발생한다.
- 능동, 수동 모두 근육의 신장력에 제한이 있다.

4.4 통증유발점을 찾다

특정한 근육 하나하나에서 통증유발점을 찾는다(▶ **그림 4.1**). 검사는 중간위치에서 시행한다. 대상 이외의 근육섬유는 수축 - 신장하여 있지 않은 편이 좋다.

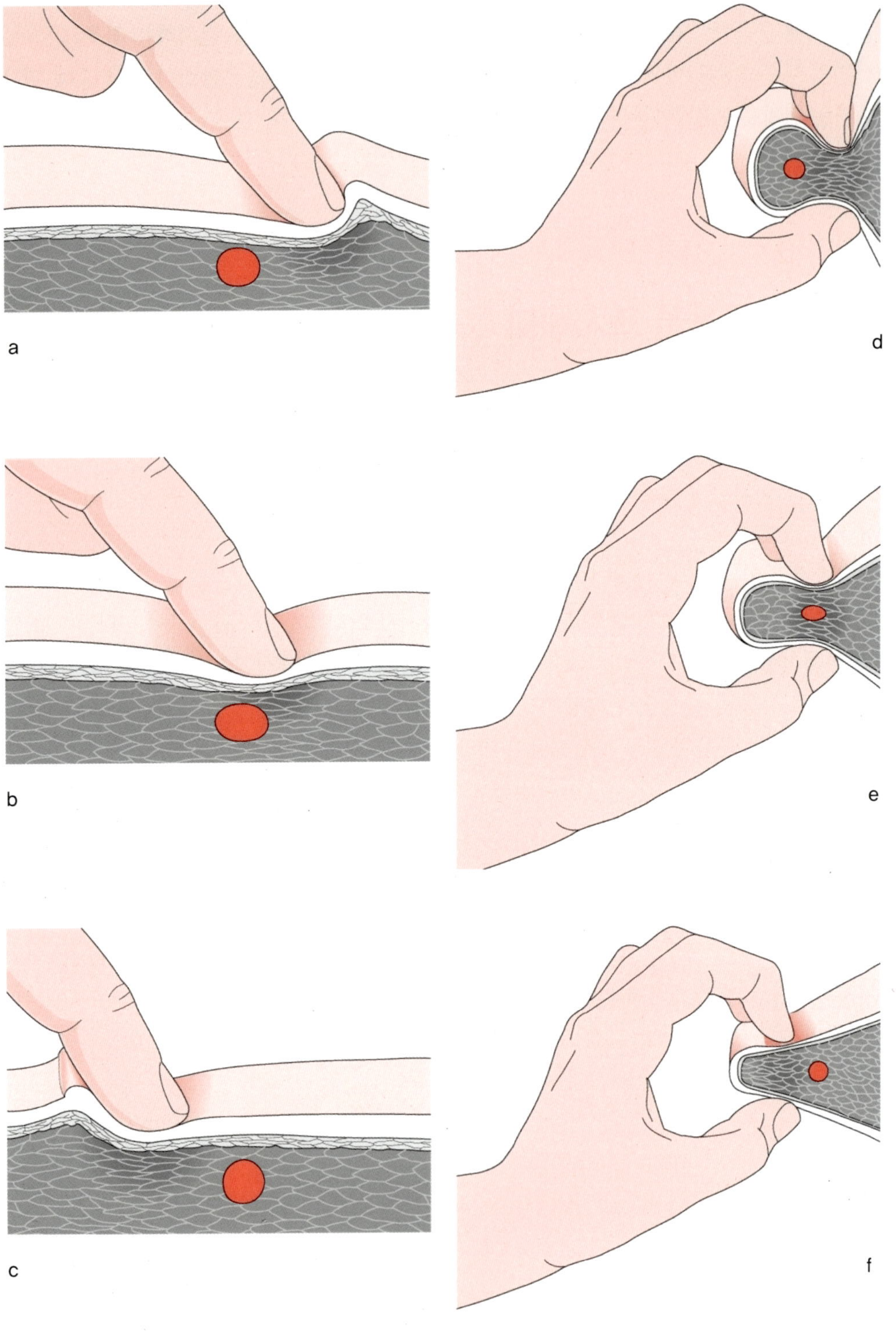

▶ **그림 4.1 a–f** 통증유발점의 촉진법 (Travell & Simons 1983)

표층의 근육에서는 손가락 끝으로 장축에 수직으로 조직을 촉진(palpation)한다(편평 촉진). 명백하게 긴장이 항진하여 있는 띠 모양의 부분이 발견되면 그것이 목적으로 하는 통증유발점을 가진 과다긴장의 근삭이다. 이 근삭 내에서 가장 민감한 점을 찾으면 통증유발점이 발견된다. 통증유발점을 압박하면 명백한 국소통증이 일어나고 압박을 계속하면 연관통증이 일어난다. 국소통증은 강하고 예리하게 갑자기 나타나기 때문에 환자는 "점프징후(jump sign)"를 나타내어 반응한다. 점프하듯이 뛰어오르거나, 통증에 소리를 지르거나, 신체를 회피하듯이 당기는 등이 있다.

그림의 설명. a–c : 경직된 근육섬유다발(적색 동그라미)과 통증유발점의 편평 촉진(flat palpation)을 나타내는 단면도. 편평 촉진은 가시아래근(극하근)처럼 면에서만 접근 가능한 근육에 사용한다. (a) 처음에 피부를 밀어젖힌다. (b) 손가락 끝을 근육섬유 위에 미끄러뜨린다. 경직된 근육다발을 끈 모양의 촉감으로 알 수 있다. (c) 마지막으로 피부를 반대쪽으로 움직인다. 같은 움직임을 빠르게 시행하면 손끝으로 튀기기 촉진(탄지촉진)이라 불린다.

d–f : 통증유발점이 있는 경직된 근육섬유다발(적색 동그라미)의 집게촉진(pinch palpation)을 나타내는 단면도. 집게촉진은 목빗근(흉쇄유돌근), 작은가슴근(소흉근), 넓은등근(광배근) 등, 손가락으로 집을 수 있는 근육에 적합하다. (d) 근육섬유를 엄지손가락과 다른 손가락으로 집는다. (e) 경직된 섬유다발을 손가락 사이에서 굴리면 응어리가 분명히 느껴진다. 끝마디뼈(말절골)의 각도를 변화시키면 앞뒤로 움직여 자세한 부분을 잘 알 수 있다. (f) 경직된 섬유다발을 손가락 끝에서부터 떼면 촉진 가능한 끝의 부분이 분명해진다. 이때, 국소 단일수축(twitching) 반응이 일어나는 경우가 많다.

심층에 있는 근육에서는 과다긴장의 근삭을 찾는 것이 상부의 구조 때문에 곤란하거나 불가능하다. 여기서는 조직의 심층에 직접 압박촉진을 사용하여 통증유발점을 발견한다.

2개의 손가락으로 집을 수 있는 근육(등세모근 등)에서는 집게촉진(pinch palpation)이 효과적이다. 힘살(근복)의 영역을 엄지손가락과 집게손가락 사이에서 앞뒤로 굴리고 과다긴장의 근삭을 찾는다. 근삭 내에도 같은 방법으로 통증유발점을 찾는다.

통증유발점 부근의 근삭이나 직접 통증유발점을 촉진할 때, 근삭의 근육섬유에 단시간의 수축을 관찰할 수 있는 일이 많다. 치료사는 이 근육반응을 단일수축으로서 눈이나 손으로 지각할 수 있다. 이러한 국한적인 근육수축은 근삭의 장축을 횡단하는 형태로 촉진한 경우에 특히, 분명하게 알 수 있다. 이 경우, 근삭을 미리 횡단 스트레칭을 한 다음, 기타 줄(guitar strings)처럼 켠다. 즉, 기타 줄을 집어 켜는 것처럼 한다. 이 국소 단일수축반응은 통증유발점의 특징이다 (▶ **그림 4.2**).

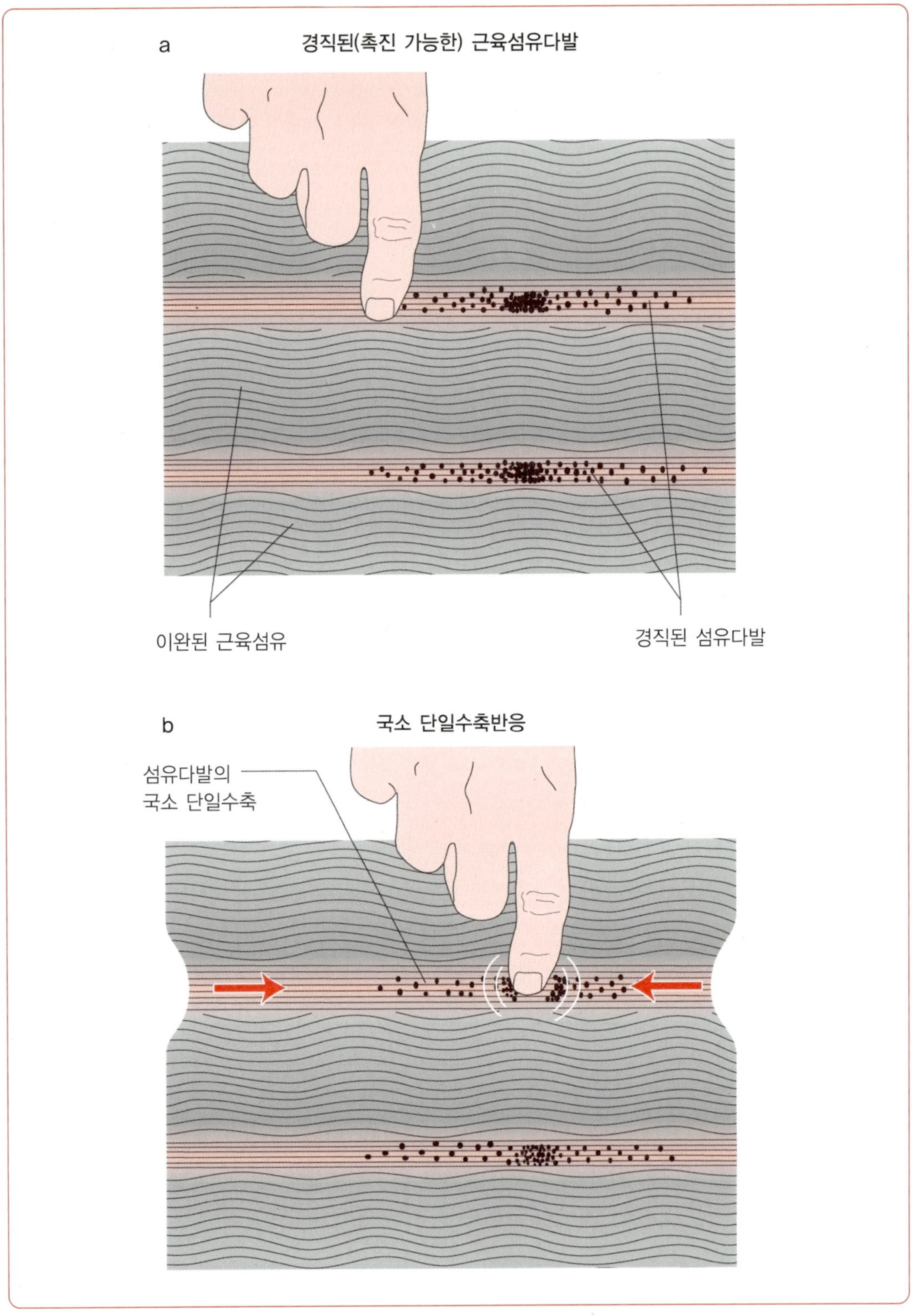

▶ **그림 4.2 a, b** 경직된 섬유다발, 근막 통증유발점, 국소 단일수축반응을 근육의 횡단면으로 나타낸 그림 (Travell & Simons 1999)

그림의 설명 (a) 경직된 섬유다발(직선부분)의 촉진(palpation). 주위는 이완된 근육섬유(물결모양 부분). 점의 밀도는 경직된 섬유다발의 압박 감수성을 나타낸다. 통증유발점은 섬유다발에서 가장 압박을 감수하는 곳이다.

(b) 통증유발점의 장소에서 섬유다발을 신속하게 손가락 끝으로 굴리면(손끝으로 튕기기 촉진), 국소 단일수축반응이 일어나는 경우가 많다. 피부의 움직임은 통증유발점에서부터 근육섬유의 닿는곳(insertion)의 사이에서 가장 분명히 나타난다.

통증유발점의 위치에 잘못이 없는지 확인하기 위해 촉진을 다시 한 번 시행한다. 활동성 통증유발점이라면 결과에 재현성이 있다.

! 주의 : 근육으로부터 오는 통증과 아래의 원인에 의한 통증을 구분할 것.

- 신경성
- 류마티스
- 종양
- 심인성
- 염증
- 혈관계

근육에 의한 통증은 동작이나 부하가 걸리는 자세에서 대상이 되는 근육이 활성화되면 나타나거나 감소하는 것이 특징이다.

5 통증유발점의 치료

통증유발점의 치료가 가능한 다양한 기법과 아울러서 치료에 매우 중요한 점이 두 가지가 있다.

1. 통증유발점의 지속요인이 있으면 치료의 결과가 좋아도 바로 또 통증유발점이 활성화하여 질환을 일으킨다. 이 때문에 지속요인을 제거하는 것이 근육의 치료와 같거나 그 이상으로 중요하다.
2. 환자도 치료에 참여하는 것이 바람직하다. 환자의 신체문제이기 때문에 본인도 협력할 필요가 있다. 이것에는 대상이 되는 근육이나 근육군 전체를 신장하는 자택 프로그램만이 아니라 부하가 걸리는 자세나 움직임에 민감해지는 것도 포함된다.

5.1 스트레칭과 스프레이 기법

이 기법의 목적은 통증유발점의 불활성화(inactivation)이다. 반사성 수축도 그다지 통증도 일으키지 않고 근육을 최대 신장위치로 가져간다.

5.1.1 냉각 스프레이를 분사하다

치료하는 근육이 투사되는 체표에서 평행선을 긋는 것처럼 냉각 스프레이를 분사한다. 완전히 냉각해서는 안 된다. 스프레이는 단순한 피부의 자극이고 "양동"적(과시적)인 구심성 자극의 흐름이 된다. 이것에 의해서 치료하는 근육의 반사적인 과다긴장/경련을 척수영역에서 방지한다.

스프레이의 분사는 초속 10㎝이고 근육의 전체 길이에 걸쳐서 시행한다. 약 45㎝ 떨어진 곳으로부터 표면에 대해서 30°의 각도로 분사한다. 연관통증의 부위에도 포함한다. 팔다리에서는 몸쪽에서부터 먼쪽으로, 몸통에서는 머리 쪽에서부터 꼬리 쪽에 걸쳐서 스프레이를 한다.

5.1.2 수동적 스트레칭

처음에 2-3회 스프레이를 한 다음에 근육의 수동적 스트레칭을 시작한다. 긴장에 의한 장벽(barrier)에 그때마다 주의하면서 천천히 근육을 최대 길이로 가져간다. 신장 중에도 스프레이를 계속한다.

스프레이에 의해서 반사적으로 긴장이 감소하기 때문에 통증을 일으키지 않고 문제없이 신장할 수 있다. 반사성 이완을 더욱 촉진(facilitation)하기 위해 신장 중에 환자에게 천천히 숨을 내쉬고 안구를 아래로 향하게 해도 좋다.

5.1.3 능동적 스트레칭

수동으로 얻어진 가동범위는 스트레칭 및 스프레이 후, 능동적으로 복습하는 것이 바람직하다. 다시 한 번 강조하지만, 스프레이는 척수영역에 대한 양동작전이고 신장이 치료이다.

5.2 등척성 수축 후 이완, 근육에너지기법, 근막이완

치료하는 근육을 긴장으로 그 이상 스트레칭을 할 수 없는 위치까지 신장한디.
치료사가 가하는 저항에 대해서 환자에게 힘내도록 한다. 치료사는 3차원의 저항(최대 힘의 약 25%)을 근육의 단축방향으로 가하고 움직이지 않도록 한다(등척성 수축). 이 상태를 3-7초 계속한다.

환자에게 힘을 빼도록 하고 치료사는 연장된 끝에 있는 새로운 긴장의 장벽까지 근육을 수동적으로 운반한다. 그 위치에서 또 저항을 가한다. 근육길이가 정상이 되면 새로운 가동범위를 능동적으로 복습한다.

이 기법도 이완 시에 천천히 숨을 내쉬고 아래를 보게 함으로써 효과가 상승한다.

5.3 허혈압박, 도수에 의한 억제 (ischemic compression/manual inhibition)

이 기법에서는 통증유발점을 손으로 압박한다. 이때에 발생하는 통증은 견딜 수 있는 정도에 그치고 압박의 조절에 사용한다. 잠시 후(15초에서부터 1분) 통증이 감소하면 다음의 통증의 장벽까지 압박을 강화하고 통증유발점이 아프지 않을 때까지 반복한다.

새로이 얻은 가동범위를 능동적으로 복습한다.

5.4 심부마찰 (deep friction)

통증유발점이 있는 과다긴장의 근삭을 손으로 횡단 스트레칭을 한다. 일정한 속도로 띠 모양 부분의 전체를 따라서 시행한다. 처음에는 이 기법으로 통증이 있으나 환자가 참을 수 있는 정도에 그친다. 통증이 감소할 때까지 신장을 계속한다(2-3분). 그 후, 새로이 얻은 능동적인 가동범위를 환자와 복습한다.

6 근육 치료법 가이드

도움이 될 것으로 생각하여 이 책에서는 소개한 근육에 대해서 신장기법과 통증유발점의 치료를 사진으로 나타내어 보여주고 있다. 실제의 치료는 신장이다. 이것은 반복해서 확인하기 바란다. 뒤에 소개하는 신장방법은 진료의 현장에서 효과적으로 작용한다. 그러나 기법 이전에 근육의 신장에 대해서 몇 가지 기본적인 설명을 기술할 필요가 있다.

6.1 신장의 작용이란

근육을 신장하면 우리들 자신에 의한 신장이나 또는 환자의 치료적 신장을 불문하고 신장통증(stretching pain)이 일어난다. 이것은 누구라도 알고 있다. 잠시 지나면 통증은 약해지고 충분한 시간 동안 신장을 유지하면 완전히 감소한다. 통증의 감소에는 몇 가지의 요인이 관여하고 있다.

6.1.1 근육구조의 변화

충분한 시간의 신장을 반복하면 근육분절의 미세구조가 변화한다. 그리고 근육분절이 증가한다. 근육분절은 앞뒤로 배열하여 접속하고 있기 때문에 근육은 연장된다.

근육이 줄곧 단축하여 있으면 근육의 결합조직부분[근육바깥막(epimysium), 근육주위막(perimysium), 근육속막(endomysium), 티틴(titin)]도 변화한다. 결합조직은 단축에 형태를 맞춰서 명백히 연장에 저항한다. 수주일 이상, 충분한 시간의 신장을 반복한 경우에만(자기 스트레칭에서도) 근육결합조직의 구조적 변화가 바뀐다. 결합조직/근막의 구성요소는 연장하고 병리학적 크로스링크가 풀린다. 그 결과, 근육은 연장한다. 이와 같이 되어 비로소 근육은 효과적으로 연장할 수 있는 것이다. 결합조직의 신장을 소홀히 하여 근육섬유의 연장에만 주의하고 있으면 근육은 완전한 신장력을 얻을 수 없다. 그렇게 하면 새로운 통증유발점이 발생한다.

6.1.2 신장의 반사작용

액틴과 미오신의 필라멘트는 단축한 근육분절 내에서 서로 결합하고 단축위치를 고정한다. 이 결합도 신장을 방해한다. 신경근육에 의한 근육긴장의 반사성 조절에는 수용기로서 근육방추와 골지힘줄기관이 있다. 이들을 신장하면 액틴과 미오신의 결합이 풀려 근육분절이 신장할 수 있게 된다. 이 작용은 등척성 수축 후 이완이나 상반억제로 강화할 수 있다. 신장작용이 나타나는 것은 매우 빠르기 때문에 바로 성과를 알 수 있다. 이러한 억제는 근육을 손상으로부터 지키는 기전이기는 하지만, 효과적인 근육신장의 첫걸음에 지나지 않는다는 것을 잊어서는 안 된다. 통증유발점과 다른 근육분절 단축은 이 작용으로 마이크로 구조가 변화하지 않는다.

6.1.3 순화작용–심리요소

통증에 익숙해지는 것은 충분히 있을 수 있는 일이다. 보호 기전으로서 자극의 홍수를 방지하는 것은 위험하지 않은 자극 모두에 대해서 이치에 맞고 있다. 신장통증(stretching pain)의 약화는 순화(acclimation)작용 때문이라 생각할 수 있다. 이 때 신장을 중지하면 마이크로 구조의 변화라는 신장의 중요한 효과를 얻을 수 없다.

6.2 근육신장의 원칙

효과적인 신장에 중요한 것은 신경근육의 신장기법이며 근육분절을 반사적으로 탈긴장하여 거기서부터 충분한 시간의 정적 스트레칭을 시행하여 근육분절과 결합조직의 마이크로 구조를 바꾸는 것이다. 아래에서는 이 책에서의 근육신장의 원칙을 기재한다.

1. 시작자세 신장하는 근육을 모든 운동 면에서 최대로 신장하는 위치(근육의 장벽)로 가져간다. 이것이 그 시점에서 가능한 연장이고 근육이 단축하여 있는 사실을 고려하고 있다(현재의 치료자세). 신장통증이 나타나는 부분이 그 위치이다.

2. 신경근육의 신장 기법 등척성 수축 후 이완(PIR, → p.19) 또는 상반억제의 원칙에 따라서 시행한다. 신장하는 근육의 수축방향과 3차원에서 상대하는 대항근군에 3–7초 동안 힘을 넣는다. 힘은 중간정도로 한다. 그 후, 신장하는 근육을 다음 장벽까지 운반하고 새로운 치료자세로 진행한다. 신경근육의 신장 기법에서는 더 이상 통증의 감소가 없어질 때까지 순서를 반복한다.

3. 정적 스트레칭 신경근육의 신장 기법의 후는 얻어진 자세를 능동적으로 유지한다. 가벼운 신장통증이 일어날 것이지만 그것으로 좋다. 이것은 근육분절이나 근육 결합조직이 구조변화에 충분한 자극을 주기 위해 필요하다. 신장은 10초 이상 계속하는 것이 바람직하다. 경험 상 30-120초가 매우 효과가 높다.

4. 수 주일에서부터 수개월, 신장을 계속 근육의 구조변화에는 시간이 걸린다. 근육분절은 비교적 빠르게 "증설"되지만(약 2주일 이내), 결합조직의 변화에는 몇 개월이나 걸리는 일이 있다. 이 때문에 환자가 재택운동을 하도록 이야기하는 편이 좋다. 이 책의 치료 스트레칭을 변화시키거나 요가(yoga) 등, 또다른 신장 기법을 권장해도 좋다.

7 통증유발점의 지속요인

통증유발점의 지속요인이 있으면 치료를 해도 일시적으로만 질환이 없어진다. 통증으로부터 완전히 해방되는 것은 이 요인을 확인하여 제거한 다음부터이다.

넘어짐(낙상) 또는 근육에 대한 단시간의 과부하로 통증유발점이 발생하는 경우가 있다. 이 통증유발점은 외상으로부터 시간을 지체하지 않고 바로 제거하면 바로 원상회복이 된다.

이러한 치료성과는 경기선수에서 일시적으로 볼 수 있다. 프로선수는 항상 치료관리를 받고 있기 때문이다.

외상 후에 바로 치료하지 않는 경우, 부상한 근육을 새로운 부하로부터 지키는 방어 자세나 회피 운동을 전개하는 시간을 갖는다. 이 회피 기전은 또한 다른 인대, 관절 등에서 과부하가 되어 새로운 질환을 일으킬 수 있다. 근본이 되는 외상은 배후에 숨고 방어연쇄에서 가장 약한 부분이 전면에 나타난다. 진찰에서 최초의 통증유발점을 발견하여 치료를 해도 후에 만들어진 방어기전을 무시하면 치료의 성과는 이어지지 않고 만족스러운 것이 되지 않는다.

완전하지는 않지만 아래의 것은 통증유발점의 지속요인의 리스트이다.

7.1 역학적인 요인

- 다리 길이 차이
- 앉은 자세나 선 자세에서의 불량자세 (2중의 전위부하 등)
- 척주의 만곡
- 사경 (torticollis)
- 날개어깨뼈 (익상견갑골)
- 골반의 일그러짐 (엉덩뼈나 엉치뼈의 기능장애)
- 꼬리뼈(미골)의 변형
- 팔의 길이 차이

7.2
전신성의 요인

전신성의 요인이란 근육의 에너지의 수입과 지출을 혼란시킬 가능성이 있는 것의 모두이다. 근육의 에너지 공급이 감소하면 통증유발점이 발생하여 지속하기 쉬워진다.

이러한 요인이 될 수 있는 것에는 아래의 것이 있다.

- 비타민 B의 결핍
- 전해질 이상 (칼슘, 구리, 마그네슘, 철 등)
- 통풍
- 빈혈
- 저혈당증
- 만성감염
- 약한 면역방어
- 정신적 스트레스

8 촉진분절 (facilitative segment)

척수분절의 신경지배는 다양하다. 체성신경계와 자율신경계는 척수분절을 기점으로 한다. 구심성의 신경섬유는 뒤뿔(posterior horn)을 지나서 척수로 들어가고 원심로는 앞뿔(anterior horn)을 지나서 분절에서부터 나온다. 그 동안, 척수 그 자체에서 구심성과 원심성의 접속이 많이 이루어진다. 구심성 임펄스의 흐름이 사이신경세포(개재뉴런)로 전송되면 본래의 신경 임펄스가 다양하게 변조될 가능성이 일어난다. 즉, 자극이 강화되거나 반대로 약화된다. 이 기전은 일부 분절의 영역에 요구되지만 머리뼈(두개)의 중추가 피라미드바깥길계(추체외로계) 등으로부터 추진이나 억제를 작용하는 것도 영향을 준다.

구심로를 다시 한 번 상세히 보면 척수분절은 몇 가지로 구분할 수 있다. **뼈분절**(골분절)에서부터 구심성 신경이 나와 있는 것을 알 수 있다. 이것은 뼈의 신경활동만이 아니라 관절(연골을 포함한다), 관절주머니, 근막, 윤활액, 인대도 관리한다. 심부감각이나 통증의 지각은 이 뼈분절의 신경세포에 의한다.

근육군도 분절의 신경 지배를 받고 있다. 이것을 **근육분절**이라 한다. 근육과 그것에 속하는 섬유 - 힘줄의 센서가 마찬가지로 심부감각이나 통증의 정보를 보낸다.

하나의 피부영역은 하나의 척수분절에서부터만 신경 지배를 받는다. **피부분절**이다. 표면감각을 받는다.

분절에 의한 신경지배의 마지막 영역으로서 **내장분절**을 열거할 수 있다. 통증 또는 통틀어 유해한 작용인자의 정보가 척수에 보내진다.

구심로에 적합한 것은 원심로에도 해당한다. 각각의 지배영역은 원심적으로도 척수로부터 조절되어 있다. 피부, 내장, 골격근의 근막이나 근육은 이와 같이 운동신경에 관리된다.

이상의 모두는 분절의 하드웨어이다. 소프트웨어는 **촉진분절**이라 하는 것이다. 구심성 자극의 흐름은 척수영역에서 이미 널리 처리와 변조가 시행되고 원심성 임펄스로서 응답된다. 이때, 이러한 처리가 분절의 지배영역 모두에 미치고 원심성의 응답도 복잡해지는 경우도 있다.

예 : 십이지장궤양이 있는 사람이 있다 하자. 점막손상의 정보는 내장의 구심로를 지나서 척수에 도달한다. 이 정보에 대한 응답을 분절 전체가 일으키게 된다. 일부에 내장분절이 반응하면 평활근이 과다긴장이 되어 장벽(intestinal wall)이 경련을 일으킨다. 척수의 접속으로부터 피부분절의 응답도 있다면 분절의 복부 피부영역에 감각과민, 혈류의 변화(창백 또는 발적), 털세움근(입모근)의 활동이 나타나는 경우가 있다. 뼈분절은 손상부위에 근막의 수축으로 응답하기 때문에 장(intestine)의 염증부위가 고정되거나 생리적인 운동패턴으로 분절성의 관절가동범위 제한이 발생한다. 마지막으로 근육분절에서는 복근에 통증유발점이 발생할 가능성이 있다.

이 복잡한 분절반응은 재생이라는 신체의 자기치유를 위해 작용한다. 모든 신체부위는 십이지장의 궤양 배제에 대처하는 것이다.

치유가 성공하면 더 이상 필요가 없어도 반응영역의 특히, 두 가지가 작용을 계속하는 경우가 있다. 이것이 근막과 근육군이다.

근육에 관해서는 통증유발점의 활동을 치료에서 제외하는 편이 좋다 할 수 있다. 그렇게 하지 않으면 운동제한이 남아 다시 새로운 병변이 시작된다. 근막의 긴장에 대해서도 마찬가지이다.

! 주의 : 이 책의 근육에는 각각 관련되는 내장을 기재하고 있다. 반응의 연쇄는 반대로부터도 뒤따를 수 있기 때문이다. 어떤 근육에 통증유발점을 발견하면 분절이 같은 내장도 진찰하여 기능장애가 있는지 확인하고 치료하는 편이 좋다. 통증유발점만을 제거하고 내장의 기능장애를 간과하면 근육군의 질환이 전혀 없어지지 않거나 재발하게 된다.

촉진분절은 일면적으로 생각하지 않을 것, 신경해부학을 활용할 것, 질환상을 더 넓은 분절의 관점에서 볼 것을 치료사에게 반복적으로 촉구한다. 예를 들면, 어깨를 움직이는 통증을 제거하기 위해 통증유발점 하나만을 치료해서 만족하면 안 된다. 복잡한 신체에는 그것에 상응하는 방법이 있다. 이 복잡성에 대처하는 사람은 치료에서 많은 성과와 지속적인 효과를 얻을 것이다.

제II부
통증유발점

9 머리, 목덜미의 통증

9.1 등세모근 (승모근)

▶ 제8장, ▶ 그림 9.2, ▶ 그림 9.3
해부도 ▶ 그림 16.1, ▶ p.426

9.1.1 해부학과 연관통증

이는곳 (origin)

- 위목덜미선(상항선)의 중간 1/3
- 목덜미인대(항인대)
- 제12등뼈(흉추)까지의 가시돌기(극돌기)와 가시끝인대(극상인대)

닿는곳 (insertion)

- 빗장뼈(쇄골) 뒤 모서리의 밖 1/3
- 봉우리(견봉) 안쪽부분
- 어깨뼈가시(견갑극)의 위 모서리

기능

- 어깨관절의 가쪽돌림
- 어깨뼈의 올림
- 어깨뼈를 척주방향으로 후퇴
- 어깨뼈를 고정할 때 : 목뼈(경추)의 폄과 옆굽힘

신경지배

- 더부신경 (부신경)
- C3/4에서부터의 고유수용섬유

통증유발점의 위치

등세모근의 통증유발점(TP)은 근육 전체에서 볼 수 있다.

- TP 1 : 하행부분의 자유모서리에서 과다긴장의 띠로서 촉진이 가능
- TP 2 : TP 1의 뒤쪽에서 어깨뼈가시의 위쪽, 가시의 거의 중앙
- TP 3 : 상행부분의 가쪽 모서리부분, 어깨뼈 안쪽모서리의 부근
- TP 4 : 어깨뼈가시의 바로 아래쪽의 상행부분, 어깨뼈 안쪽모서리의 부근
- TP 5 : 수평부분에서 어깨뼈의 어깨올림근(견갑거근) 닿는곳에서부터 약 1㎝ 안쪽
- TP 6 : 어깨뼈의 가시위오목(극상와), 봉우리의 부근

연관통증

- TP 1 : 목–목덜미부분의 뒤 가쪽을 꼭지돌기(mastoid process)까지 머리의 가쪽, 특히 관자놀이(pterion)부분, 턱뼈각 (하악각)
- TP 2 : 꼭지돌기와 상부목뼈 (뒤 가쪽)
- TP 3 : 꼭지돌기와 상부목뼈 (뒤 가쪽). 봉우리부분
- TP 4 : 어깨뼈의 안쪽모서리를 따라서
- TP 5 : 제7목뼈에서부터 TP 5의 척주옆
- TP 6 : 봉우리

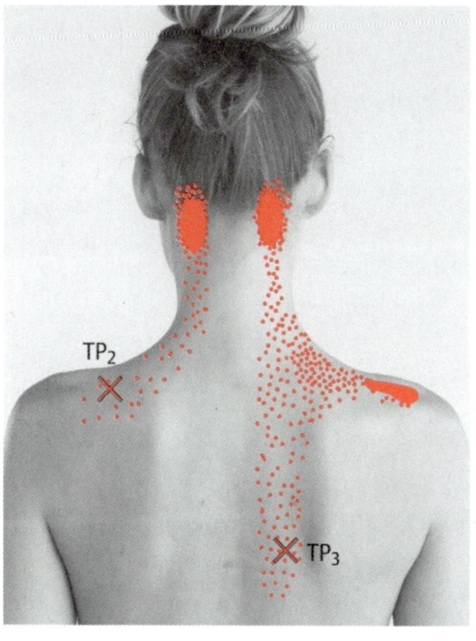

▶ 그림 9.1

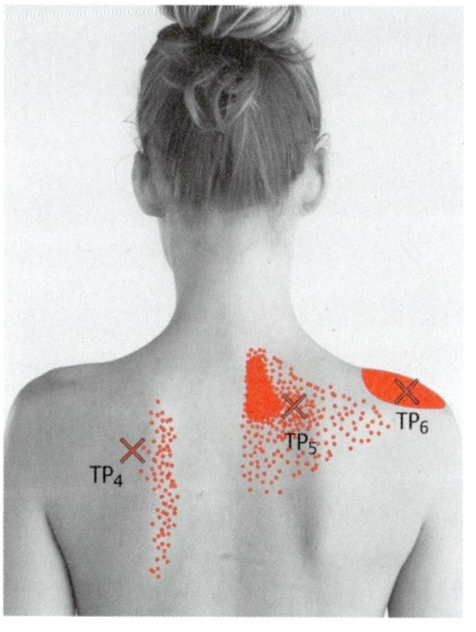

▶ 그림 9.2

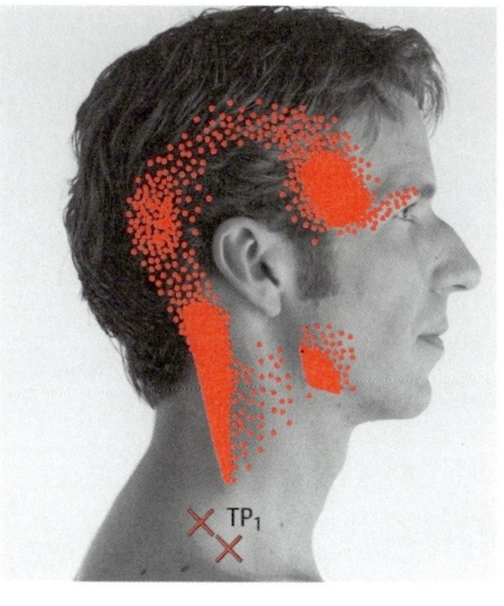

▶ 그림 9.3

9.1.2 정골치료적 진찰방법

문진

하행부분과 가로부분의 통증유발점에서 통증을 호소하는 경우가 많다. 이 때, 연관통증은 어깨 – 목덜미부분과 머리에 집중된다.

발생기전으로서는 순간적으로 큰 힘을 내는 운동(테니스, 스쿼시) 등에 의한 급성적인 과부하, 또는 동일 자세나 행동(머리 위 작업, 수화기를 어깨에 끼고 하는 통화, 개인용 컴퓨터작업 때 머리의 회전이 같은 채로) 등의 만성적인 과부하를 열거할 수 있다.

소견

통증유발점을 압박하여 통증을 유발한다. 동시에 근육을 신장하면 통증이 더 분명해진다. 통증이 상당히 급성인 경우, 근육을 신장하는 것만으로도 유발된다.

검사와 기법

모든 근육의 수축 시는 이는곳부터 수축해 들어오며, 이완 시에는 닿는곳으로 이완된다.

기법은 근육이 이완되는 방향으로 실행한다(경우에 따라서는 역방향도 가능).

신장과 통증유발점의 압박촉진 (compression palpation) (▶ **그림 9.4**, ▶ **그림 9.5**)

감별진단과 힌트

- 어깨뼈 사이부분이 호흡으로 통증이 있는 경우, 갈비뼈가 관여하는 척주기능장애의 가능성이 있다.
- 하행부분의 신장으로 팔에 연관통증이 나타나는 경우, 목뼈의 근성증상(radicular symptoms)을 더 광범위하게 검사하는 것이 좋다.

관련되는 내장

- 간 (liver)
- 쓸개 (담낭)
- 위 (stomach)

기법

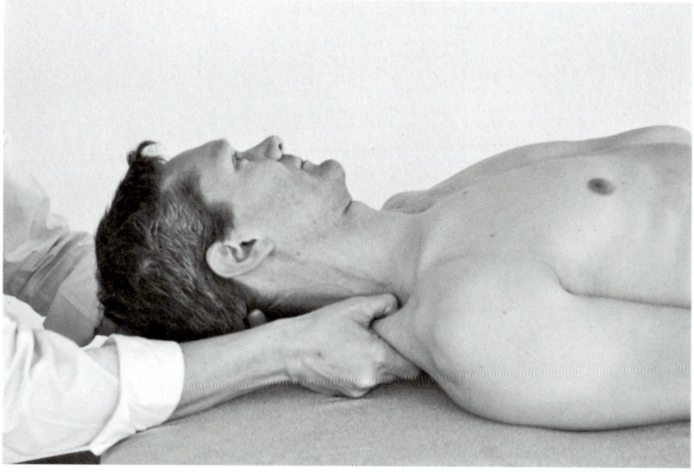

▶ **그림 9.4** TP 1 · 2는 근육의 프리-스트레칭 (pre-stretching)으로서 머리를 반대쪽으로 회전하여 치료한다.

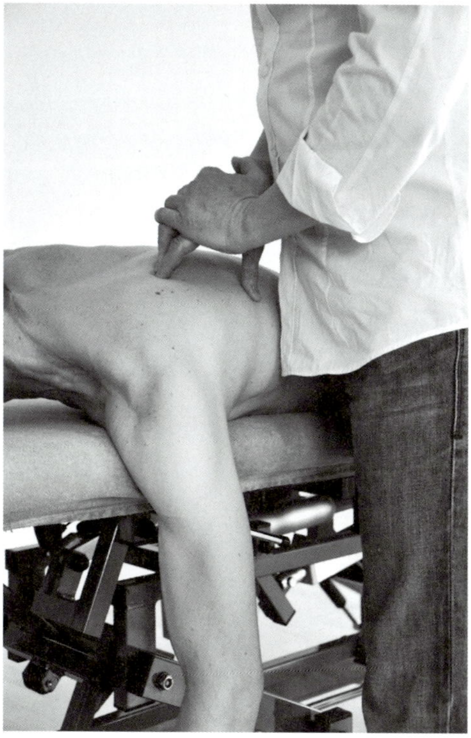

▶ **그림 9.5** TP 3-5는 가로부분과 상행부분의 프리-스트레칭으로서 팔을 아래로 늘어뜨려 치료한다.

9.2
목빗근 (흉쇄유돌근)

▶ 그림 9.6, ▶ 그림 9.7
해부도 ▶ 그림 16.2, ▶ p.426

9.2.1 해부학과 연관통증

이는곳

- 복장뼈자루(흉골병)의 배쪽머리쪽
- 빗장뼈 안쪽 1/3의 위모서리

닿는곳

- 꼭지돌기의 바깥 면
- 위목덜미선의 가쪽 1/2

기능

- 목뼈의 같은 쪽 옆굽힘(측굴)과 반대쪽 돌림(회전)
- 양쪽 수축 : 배쪽의 병진(translation)에 의한 목뼈의 폄

신경지배

더부신경

통증유발점의 위치

복장뼈(흉골), 빗장뼈(쇄골)에 부착하는 어느 쪽도 근육의 전체 길이에 걸쳐서 통증유발점이 관찰된다.

복장뼈머리(흉골두)의 통증유발점

- 복장뼈자루(흉골병)
- 눈확(안와) 위와 눈확 내
- 볼
- 바깥귀길(외이도)
- 턱관절부분
- 인두와 혀
- 뒤통수(후두), 꼭지돌기의 뒤쪽

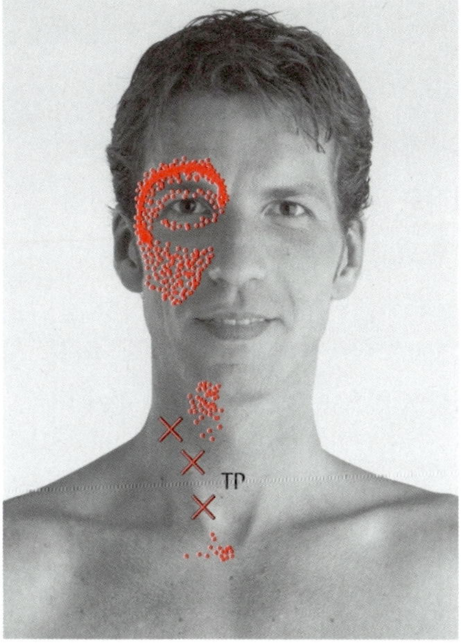

▶ 그림 9.6

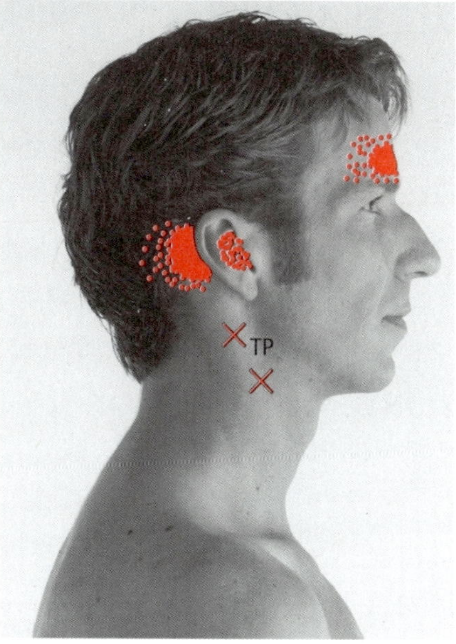

▶ 그림 9.7

빗장뼈머리(쇄골두)의 통증유발점

- 이마, 경우에 따라 양쪽
- 바깥귀길
- 귀이 바로 뒤

연관통증

목빗근의 통증유발점에서는 얼굴에 통증이 발생하고 삼차신경통과 착각하기 쉽다.

9.2.2 정골치료적 진찰방법

문진

이 근육의 통증유발점에서는 얼굴에 통증이 발생하고 삼차신경통이나 두통과 착각하기 쉽다. 급성에서는 교통사고나 넘어짐(낙상) 등의 외상성 목뼈 염좌로 통증유발점이 발생하는 일이 많다. 동일한 자세나 행동(머리 위 작업, 수화기를 어깨 위에 끼고 하는 통화, 개인용 컴퓨터작업 시 머리의 회전이 같은 채로) 등의 만성적인 과부하도 적지 않다.
이 근육 주위는 림프절과 혈관이 분포함으로 강하고 빠른 속도로 실행하지 않는다. 이 근육은 얼굴 미용에 가장 중요한 목의 근육이며, 굳어져 있거나 약해져 있으면 얼굴에 노폐물 정체와 붓기가 잘 생기게 된다.

소견

통증유발점을 압박하여 통증을 유발한다. 동시에 근육을 신장하면 통증이 더 분명해진다.
통증이 상당히 급성인 경우, 근육을 신장하는 것만으로도 유발이 된다.

검사와 기법

목을 안전한 위치에 두고 신장과 통증유발점의 압박촉진(▶ **그림 9.8**)

감별진단과 힌트

얼굴의 통증이 삼차신경가지에서부터 발생하고 있을 가능성도 있는 경우는 더욱 광범위한 진단을 시행하는 것이 좋다.

관련되는 내장

- 간
- 쓸개
- 위 (stomach)

기법

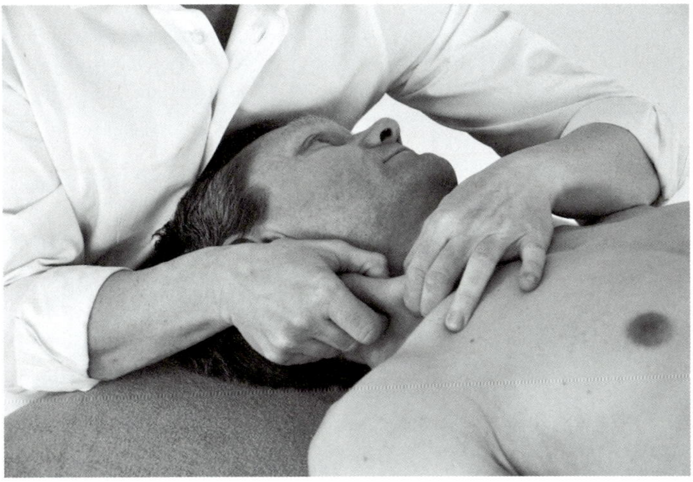

▶ **그림 9.8** 근육의 프리-스트레칭으로서 머리를 반대쪽으로 옆굽힘을 하고 횡단스트레칭을 하여 치료한다.

9.3 깨물근 (교근)

▶ 그림 9.9
해부도 ▶ 그림 16.3, ▶ p.427

9.3.1 해부학과 연관통증

이는곳

- 광대활(협골궁)의 앞 2/3
- 위턱뼈(상악골)의 광대돌기(협골돌기)

닿는곳

- 턱뼈각(하악각)의 바깥면
- 턱뼈가지(하악지)의 하부

기능

아래턱의 올림 (입을 다물다)

신경지배

아래턱신경 (하악신경) (삼차신경에서부터)

통증유발점의 위치

근육 전체에 분포하고 있다.

연관통증

- 위턱뼈(상악골)와 위의 큰어금니(내구치)
- 아래턱뼈와 아래의 큰어금니
- 관자놀이에서부터 눈썹의 위쪽으로
- 턱관절
- 바깥귀길

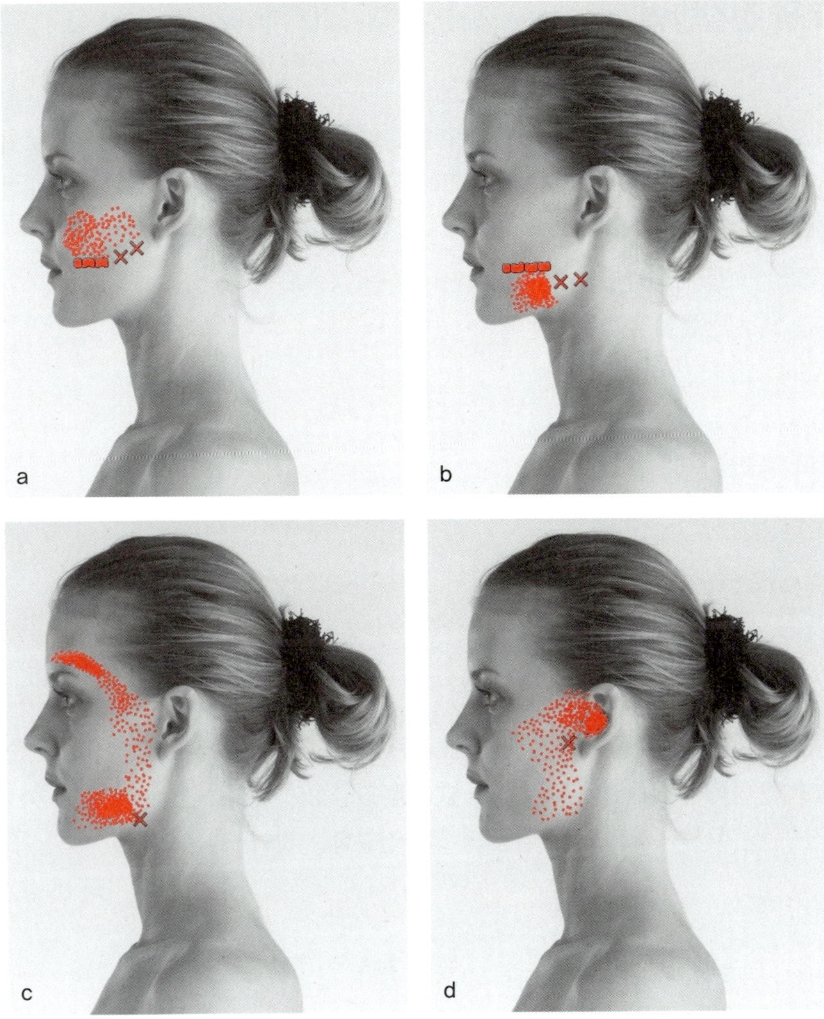

▶ 그림 9.9 a–d

9.3.2 정골치료적 진찰방법

문진

이 근육에서는 만성적인 과부하가 주가 된다. 낮 동안이나 특히 야간에 치아를 계속 악물음으로써 과부하가 발생한다. 보통, 심신의 요소가 인지된다. "치아를 갈다" "치아를 악물다"와 같은 표현에 이미 그 관계가 나타나 있다.
환자가 수면 시에 마우스피스를 사용하거나 치아를 갈거나 하는 경우도 많다.
마찬가지로 교합부전은 모두 만성적인 과부하가 될 수 있다.

소견

통증유발점을 압박하여 통증을 유발한다.

검사와 기법

압박촉진 (▶ **그림 9.10**)

감별진단 힌트

치아를 강하게 악물면 전신의 근육이 긴장하기 때문에 목뼈부분이나 허리엉치(요천) 이행부분 등, 완전히 별개의 장소의 근육이나 관절에 과부하가 발생할 가능성이 있다. 근골격계의 통증에 치료가 효험이 없는 경우, 씹기근육(저작근)을 일단 상세히 진찰하는 것이 좋다.

참고

깨물근의 통증유발점에서 귀울림(이명)이 일어나는 경우가 있다.

기법

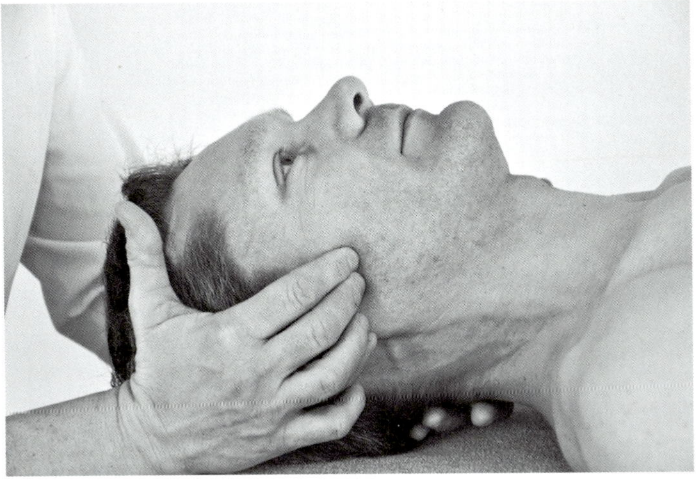

▶ **그림 9.10** 억제와 심부마찰로 근육을 치료한다.

9.4 관자근 (측두근)

▶ 그림 9.11

해부도 ▶ 그림 16.3, ▶ p.427

9.4.1 해부학과 연관통증

이는곳

아래관자선(하측두선)에서부터 관자아래능선(측두하능선)의 관자우묵(측두와)

닿는곳

아래턱근육돌기(하악골근돌기)의 안쪽부분과 배쪽부분

기능

아래턱의 올림과 뒤쪽 이동

신경지배

아래턱신경(하악신경)(삼찬신경에서부터)

통증유발점의 위치

- TP 1–3 : 광대돌기(협골돌기)의 위쪽
- TP 4 : 귀의 위쪽

연관통증

- 관자놀이에서부터 머리마루(두정)로 뻗다
- 눈썹의 위쪽
- 위의 치열
- 눈 깊숙이 안으로

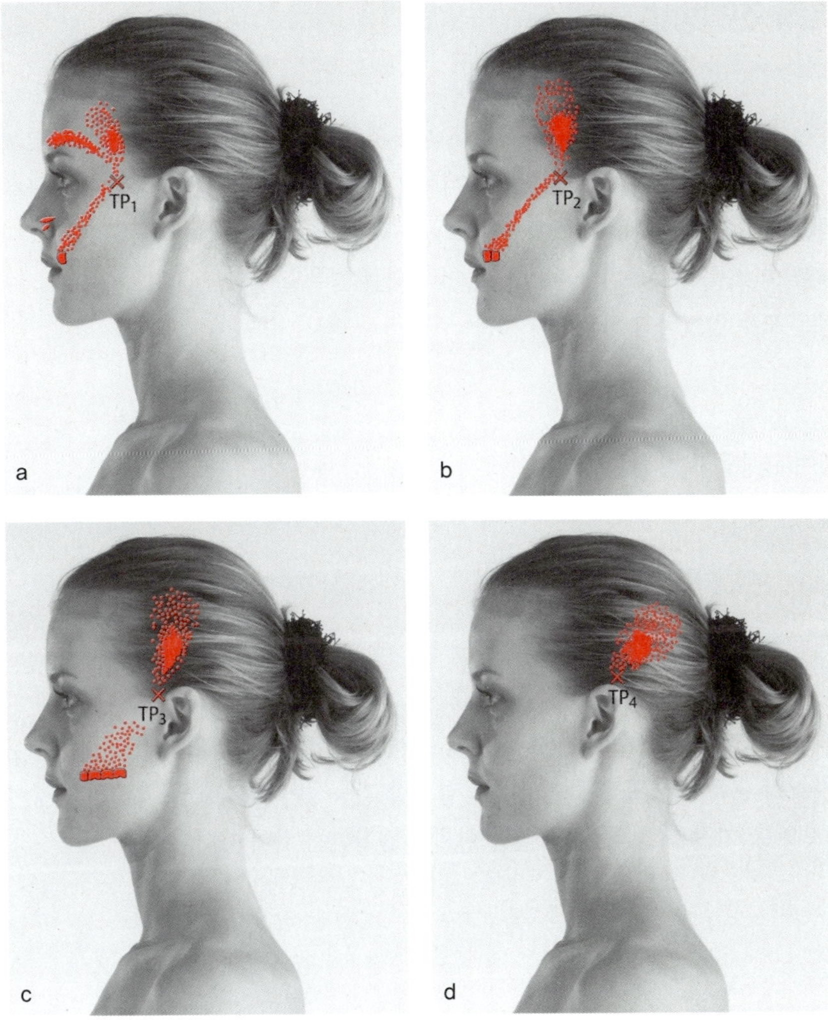

▶ 그림 9.11 a–d

9.4.2 정골치료적 진찰방법

문진

이 근육에서는 만성적인 과부하가 주가 된다. 낮 동안이나 특히 야간에 치아를 계속 악물음으로써 과부하가 발생한다. 보통, 심신의 요소가 인지된다. "치아를 갈다" "치아를 악물다"와 같은 표현에 이미 그 관계가 나타나 있다.
환자가 수면 시에 마우스피스를 사용하거나 치아를 갈거나 하는 경우도 많다.
마찬가지로 교합부전은 모두 만성적인 과부하가 될 수 있다.

소견

통증유발점을 압박하여 통증을 유발한다.

검사와 기법

압박촉진 (▶ **그림 9.12**)

감별진단 힌트

치아를 강하게 악물면 전신의 근육이 긴장하기 때문에 목뼈부분이나 허리엉치(요천) 이행부분 등, 완전히 별개의 장소의 근육이나 관절에 과부하가 발생할 가능성이 있다. 근골격계의 통증에 치료가 효험이 없는 경우, 씹기근육(저작근)을 일단 상세히 진찰하는 것이 좋다.

기법

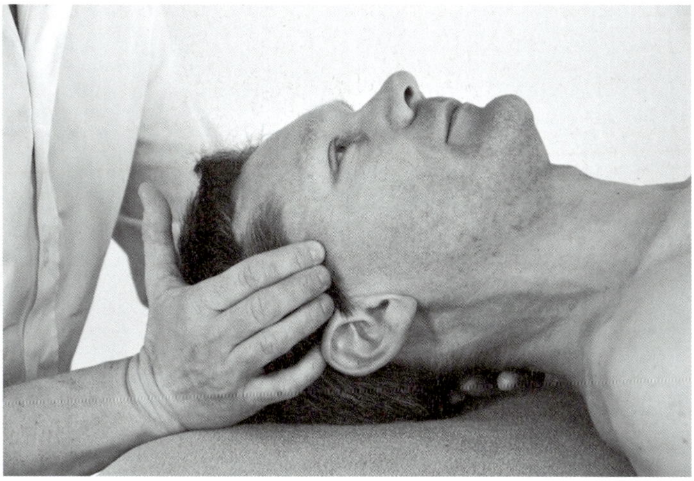

▶ **그림 9.12** 억제와 심부마찰로 근육을 치료한다.

9.5 가쪽날개근 (외측익돌근)

▶ 그림 9.13
해부도 ▶ 그림 16.4, ▶ p.427

9.5.1 해부학과 연관통증

이는곳

- 나비뼈(접형골)의 큰날개(대익)의 아랫면
- 날개돌기(익상돌기)의 가쪽 판의 바깥 면

닿는곳

- 아래턱관절돌기의 아래쪽의 날개오목(익돌와)
- 턱관절의 관절원반

기능

입을 벌림(아래턱을 앞쪽으로 당기고 이때 원반도 앞쪽으로 이동한다)

신경지배

아래턱신경(삼차신경가지)에부터의 가쪽날개근신경

통증유발점의 위치

이 짧은 근육의 통증유발점은 입안의 촉진에 의해서 힘살(근복)의 대략 중앙에서 발견된다.

연관통증

- 턱관절
- 위턱뼈

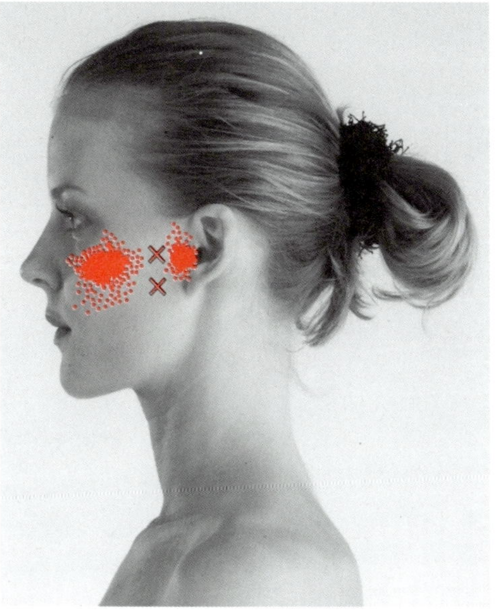

▶ 그림 9.13

9.5.2 정골치료적 진찰방법

문진

이 근육에서는 만성적인 과부하가 주가 된다. 낮 동안이나 특히 야간에 치아를 계속 악물음으로써 과부하가 발생한다. 보통, 심신의 요소가 인지된다. "치아를 갈다" "치아를 악물다"와 같은 표현에 이미 그 관계가 나타나 있다.
환자가 수면 시에 마우스피스를 사용하거나 치아를 갈거나 하는 경우도 많다.
마찬가지로 교합부전은 모두 만성적인 과부하가 될 수 있다.

소견

통증유발점을 압박하여 통증을 유발한다.

검사와 기법

압박촉진 (▶ **그림** 9.14)

감별진단 힌트

치아를 강하게 악물면 전신의 근육이 긴장하기 때문에 목뼈부분이나 허리엉치(요천) 이행부분 등, 완전히 별개의 장소의 근육이나 관절에 과부하가 발생할 가능성이 있다. 근골격계의 통증에 치료가 효험이 없는 경우, 씹기근육(저작근)을 일단 상세히 진찰하는 것이 좋다.

기법

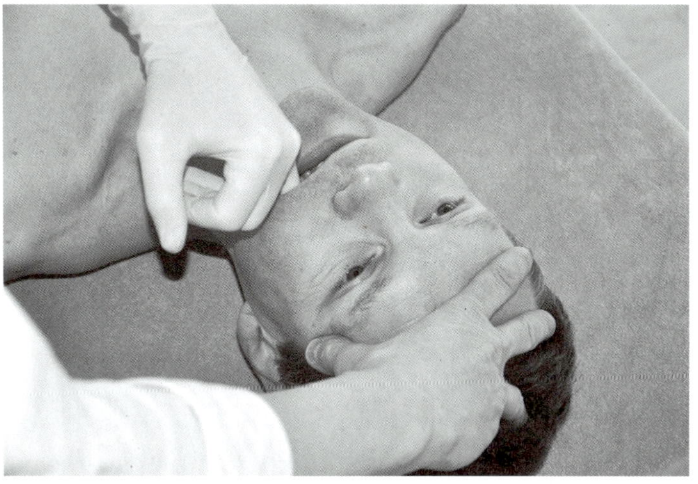

▶ **그림 9.14** 억제로 근육을 치료한다. 새끼손가락을 위의 치열의 안 깊숙이 넣는다. 가장 안 깊숙한 곳의 큰어금니의 가쪽을 뒤 가쪽으로 향해서 압박한다.

9.6 안쪽날개근 (내측익돌근)

▶ 그림 9.15
해부도 ▶ 그림 16.4, ▶ p.427

9.6.1 해부학과 연관통증

이는곳

- 날개돌기의 가쪽 판의 내면
- 날개오목
- 위턱뼈융기 (상악결절)
- 입천장뼈(구개골)와 날개패임돌기 (추체돌기)

닿는곳

턱뼈각(하악각)의 안쪽 면

기능

아래턱을 앞쪽, 위쪽, 가쪽으로 움직이다 (씹음)

신경지배

아래턱신경(삼차신경가지)에서부터의 안쪽날개근신경 (내측익돌근신경)

통증유발점의 위치

이 짧은 근육의 통증유발점은 입안 촉진에 의해서 힘살의 거의 중앙에서 발견된다.

연관통증

- 혀
- 인두
- 후두 (larynx)
- 턱관절

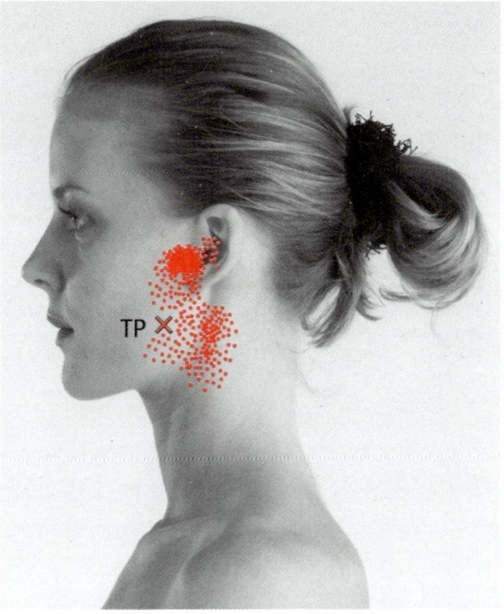

▶ 그림 9.15

9.6.2 정골치료적 진찰방법

문진

이 근육에서는 만성적인 과부하가 주가 된다. 낮 동안이나 특히 야간에 치아를 계속 악물음으로써 과부하가 발생한다. 보통, 심신의 요소가 인지된다. “치아를 갈다” “치아를 악물다”와 같은 표현에 이미 그 관계가 나타나 있다.

환자가 수면 마우스피스를 사용하거나 치아를 갈거나 하는 경우도 많다.

마찬가지로 교합부전은 모두 만성적인 과부하가 될 수 있다.

소견

통증유발점을 압박하여 통증을 유발한다.

검사와 기법

압박촉진(▶ **그림 9.16**)

감별진단 힌트

치아를 강하게 악물면 전신의 근육이 긴장하기 때문에 목뼈부분이나 허리엉치(요천) 이행부분 등, 완전히 별개의 장소의 근육이나 관절에 과부하가 발생할 가능성이 있다. 근골격계의 통증에 치료가 효험이 없는 경우, 씹기근육(저작근)을 일단 상세히 진찰하는 것이 좋다.

기법

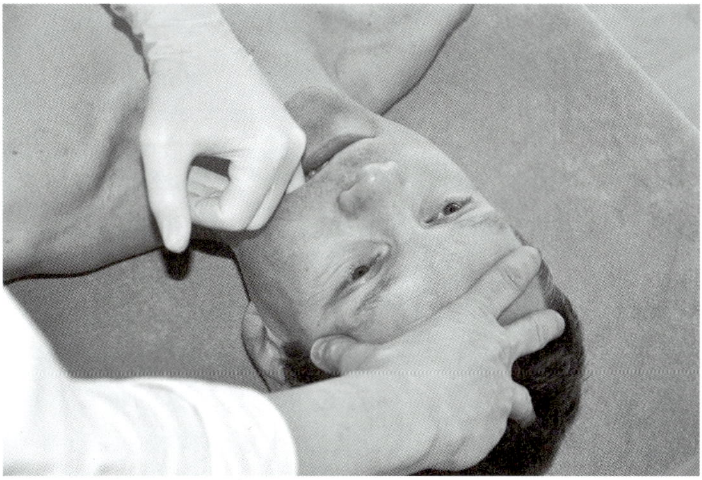

▶ **그림 9.16** 새끼손가락으로 턱뼈각의 방향을 촉진하고 억제로 치료한다.

9.7
두힘살근 (악이복근)

▶ 그림 9.17
해부도 ▶ 그림 16.5, ▶ p.428

9.7.1 해부학과 연관통증

이는곳

- 앞힘살(전복) : 턱결합 뒷면의 두힘살근오목(이복근와)
- 뒤힘살(후복) : 꼭지돌기의 꼭지패임(유돌절흔)

닿는곳

목뿔뼈(설골) 가쪽에 있는 중간힘줄

기능

- 목뿔뼈의 올림(아래턱뼈를 고정할 때)
- 아래턱뼈를 내림(목뿔뼈를 고정할 때)
- 삼킴(연하)을 보조

신경지배

- 앞힘살 : 아래턱신경(삼차신경에서부터)
- 뒤힘살 : 얼굴신경

통증유발점의 위치

근육이 뻗는 부위에서 과민한 점으로서 목빗근의 안쪽에 촉진된다.

연관통증

앞힘살 :

- 목빗근의 상부로
- 뒤통수
- 목, 아래턱뼈 부근

뒤힘살 :

- 아래의 앞니(절치)와 그 아래의 아래턱뼈

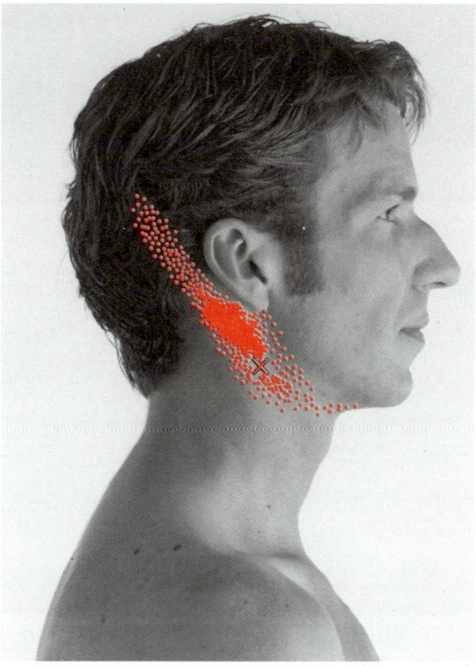

▶ 그림 9.17

9.7.2 정골치료적 진찰방법

문진

이 근육에서는 수면 시에 혀를 입천장(구개)에 계속해서 눌러 댐으로써 부차적으로 만성적인 과부하가 발생한다. 환자가 와이어가 부착된 교정 기구를 소유하고 있는 경우 혀에 와이어의 자국이 관찰된다.

마찬가지로 교합부전은 모두 부차적인 만성과부하가 될 수 있다.

소견

통증유발점을 압박하여 통증을 유발한다.

검사와 기법

압박촉진(▶ **그림 9.18**)

감별진단 힌트

혀로 입천장을 강하게 누르거나 그것을 오래 지속하면(치아를 악무는 것과 마찬가지로) 전신의 근육이 긴장하기 때문에 목뼈부위나 허리엉치 이행부분 등, 완전히 별개의 장소의 근육이나 관절에 과부하가 발생할 가능성이 있다. 근골격계의 통증에 치료가 효험이 없는 경우, 구강바닥근육을 일단 상세하게 진찰하는 것이 좋다.

참고

구강바닥근육의 일부로서 이 근육은 삼킴에 관여한다. 혀를 입천장에 눌러대면 구강바닥 전체에 더하여 두힘살근도 반사성 수축을 일으킨다.

기법

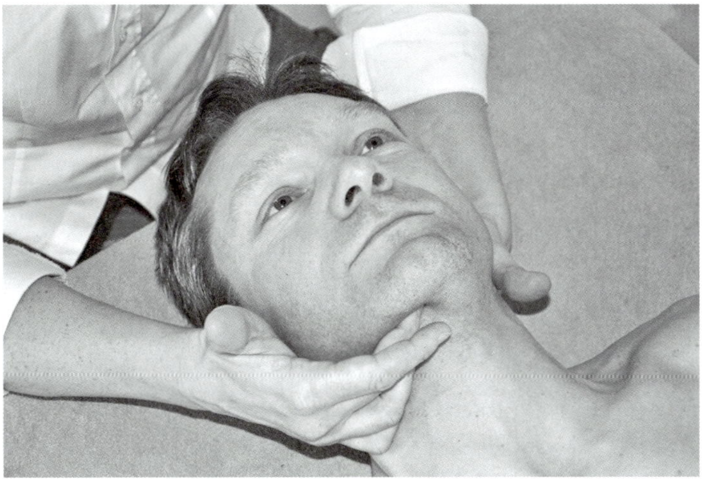

▶ **그림 9.18** 앞힘살의 통증유발점을 치료한다.

9.8 눈둘레근, 큰광대근, 넓은목근

해부도 ▶ 그림 16.6, ▶ p.429

9.8.1 해부학과 연관통증

눈둘레근 (안륜근)

이는곳

눈확모서리(안와연)의 안쪽, 눈물주머니벽 (누낭벽)

닿는곳

눈꺼풀인대 (안검인대)

기능

눈꺼풀을 감다, 눈물이 흐르는 것을 보조

통증유발점의 위치

눈꺼풀의 위쪽, 눈썹의 바로 아래쪽

연관통증

- 콧등 (비배)
- 윗입술 (상순)

큰광대근 (대협골근)

이는곳

광대뼈의 앞면

닿는곳

입꼬리(구각)의 가쪽

기능

입꼬리를 뒤 위쪽으로 당긴다.

통증유발점의 위치

근육 닿는곳의 부근, 입꼬리의 머리 가쪽

연관통증

통증유발점에서부터 코의 가쪽과 눈의 안쪽을 지나서 이마(정중)까지 뻗는다.

넓은목근 (광경근)

이는곳

하부 목 · 위 바깥가슴의 피부

닿는곳

아래턱뼈의 아래모서리, 하부 얼굴의 피부, 입꼬리

기능

하부 얼굴 · 입의 피부와 아래턱을 아래쪽으로 당긴다.

신경지배

얼굴신경

통증유발점의 위치

빗장뼈의 약 2㎝ 위쪽, 목빗근과의 교차부위

연관통증

- 아래턱뼈
- 볼
- 아래턱

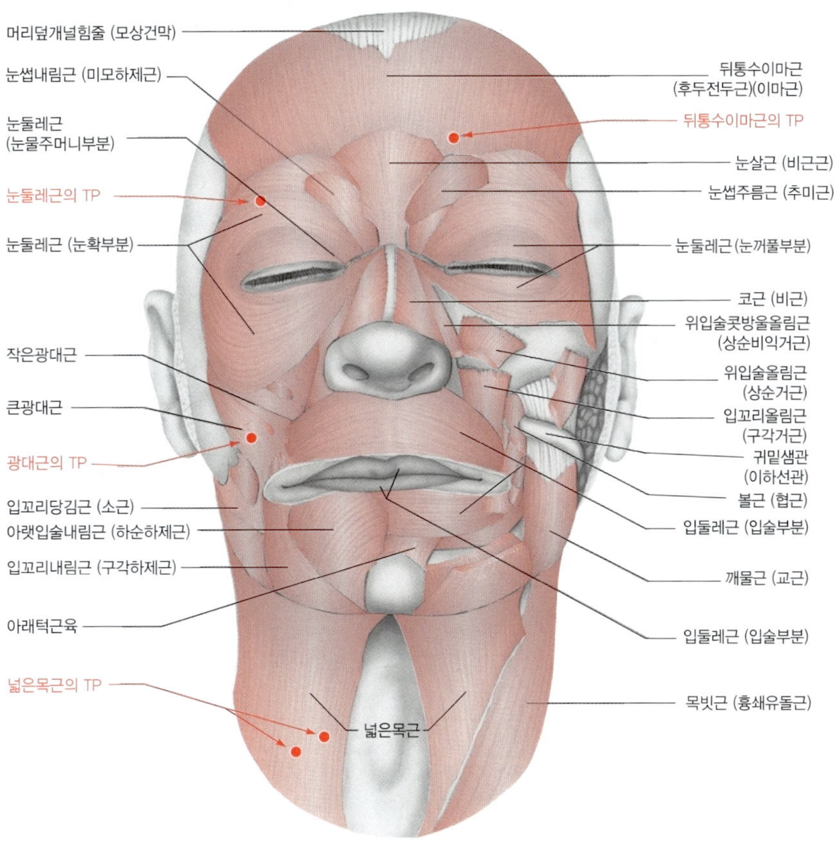

▶ 그림 9.19

9.8.2 정골치료적 진찰방법

문진

이 근육들은 대표적인 표정근이며 무언가를 참는 것 같은 표정에서 강한 긴장상태가 된다. 문진 중에도 이 모양이 관찰되는 경우가 있다. 얼굴에 통증이 일어나서 환자가 편두통이라 생각하고 있는 일도 많다. 이러한 환자에게는 얼굴의 마사지를 받은 일이 있는지, 마사지로 통증이 명백히 개선되었는지 일단 물어보면 좋다.

소견

통증유발점을 압박하여 통증을 유발한다.

검사와 기법

압박촉진 (▶ **그림 9.20**, ▶ **그림 9.21**)

감별진단 힌트

얼굴에 통증이 있는 경우에는 삼차신경의 관여가 없는지 항상 주의한다.

참고

기분이 나빠도 즐거운 표정을 하면, 근육의 긴장이 명백히 감소한다는 것이 알려져 있다. 이와 같이 간단한 경우도 있다!

기법

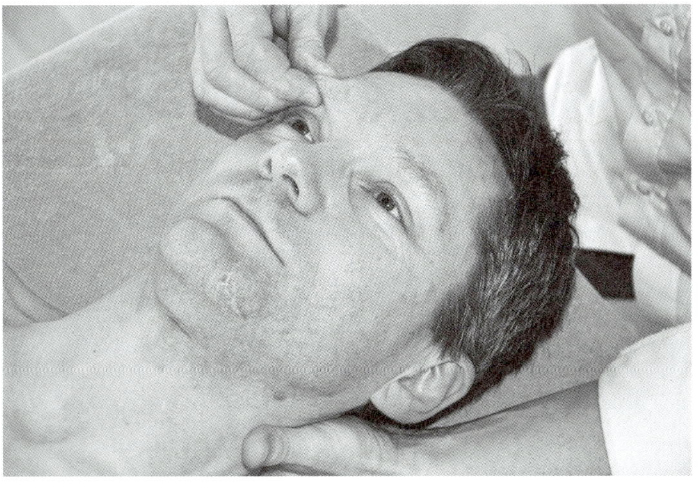

▶ **그림 9.20** 눈둘레근의 통증유발점을 치료한다.

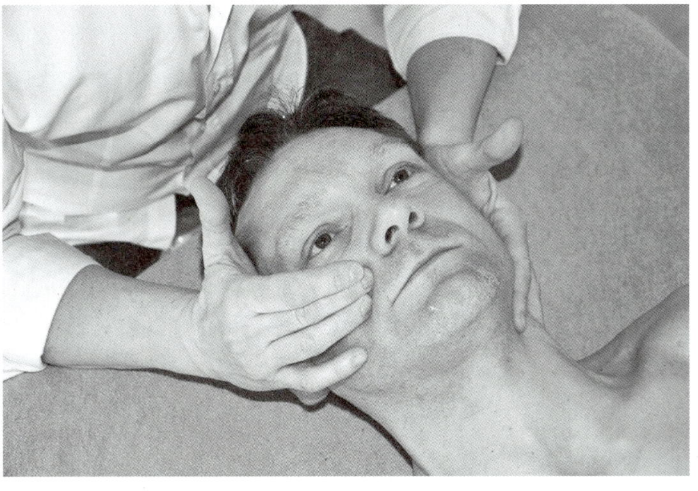

▶ **그림 9.21** 큰광대근의 통증유발점을 치료한다.

넓은목근은 목빗근 및 목갈비근(사각근)군을 치료한다.

9.9 뒤통수이마근

▶ **그림 9.22**, ▶ **그림 9.23**
해부도 ▶ **그림 16.6**, ▶ p.429

9.9.1 해부학과 연관통증

이는곳

- 맨위목덜미선 (최상항선), 꼭지돌기
- 상부 얼굴근육의 섬유로 연결된다.

닿는곳

머리덮개널힘줄

기능

- 머리덮개널힘줄의 고정
- 이마에 주름살을 짓다

신경지배

얼굴신경

통증유발점의 위치

- 이마 : 눈썹의 안쪽 끝의 위쪽
- 뒤통수 : 위목덜미선의 위쪽, 정중선에서부터 약 4㎝ 가쪽

연관통증

눈확에서부터 머리뼈 같은 쪽 1/2을 지나서 근육의 뻗는 부위를 뻗는다.

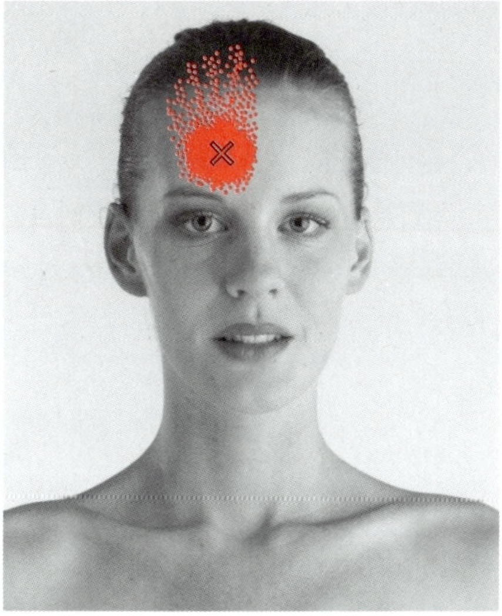

▶ 그림 9.22

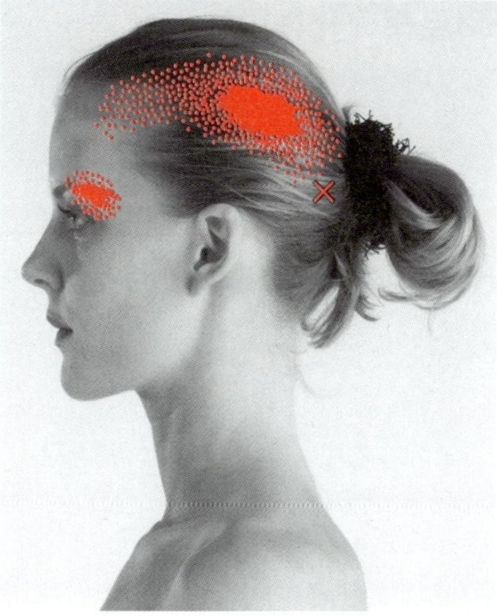

▶ 그림 9.23

9.9.2 정골치료적 진찰방법

문진

이 근육도 표정근이며 이마에 주름살을 지으면 강한 긴장상태가 된다. 문진 중에도 이 모양이 관찰되는 경우가 있다. 두통이 일어나서 환자가 편두통이라 생각하고 있는 경우도 많다. 이러한 환자에게는 얼굴의 마사지를 받은 일이 있는지, 마사지로 통증이 명백히 개선되었는지 일단 물어보면 좋다.

소견

통증유발점을 압박하여 통증을 유발한다.

검사와 기법

압박촉진(▶ **그림** 9.24, ▶ **그림** 9.25)

감별진단 힌트

얼굴에 통증이 있는 경우는 삼차신경의 관여가 없는지 항상 주의한다.

참고

기분이 나빠도(!) 즐거운 표정을 하면, 근육의 긴장이 분명히 감소한다는 것이 알려져 있다.

기법

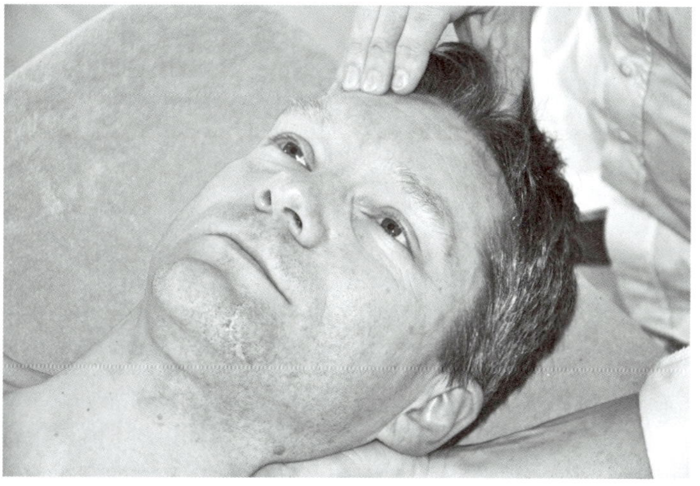

▶ **그림 9.24** 억제와 심부마찰로 통증유발점을 치료한다.

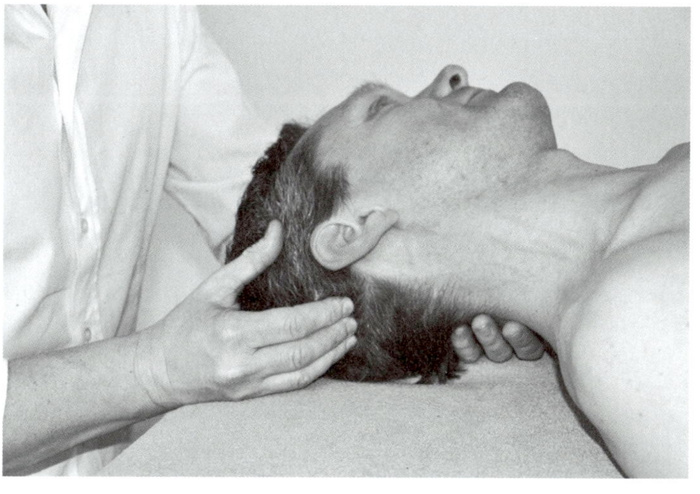

▶ **그림 9.25** 억제와 심부마찰로 통증유발점을 치료한다.

9.10 머리널판근 (두판상근), 목널판근 (경판상근)

▶ 그림 9.26
해부도 ▶ 그림 16.7, ▶ p.430

9.10.1 해부학과 연관통증

이는곳

- 머리널판근 : 목덜미인대, 제1-3등뼈의 가시돌기와 가시끝인대
- 목널판근 : 제3-6등뼈의 가시돌기와 가시끝인대

닿는곳

- 머리널판근 : 뒤통수뼈의 가쪽, 꼭지돌기
- 목널판근 : 제1-3목뼈의 뒤결절 (후결절)

기능

목뼈의 폄과 같은 쪽 돌림

신경지배

- 머리널판근 : C3/4의 척수신경 (뒤가지)
- 목널판근 : C5/6의 척수신경 (뒤가지)

통증유발점의 위치

- 머리널판근 : 중쇠뼈(축추)의 가시돌기와 거의 같은 높이의 힘살
- 목널판근 : 어깨 · 목덜미의 이행부분과 같은 높이. 게다가 위쪽의 또 하나의 통증유발점에서는 제2/3목뼈와 같은 높이의 근육 닿는곳 부근

촉진에는 손가락을 등세모근에서부터 어깨올림근 사이로 활주시킨다.

연관통증

- 머리널판근 : 머리마루로(같은 쪽)
- 목널판근 : 머리뼈를 빠져나가 눈의 안 깊숙이. 때로는 뒤통수, 어깨 · 목의 이행부분에 통증이 발생하거나 목덜미의 같은 쪽을 오르거나 한다.

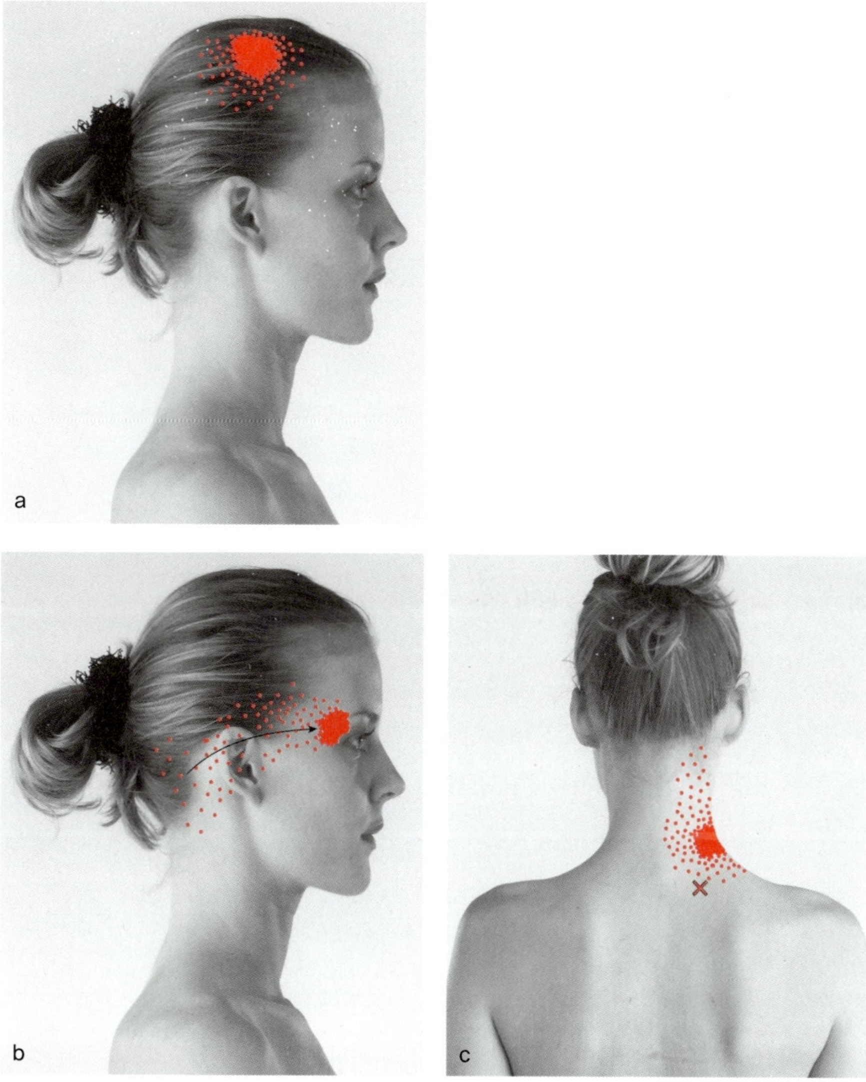

▶ 그림 9.26 a–c

9.10.2 정골치료적 진찰방법

문진

급성적인 과부하는 교통사고나 넘어짐(낙상) 등의 외상성 목뼈 염좌(sprain)로 발생하는 경우가 많다.

만성적인 과부하는 동일한 자세나 행동에 기인하는 경우가 많다. 하나의 예는 "편안한" 자세에서 등뼈가 과도하게 후만을 하고 머리가 앞으로 나와 펴져있다. 이것에 의해서 관자놀이 주변에 두통이 발생하여 편두통과 혼동된다.

소견

통증유발점을 압박하여 통증을 유발한다.

검사와 기법

압박촉진(▶ **그림 9.27**, ▶ **그림 9.28**, ▶ **그림 9.29**)

감별진단 힌트

참의 편두통과 이 통증유발점에 의한 두통을 구별한다.

관련되는 내장

- 간
- 쓸개

기법

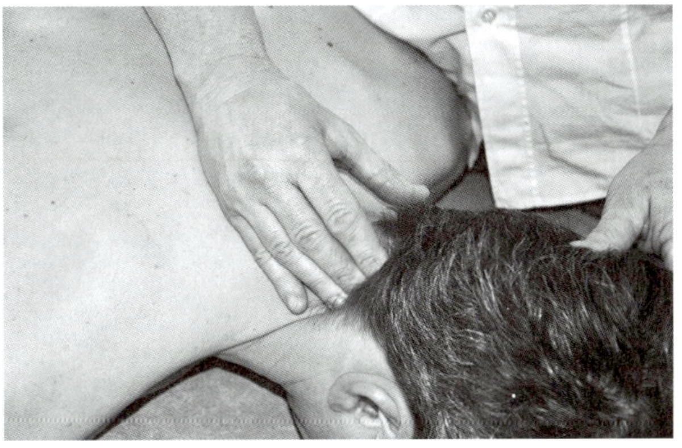

▶ **그림 9.27**
근육의 머리 쪽 부분에 있는 통증유발점을 억제와 심부마찰로 치료한디.

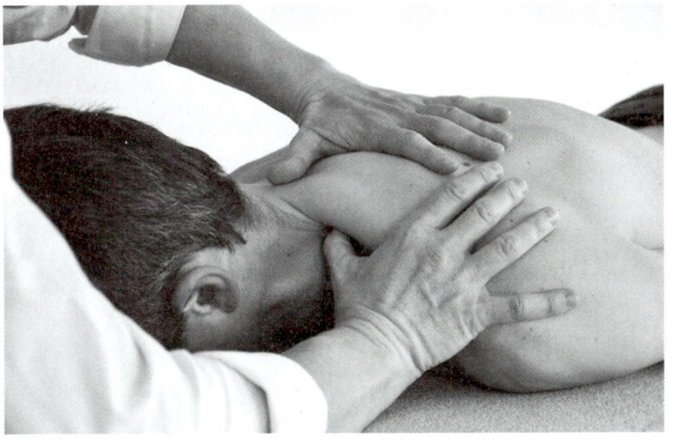

▶ **그림 9.28**
근육의 꼬리 쪽 부분에 있는 통증유발점을 억제와 심부마찰로 치료한다.

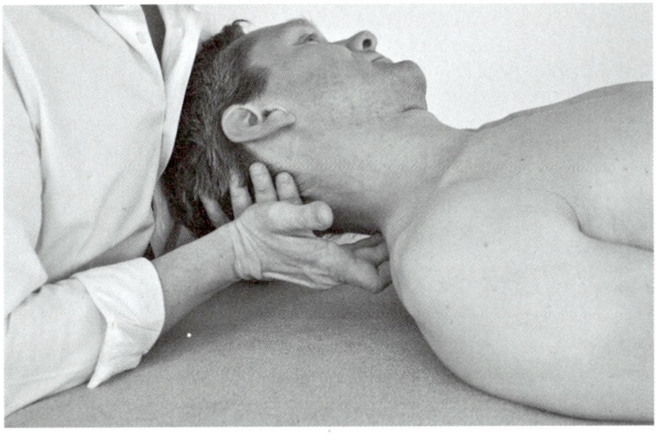

▶ **그림 9.29**
프리-스트레칭으로서 굽힘과 반대쪽 돌림을 시행하여 치료한다.

9.11 머리반가시근 (두반극근), 목반가시근 (경반극근), 뭇갈래근 (다열근)

▶ 그림 9.30, ▶ 그림 9.31
해부도 ▶ 그림 16.7, ▶ p.430

9.11.1 해부학과 연관통증

이는곳

- 반가시근 : 가로돌기
- 뭇갈래근 : 척추뼈고리판(추궁판)

닿는곳

- 반가시근 : 가시돌기(이는곳에서부터 척추뼈 6개 정도 머리 쪽)
- 뭇갈래근 : 가시돌기(이는곳에서부터 척추뼈 2-3개 정도 머리 쪽)

이들의 근육은 제6등뼈에서부터 위목덜미선/아래목덜미선의 주변을 뻗고 있다.

기능

척주의 폄과 같은 쪽 옆굽힘

신경지배

분절의 척수신경 뒤가지

통증유발점의 위치

- TP 1 : 제4/5목뼈와 같은 높이의 목덜미 기저부
- TP 2 : 뒤통수에서부터 2-4㎝ 아래쪽
- TP 3 : 위목덜미선의 바로 아래쪽

연관통증

- TP 1 : 목덜미를 따라서 뒤통수 하부까지, 꼬리 쪽으로는 어깨뼈의 안쪽모서리까지.
- TP 2 : 뒤통수에서부터 머리마루방향으로
- TP 3 : 머리뼈의 측면을 지나서 관자놀이부분까지 도달하는 띠 모양의 통증

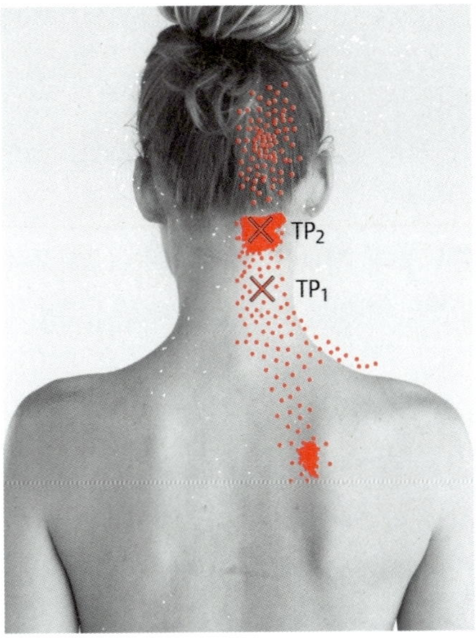

▶ 그림 9.30

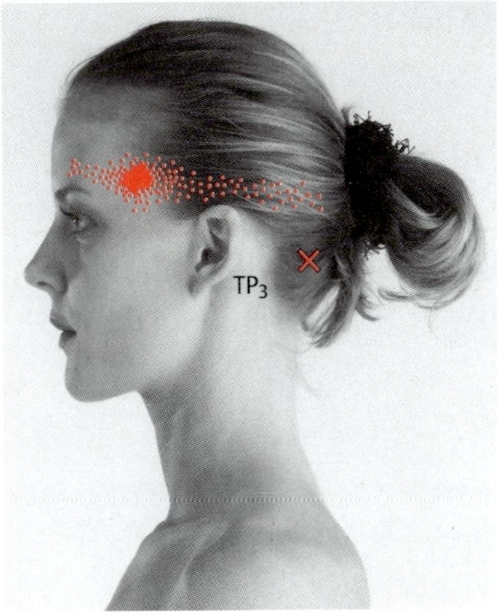

▶ 그림 9.31

9.11.2 정골치료적 진찰방법

문진

급성적인 과부하는 교통사고나 넘어짐(낙상) 등의 외상성 목뼈 염좌(sprain)로 발생하는 경우가 많다.

만성적인 과부하는 동일한 자세나 행동에 기인하는 경우가 많다. 하나의 예는 “편안한” 자세에서 등뼈가 과도하게 후만을 하고 머리가 앞으로 나와 펴져있다. 이것에 의해서 관자놀이 주변에 두통이 발생하여 편두통과 혼동된다.

소견

통증유발점을 압박하여 통증을 유발한다.

검사와 기법

압박촉진(▶ **그림** 9.32)

감별진단 힌트

참의 편두통과 이 통증유발점에 의한 두통을 구별한다.

관련되는 내장

- 심장
- 폐/기관지

기법

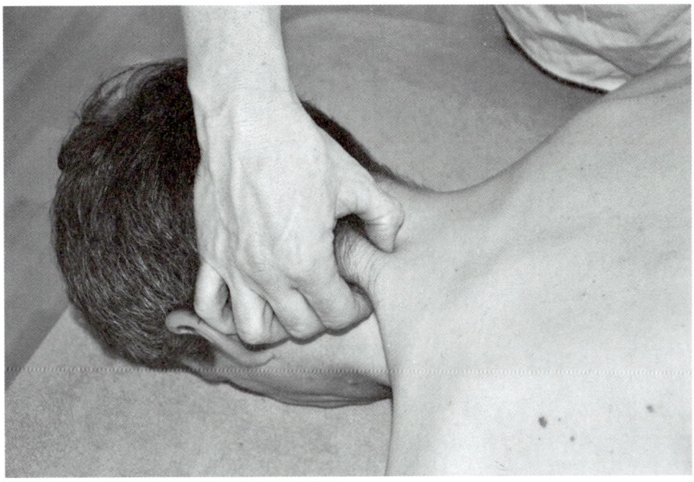

▶ **그림 9.32** 억제와 심부마찰로 근육을 치료한다.
손가락 끝으로 집게촉진(pinch palpation)을 하면 좋다.

9.12 큰뒤머리곧은근 (대후두직근), 작은뒤머리곧은근 (소후두직근), 아랫머리빗근 (하두사근), 위머리빗근 (상두사근)

▶ **그림** 9.33
해부도 ▶ **그림** 16.8, ▶ p.431

9.12.1 해부학과 연관통증

이는곳

- 큰뒤머리곧은근 : 제2목뼈의 가시돌기
- 작은뒤머리곧은근 : 고리뼈(환추)의 뒤결절
- 아랫머리빗근 : 제2목뼈의 가시돌기
- 위머리빗근 : 고리뼈의 가쪽덩이

닿는곳

- 큰뒤머리곧은근 : 아랫목덜미선의 밖 1/2
- 작은뒤머리곧은근 : 아랫목덜미선의 안쪽 1/2
- 아랫머리빗근 : 고리뼈의 가쪽덩이
- 위머리빗근 : 아랫목덜미선의 가쪽 1/2

기능

- 큰뒤머리곧은근 : 머리의 폄, 고리뒤통수관절(환추후두관절)의 같은 쪽 돌림
- 작은뒤머리곧은근 : 머리의 폄
- 아랫머리빗근 : 고리중쇠관절(환축관절)의 같은 쪽 돌림
- 위머리빗근 : 머리의 옆굽힘(측굴)

신경지배

뒤통수밑신경(후두하신경)(C1의 뒤가지)

통증유발점의 위치

힘살에서 일반적인 긴장은 촉진할 수 있으나, 통증유발점의 특정은 할 수 없다.

연관통증

뒤통수에서부터 관자놀이부분을 지나서 눈확까지. 이마(같은 쪽). 명백한 위치의 특정은 할 수 없다.

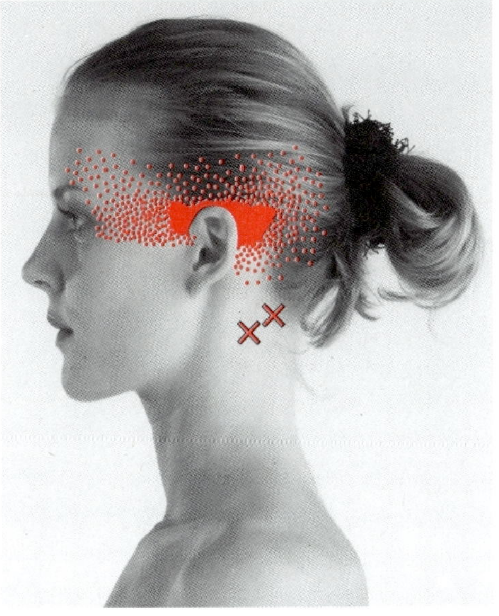

▶ 그림 9.33

9.12.2 정골치료적 진찰방법

문진

급성적인 과부하는 교통사고나 넘어짐(낙상) 등의 외상성 목뼈 염좌로 발생하는 경우가 많다.

만성적인 과부하는 개인용 컴퓨터작업 시에 머리의 각도가 같은 그대로 있는 등, 동일한 자세나 행동에 의하는 일이 많다. 이것에 의해서 가쪽으로 두통이 발생하여 편두통과 혼동된다.

소견

통증유발점을 압박하여 통증을 유발한다.

검사와 기법

압박촉진(▶ **그림 9.34**)

감별진단 힌트

참의 편두통과 이 통증유발점에 의한 두통을 구별한다.

참고

머리관절에 가동범위제한이 있으면 이들의 근육군에서 반사성 과다긴장이 일어난다.
환자는 아침에 두통으로 잠에서 깨는 일이 있으나, 목뼈의 가동범위에 큰 제한은 없다.

기법

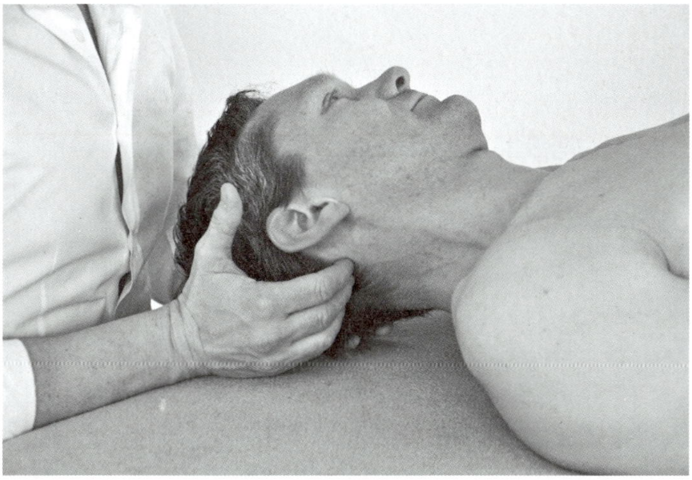

▶ **그림 9-34** 억제와 심부마찰로 근육을 치료한다.
근육의 프리-스트레칭으로서 머리를 굽히고 반대쪽으로 회전한다.

9.13 통증 가이드

제9장의 근육은 활동성 통증유발점에 의해서 머리와 목덜미부분에서 통증을 일으킨다 (▶ 표 9.1, ▶ 표 9.2, ▶ 표 9.3 및 ▶ 그림 9.35, ▶ 그림 9.36, ▶ 그림 9.37). 통증은 아래의 것과 혼동되는 경우가 있다.

- 편두통
- 턱관절증
- 부비강염
- 인두염
- 후두염
- 치과질환
- 삼차신경통 등

▶ 표 9.1 두통

근육	빈도	페이지
등세모근	매우 높다	▶ p.30
머리널판근	매우 높다	▶ p.66
목널판근	매우 높다	▶ p.66
머리반가시근, 목반가시근	매우 높다	▶ p.70
뭇갈래근	매우 높다	▶ p.70
큰뒤머리곧은근, 작은뒤머리곧은근	매우 높다	▶ p.74
아랫머리빗근, 위머리빗근	매우 높다	▶ p.74
깨물근	높다	▶ p.38
관자근	높다	▶ p.42
가쪽날개근	높다	▶ p.46
안쪽날개근	높다	▶ p.50
뒤통수이마근	높다	▶ p.62
목빗근	높다	▶ p.34
눈둘레근	높다	▶ p.58
큰광대근	높다	▶ p.58
넓은목근	높다	▶ p.58

▶ **표 9.2** 치통

근육	빈도	페이지
깨물근	높다	▶ p.38
관자근	높다	▶ p.42

▶ **표 9.3** 목덜미통증

근육	빈도	페이지
등세모근	매우 높다	▶ p.30
목널판근	매우 높다	▶ p.66
머리반가시근, 목반가시근	매우 높다	▶ p.70
뭇갈래근	매우 높다	▶ p.70
어깨올림근	매우 높다	▶ p.82
두힘살근	낮다	▶ p.54
가시아래근	낮다	▶ p.94
위팔두갈래근	낮다	▶ p.126
위팔세갈래근	낮다	▶ p.134
목갈비근군	낮다	▶ p.86

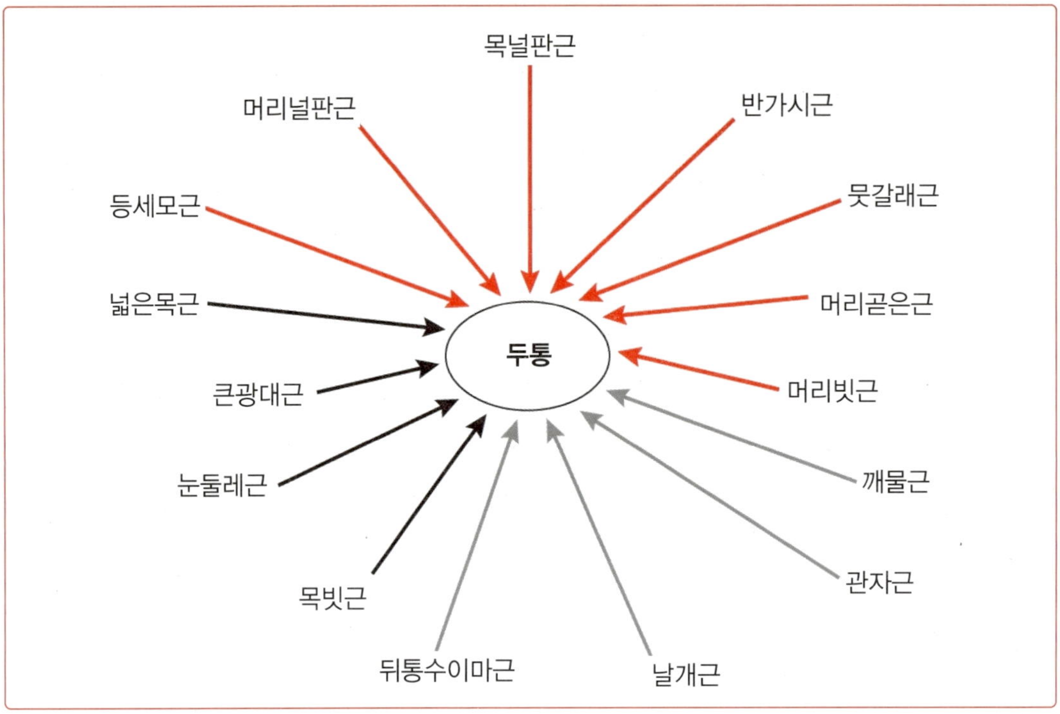

▶ **그림 9.35** 두통 (headache)

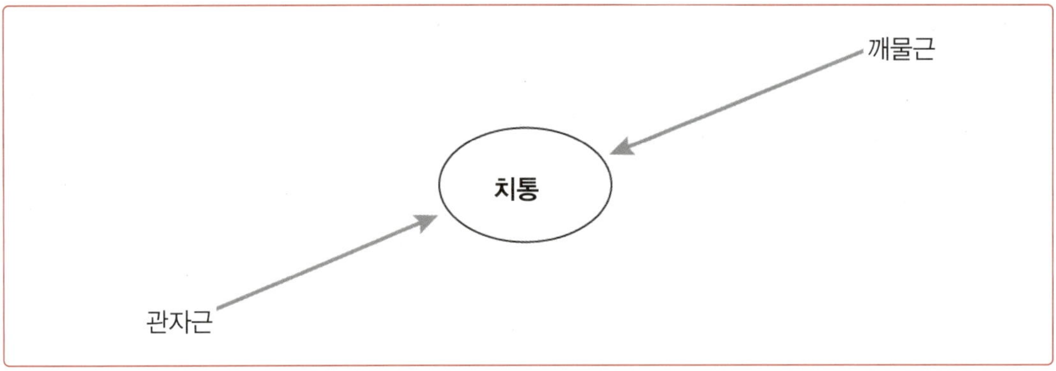

▶ **그림 9.36** 치통 (toothache)

그림의 화살표 : ➡ = 매우 높다. ➡ = 높다, ➡ = 낮다.

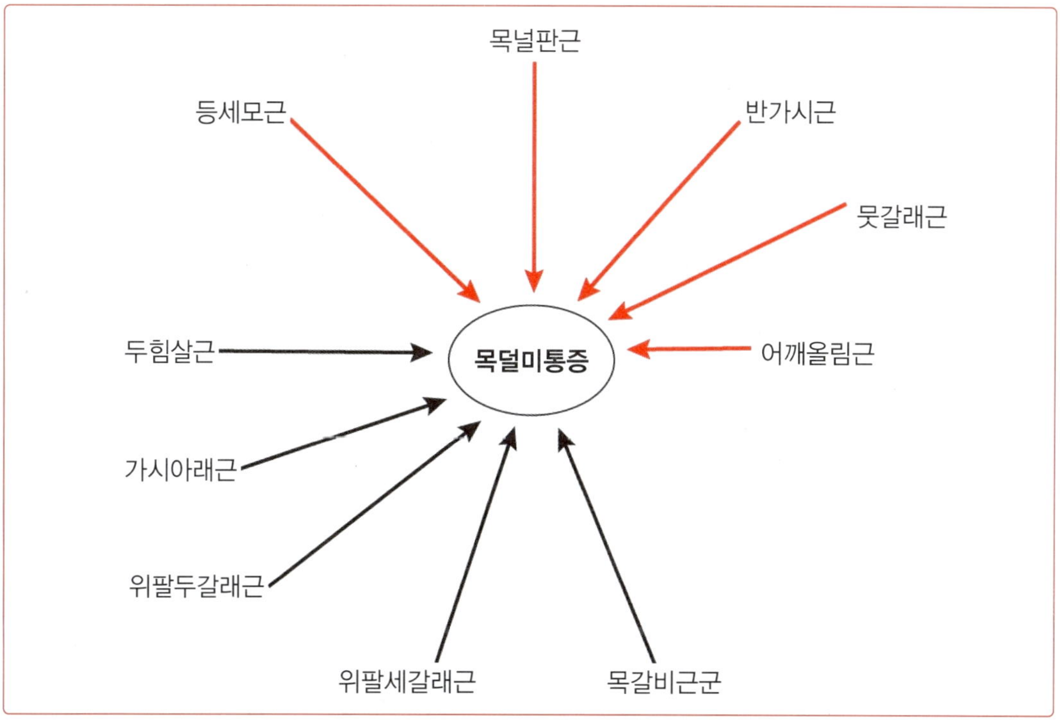
목널판근
등세모근
반가시근
뭇갈래근
두힘살근
목덜미통증
어깨올림근
가시아래근
위팔두갈래근
위팔세갈래근
목갈비근군

▶ **그림 9.37** 목덜미통증

10 상부가슴과 어깨, 팔의 통증

10.1
어깨올림근 (견갑거근)

▶ 그림 10.1
해부도 ▶ 그림 16.9, ▶ p.431

10.1.1 해부학과 연관통증

이는곳
제1-4목뼈의 뒤결절

닿는곳
어깨뼈의 안쪽모서리 (머리 쪽)

기능
- 어깨뼈 아랫각의 안쪽돌림(내측회전)과 윗각의 머리 안쪽올림 (내측거상)
- 목뼈의 폄(양쪽 수축)과 같은 쪽 돌림

신경지배
등쪽어깨신경 (견갑배신경)(C5), C3-4의 척수신경 앞가지

통증유발점의 위치
- TP 1 : 어깨 · 목덜미의 이행부분. 등세모근을 뒤쪽으로 밀어주면 촉진이 가능하다.
- TP 2 : 어깨뼈 윗각에서부터 약 1.3cm 위쪽

연관통증
- 어깨 · 목덜미의 이행부분
- 어깨뼈의 안쪽모서리
- 어깨의 등쪽

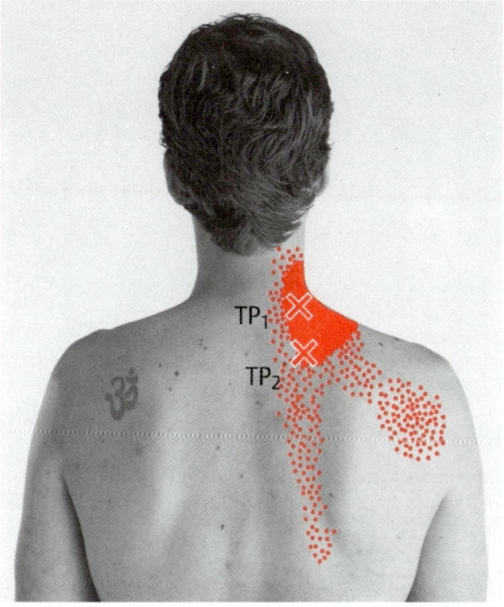

▶ 그림 10.1

10.1.2 정골치료적 진찰방법

문진

급성적인 과부하는 교통사고나 넘어짐(낙상) 등의 외상성 목뼈 염좌로 발행하는 경우가 많다.

만성적인 과부하는 개인용 컴퓨터작업 시에 머리의 각도가 같은 채로, 수화기를 어깨 위에 끼고 하는 통화, 소파에 앉아서 잠을 자는 등, 동일한 자세나 행동에 의한 경우가 많다.

통증은 매우 강하고 예리하며 어깨뼈의 위 내각으로 안정 시, 동작 시에 나타난다.

소견

통증유발점을 압박하여 통증을 유발한다. 동시에 근육을 신장하면 통증이 더 분명해진다. 통증이 상당히 급성인 경우, 근육을 신장하는 것만으로도 유발이 된다.

검사와 기법

신장과 통증유발점의 압박촉진(▶ **그림 10.2**, ▶ **그림 10.3**)

감별진단 힌트

이 근육은 C3-5의 목뼈분절에서부터 신경 지배를 받는다. 이 분절에서는 척추원반(추간판) 장애가 드물지 않기 때문에 어깨뼈의 위 내각의 통증에 치료가 효험이 없는 경우는 목뼈에 신경뿌리 압박이 없는지 조사하는 것이 좋다.

관련되는 내장

- 간
- 쓸개
- 위
- 심장

기법

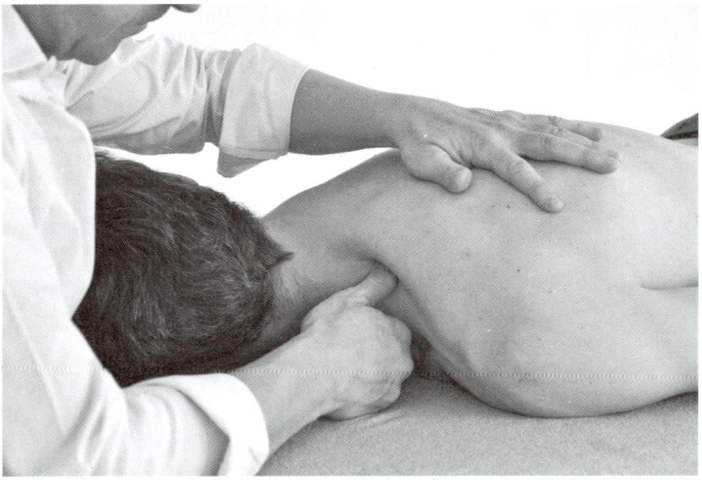

▶ **그림 10.2** 억제와 심부마찰로 근육을 치료한다.
가슴에 놓은 손은 어깨뼈를 엄지손가락 방향으로 민다.

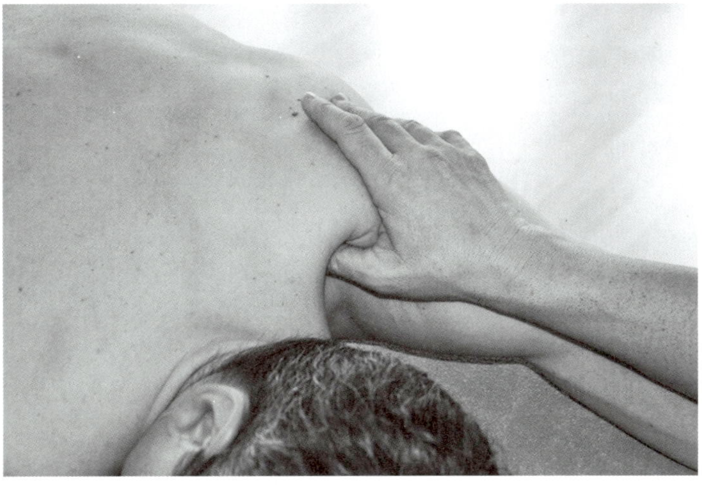

▶ **그림 10.3** 억제와 심부마찰로 근육을 치료한다.
근육의 프리-스트레칭으로서 머리를 반대쪽으로 옆굽힘을 하고 팔을 높이 굽힌다.

10.2
목갈비근군 (사각근군)

▶ 그림 10.4, ▶ 그림 10.5
해부도 ▶ 그림 16.13, ▶ p.432

10.2.1 해부학과 연관통증

이는곳

- 앞목갈비근 : 제3–6목뼈의 앞결절
- 중간목갈비근 : 제2–7목뼈의 뒤결절
- 뒤목갈비근 : 제4–6목뼈의 뒤결절
- 최소목갈비근 : 제7목뼈의 앞결절

닿는곳

- 앞목갈비근 : 제1갈비뼈의 앞목갈비근결절
- 중간목갈비근 : 제1갈비뼈의 위모서리(갈비뼈머리의 부근)
- 뒤목갈비근 : 제2갈비뼈 바깥면의 가쪽 뒤쪽
- 최소목갈비근 : 가슴막위막 (흉막상막)

기능

- 들숨근육 (흡기근)
- 앞목갈비근 : 상기에 더하여 갈비뼈의 고정 시에 목뼈의 옆굽힘을 보조한다.
- 최소목갈비근 : 가슴막꼭대기(흉막정)를 긴장시킨다.

신경지배

척수신경 앞가지 :

- 앞목갈비근 : C5–6
- 중간목갈비근 : C3–8
- 뒤목갈비근 : C6–8
- 최소목갈비근 : C7

주의

목갈비근군의 연관통증은 심근경색의 통증의 패턴과 혼동되는 경우가 있다!

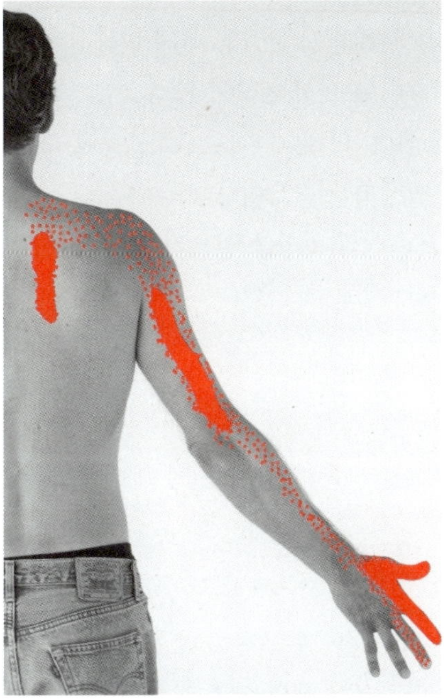

▶ 그림 10.4

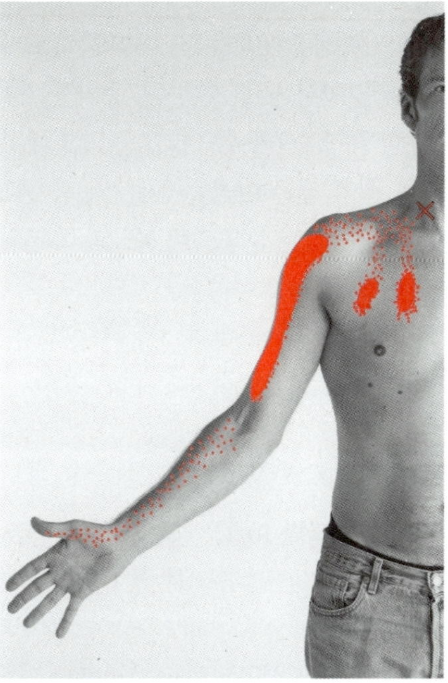

▶ 그림 10.5

통증유발점의 위치

목갈비근군은 큰빗장위오목(대쇄골상와)에 있고 일부는 목뼈의 가로돌기에서 압축되어 있다. 통증유발점은 근육에 다양한 높이로 분포한다.

연관통증

- 가슴
- 위팔 · 아래팔의 노쪽 배쪽 (radial ventral) · 노쪽 등쪽 (radial dorsal)
- 엄지손가락 · 집게손가락을 등쪽에서부터 (최소목갈비근 : 손등 전체)
- 어깨뼈의 안쪽모서리

10.2.2 정골치료적 진찰방법

문진

급성적인 과부하는 교통사고, 개나 말에 의해서 팔이 잡아당겨지는 등의 외상성 목뼈 염좌로 발생하는 일이 많다.

만성적인 과부하는 개인용 컴퓨터작업 시, 머리의 각도가 같은 상태로 수화기를 어깨 위에 끼고 하는 통화, 소파에 앉아서 잠을 자는 등, 동일한 자세나 행동에 의한 경우가 많다.

이 근육은 목 디스크 및 흉곽출구증후군에서 중요한 대상근육이다. 앞 목부위는 미주신경에 대해 반드시 알고 실행하며, 특히 젊은 여성들에게 긴장과 문제가 발생되는 근육이다.

승모근가 함께 가장 잘 긴장되는 근육으로 얼굴과 목부위 림프순환과 두통을 일으키게 된다.

소견

통증유발점을 압박하여 통증을 유발한다.

검사와 기법

압박촉진(▶ **그림** 10.6, ▶ **그림** 10.7)

감별진단 힌트

이 연관통증에서는 협심증이나 심근경색도 고려하고 경우에 따라서는 해명을 위해 검진을 권장하는 것이 좋다.

참고

협심증이나 심근경색에는 연관통증 이외에도 증상이 있다. 협심증은 신체적인 부하나 추위 등의 유발요인이 없어지거나 니트로 스프레이(nitro spray)를 투여하면 증상이 감소된다고 한다.

심근경색에서는 근력감소, 자율신경의 이상, 괴멸감 등이 있다.

관련되는 내장

- 목갈비근군, 가시위근, 큰원근, 작은원근, 어깨세모근은 목의 척추원반탈출(C4/5, 5/6, 6/7)에서부터 통증유발점이 만들어지는 경우가 많다.
- 심장

기법

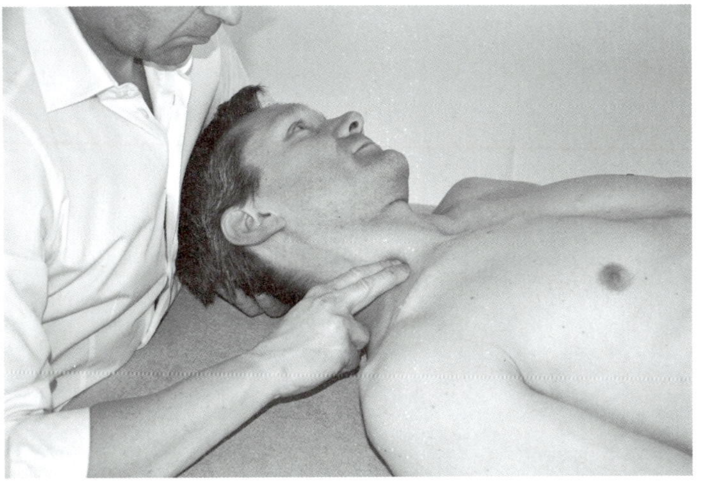

▶ **그림 10.6** 목빗근을 안쪽으로 밀어내고 억제로 앞목갈비근을 치료한다.

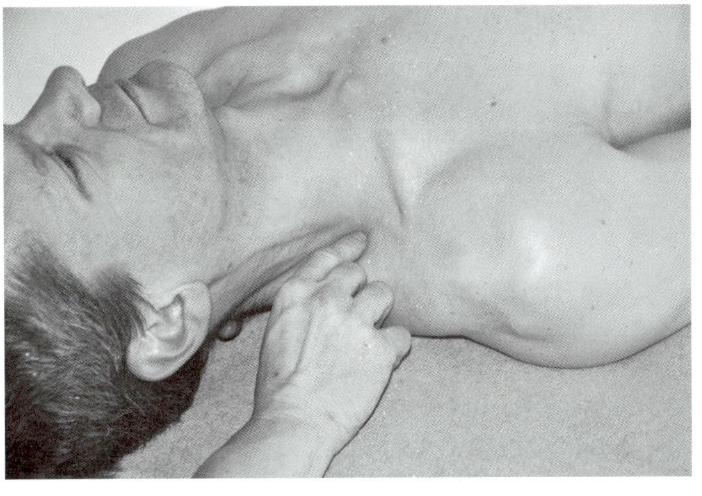

▶ **그림 10.7** 억제로 뒤목갈비근을 치료한다.

10.3 가시위근 (극상근)

▶ 그림 10.8, ▶ 그림 10.9
해부도 ▶ 그림 16.12, ▶ p.432

10.3.1 해부학과 연관통증

이는곳

- 어깨뼈의 가시위오목 (극상와)
- 어깨뼈가시 (견갑극)

닿는곳

- 위팔뼈 큰결절 (몸쪽 면)
- 어깨관절주머니

기능

- 팔의 벌림 (외전)
- 어깨관절의 안정근육

신경지배

어깨위신경 (견갑상신경) (C5–6)

통증유발점의 위치

2개의 통증유발점을 어깨뼈의 가시위오목에서 분명히 촉진할 수 있다.

연관통증

- 어깨세모근의 가쪽
- 가쪽위관절융기 (외측상과)
- 위팔 · 아래팔의 가쪽
- 봉우리 (견봉)

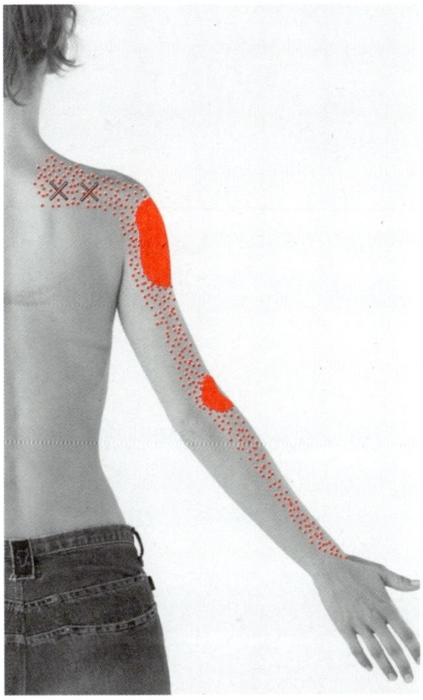

▶ 그림 10.8

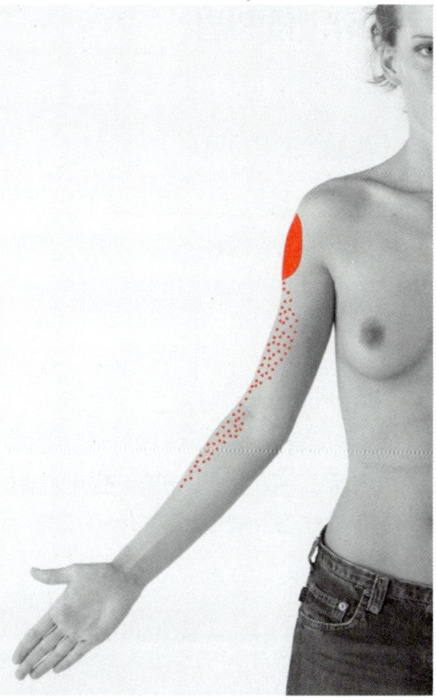

▶ 그림 10.9

10.3.2 정골치료적 진찰방법

문진

급성적인 과부하는 어깨로부터 넘어지는 등의 외상에서부터 발생한다.
만성적인 과부하는 장시간의 머리 위 작업(천장에 페인트칠을 하다) 등, 동일한 자세나 행동에 의한 경우가 많다. 팔을 많이 사용하는 경우 어깨에서 잘 손상받고 잘 다치는 근육으로
젊은 층에서는 운동으로 인해서, 중 · 장년 층에서는 이 근육의 퇴화성으로 문제가 생긴다.

소견

통증유발점을 압박하여 통증을 유발한다. 동시에 근육을 신장하면 통증이 보다 분명해진다.
통증이 상당히 급성인 경우, 근육을 신장하는 것만으로도 유발이 된다.

검사와 기법

신장과 통증유발점의 압박촉진 (▶ **그림 10.10**)

감별진단 힌트

어깨질환이 만성화하면 합병증이 일어나기 쉬워져 악순환이 일어난다. 이 때문에 봉우리밑의 석회 침착과 회전근개 파열(마찬가지로 석회에 의한)이 없는지 감별진단을 하는 것이 좋다.

참고

이 부위는 어깨 세모근 치료 후 이 근육이 어느 정도 쉬게 한 후 섬세하게 치료해야 하며 근육이 관절을 움직이는 역학에 이변이 일어나 지속하는 일이 있다. 관절역학이 변화한 근육 각각이 과부하를 받아 또 다른 통증유발점이 발생한다. 이 때문에, 어깨의 통증을 유발하는 원인을 세밀하게 찾는다.

관련되는 내장

- 목갈비근군, 가시위근, 가시아래근, 큰원근, 작은원근, 어깨세모근은 목의 척추원반탈출 (C4/5, 5/6, 6/7)에서부터 통증유발점이 만들어지는 경우가 많다.
- 심장

기법

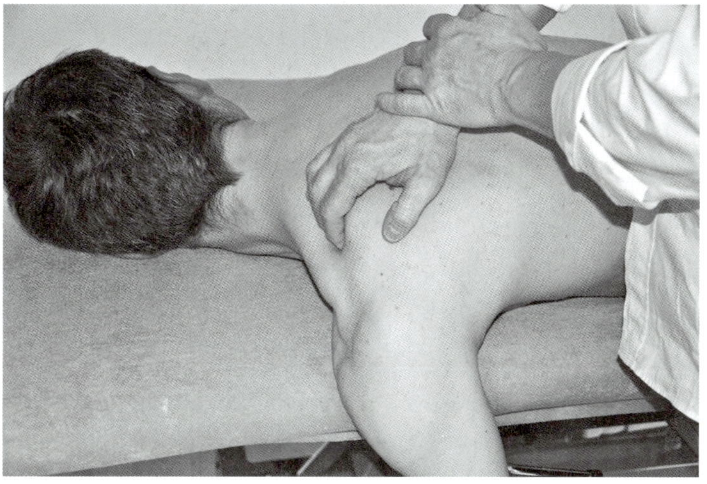

▶ **그림 10.10** 억제와 심부마찰로 근육을 치료한다. 팔을 아래로 늘어뜨려서 등세모근이 이완하면 가시위근에 접근하기 쉽다. 빠른 기법으로 강하게 실행하면 근육조직과 골막이 쉽게 손상당하므로 속도 조절을 통해서 압력을 조절해준다.

10.4
가시아래근 (극하근)

▶ 그림 10.11, ▶ 그림 10.12
해부도 ▶ 그림 16.12, ▶ p.432

10.4.1 해부학과 연관통증

이는곳
어깨뼈의 가시아래오목 (극하와)

닿는곳
- 위팔뼈 큰결절 (중간 면)
- 어깨관절주머니

기능
- 팔의 가쪽돌림 (외측회전)
- 어깨관절의 안정근육

신경지배
어깨위신경 (C5–6)

통증유발점의 위치
어깨뼈가시의 바로 아래쪽의 가시아래오목(극하와)에서 TP 1은 어깨뼈의 안쪽모서리 부근, TP 2는 약간 더 가쪽에서 발견된다.

연관통증
- 어깨의 배쪽
- 위팔 · 아래팔의 배쪽 가쪽
- 손바닥 · 손등의 노쪽

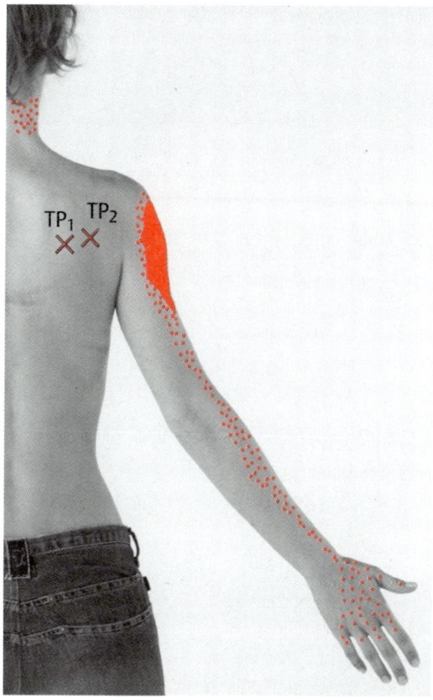

▶ 그림 10.11

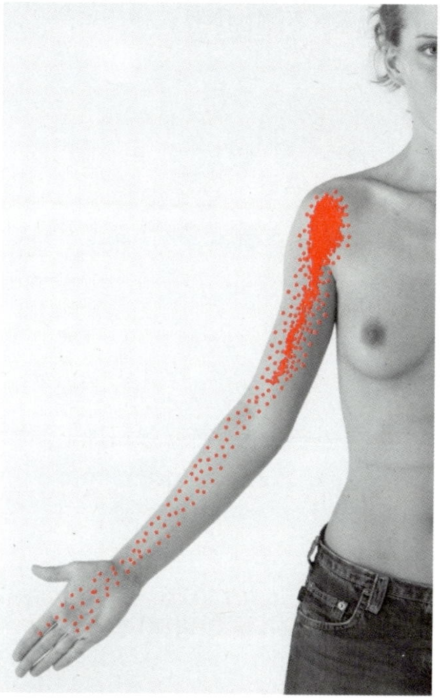

▶ 그림 10.12

10.4.2 정골치료적 진찰방법

문진

급성적인 과부하는 어깨로부터 넘어지는, 굴러 떨어질 것 같아 난간을 잡는, 평소에 하지 않는 스포츠를 하는 등의 외상으로부터 발생한다.

만성적인 과부하는 뒤로 손을 뻗어 파일(file)을 잡는, 마우스에 의한 개인용 컴퓨터작업 등, 동일한 자세나 행동에 의한 경우가 많다.

소견

통증유발점을 압박하여 통증을 유발한다. 동시에 근육을 신장하면 통증은 보다 명백해진다. 통증이 상당히 급성인 경우, 근육을 신장하는 것만으로도 유발이 된다.

검사와 기법

신장과 통증유발점의 압박촉진(▶ **그림 10.13**)

감별진단 힌트

어깨질환이 만성화하면 합병증이 일어나기 쉬워지고 악순환이 일어난다. 이 때문에 봉우리밑의 석회침착과 회전근개 파열(마찬가지로 석회에 의한)이 없는지 감별진단을 하는 것이 좋다.

참고

어깨관절에서는 통증유발점 하나 또는 몇몇 유발요인이 있을 뿐이고 근육이 관절을 움직이는 역학에 이변이 일어나 지속하는 일이 있다. 관절역학이 변화한 근육 각각이 과부하를 받아 또 다른 통증유발점이 발생한다. 이 때문에, 어깨의 통증을 유발하는 원인을 세밀하게 찾는다.

관련되는 내장

- 목갈비근군, 가시위근, 가시아래근, 큰원근, 작은원근, 어깨세모근은 목의 척추원반탈출(C4/5, 5/6, 6/7)에서부터 통증유발점이 만들어지는 경우가 많다.
- 심장

기법

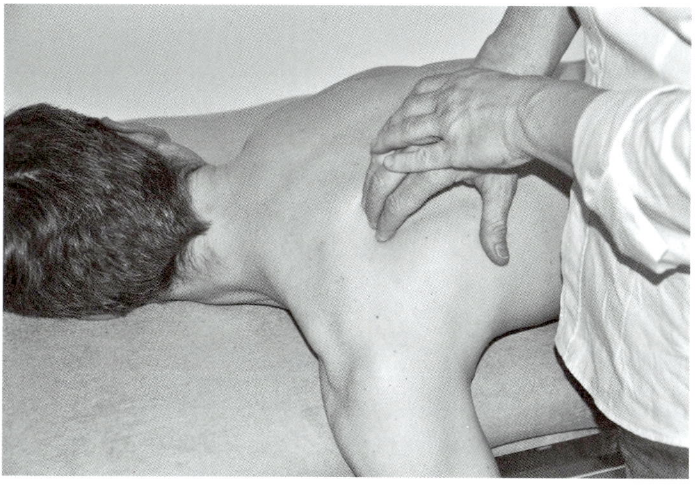

▶ **그림 10.13** 억제와 심부마찰로 근육을 치료한다.

10.5
작은원근 (소원근)

▶ 그림 10.14
해부도 ▶ 그림 16.9, ▶ 그림 16.10. ▶ p.431

10.5.1 해부학과 연관통증

이는곳

어깨뼈의 가쪽모서리 (중간 1/3), 큰원근의 위쪽

닿는곳

- 위팔뼈 큰결절 (아랫면)
- 어깨관절주머니

기능

- 팔의 가쪽돌림
- 어깨관절의 안정근육

신경지배

겨드랑신경 (액와신경) (C5–6)

통증유발점의 위치

어깨뼈 가쪽모서리의 가쪽에서 가시아래근과 큰원근의 사이

연관통증

- 어깨세모근 뒷부분, 어깨세모근 닿는곳의 약간 위쪽
- 위팔의 뒤쪽

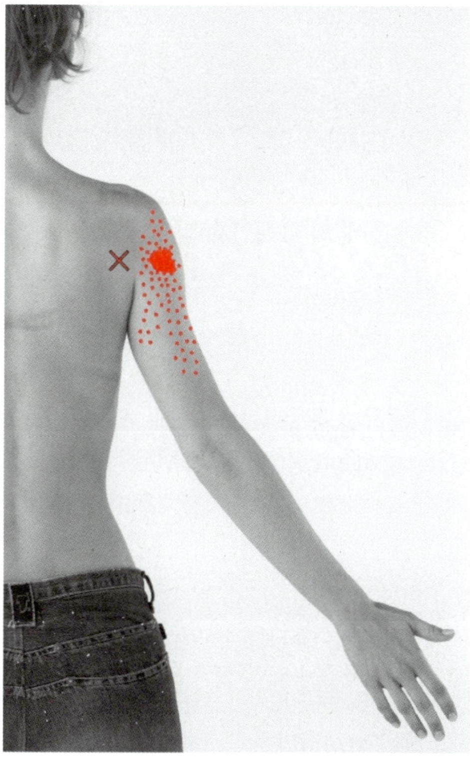

▶ 그림 10.14

10.5.2 정골치료적 진찰방법

문진

급성적인 과부하는 어깨로부터 넘어지는, 굴러 떨어질 것 같아 난간을 잡는, 평소에 하지 않는 스포츠를 하는 등의 외상으로부터 발생한다.

만성적인 과부하는 뒤로 손을 뻗어 파일(file)을 잡는, 마우스에 의한 개인용 컴퓨터작업 등, 동일한 자세나 행동에 의한 경우가 많다.

소견

통증유발점을 압박하여 통증을 유발한다. 동시에 근육을 신장하면 통증은 보다 명백해진다. 통증이 상당히 급성인 경우, 근육을 신장하는 것만으로도 유발이 된다.

검사와 기법

신장과 통증유발점의 압박촉진 (▶ **그림 10.15**)

감별진단 힌트

어깨질환이 만성화하면 합병증이 일어나기 쉬워지고 악순환이 일어난다. 이 때문에 봉우리밑의 석회침착과 회전근개 파열(마찬가지로 석회에 의한)이 없는지 감별진단을 하는 것이 좋다.

참고

어깨관절에서는 통증유발점 하나 또는 몇몇 유발요인이 있을 뿐이고 근육이 관절을 움직이는 역학에 이변이 일어나 지속하는 일이 있다. 관절역학이 변화한 근육 각각이 과부하를 받아 또 다른 통증유발점이 발생한다. 이 때문에, 어깨의 통증을 유발하는 원인을 세밀하게 찾는다.

작은원근은 어깨질환의 치료를 성공시키는 데에 중요한 근육이다. 이 근육에 이상이 있으면 어깨는 완치되지 않는다.

관련되는 내장

- 목갈비근군, 가시위근, 가시아래근, 큰원근, 작은원근, 어깨세모근은 목의 척추원반탈출(C4/5, 5/6, 6/7)로부터 통증유발점이 만들어지는 경우가 많다.
- 심장

기법

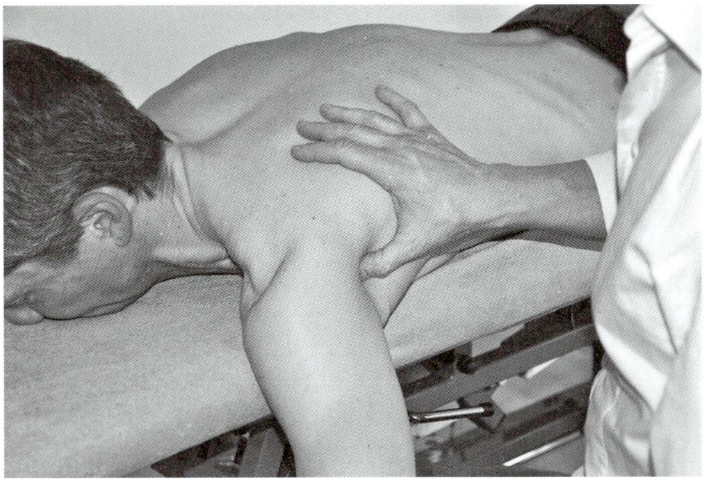

▶ **그림 10.15** 억제와 심부마찰로 근육을 치료한다.

10.6
큰원근 (대원근)

▶ **그림 10.16**
해부도 ▶ **그림 16.9**, ▶ **그림 16.10**, ▶ p.431

10.6.1 해부학과 연관통증

이는곳
- 어깨뼈 가쪽모서리의 먼쪽 1/3 (작은원근의 아래쪽)
- 어깨뼈의 아랫각

닿는곳
위팔뼈 작은결절능선

기능
- 안쪽돌림
- 모음 (내전)
- 어깨관절의 안정근육

신경지배
어깨밑신경 (C5–6)

통증유발점의 위치
- TP 1 : 어깨뼈의 아랫각부분 (▶ **그림 16.10**)
- TP 2 : 뒤겨드랑주름에 있는 힘살의 가쪽 (▶ **그림 16.10**)

연관통증
- 어깨세모근의 등쪽
- 위팔세갈래근의 긴갈래를 따라서
- 아래팔의 등쪽

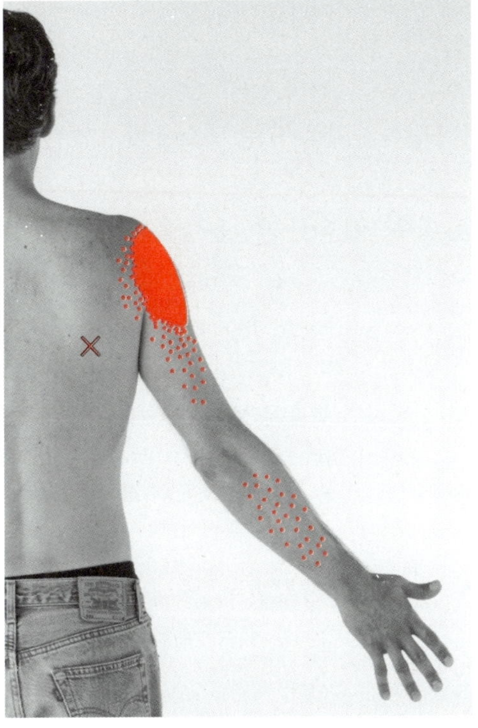

▶ 그림 10.16

10.6.2 정골치료적 진찰방법

문진

급성적인 과부하는 어깨로부터 넘어지는, 굴러 떨어질 것 같아 난간을 잡는, 평소에 하지 않는 스포츠를 하는 등의 외상으로부터 발생한다.

만성적인 과부하는 뒤로 손을 뻗어 파일(file)을 잡는, 마우스에 의한 개인용 컴퓨터작업 등, 동일한 자세나 행동에 의한 경우가 많다.

소견

통증유발점을 압박하여 통증을 유발한다. 동시에 근육을 신장하면 통증은 보다 명백해진다. 통증이 상당히 급성인 경우, 근육을 신장하는 것만으로도 유발이 된다.

검사와 기법

신장과 통증유발점의 압박촉진(▶ **그림 10.17**)

감별진단 힌트

어깨질환이 만성화하면 합병증이 일어나기 쉬워지고 악순환이 일어난다. 이 때문에 봉우리밑의 석회침착과 회전근개 파열(마찬가지로 석회에 의한)이 없는지 감별진단을 하는 것이 좋다.

참고

어깨관절에서는 통증유발점 하나 또는 몇몇 유발요인이 있을 뿐이고 근육이 관절을 움직이는 역학에 이변이 일어나 지속하는 일이 있다. 관절역학이 변화한 근육 각각이 과부하를 받아 또 다른 통증유발점이 발생한다. 이 때문에, 어깨의 통증을 유발하는 원인을 세밀하게 찾는다.

관련되는 내장

- 목갈비근군, 가시위근, 가시아래근, 큰원근, 작은원근, 어깨세모근은 목의 척추원반탈출(C4/5, 5/6, 6/7)로부터 통증유발점이 만들어지는 경우가 많다.
- 심장

기법

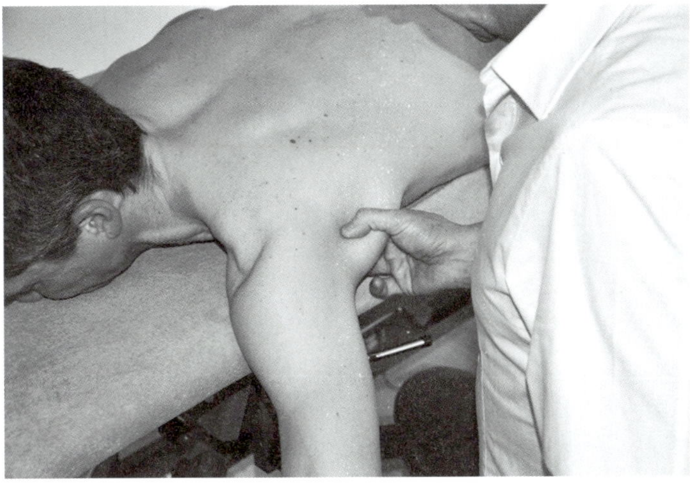

▶ **그림 10.17** 억제와 심부마찰로 근육을 치료한다. 근육의 프리-스트레칭으로 팔을 벌림을 한다.

10.7
넓은등근 (광배근)

▶ 그림 10.18
해부도 ▶ 그림 16.1, ▶ p.426

10.7.1 해부학과 연관통증

이는곳
- 제7등뼈에서부터 아래의 등뼈 · 허리뼈 · 엉치뼈의 가시돌기와 가시끝인대 (극상인대)
- 등허리근막 (흉요근막)
- 엉덩뼈능선 (장골능선) (뒤 1/3)
- 제9–12갈비뼈
- 어깨뼈의 아랫각

닿는곳
위팔뼈 작은결절능선

기능
- 팔의 폄, 안쪽돌림, 모음 (내전)
- 깊은 들숨과 강제날숨

신경지배
가슴등신경 (흉배신경) (C6–8)

통증유발점의 위치
뒤겨드랑주름의 자유모서리이고 높이는 어깨뼈 가쪽모서리의 거의 중앙

연관통증
- 어깨뼈의 아랫각과 그 주변에서 원모양으로
- 어깨의 등쪽
- 위팔 · 아래팔의 등 안쪽, 넷째, 다섯째 손가락을 포함한다.

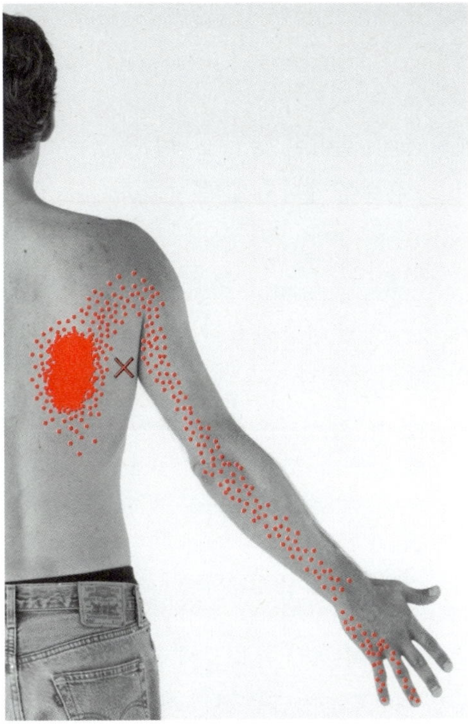

▶ 그림 10.18

10.7.2 정골치료적 진찰방법

문진
급성적, 만성적인 과부하는 외상으로부터 발생한다. 예로, 굴러 떨어질 것 같아 난간을 잡는. 평소 하지 않는 스포츠를 하는, 또한 정원 일이나 피트니스 훈련을 지나치게 하는 등.

소견
통증유발점을 압박하여 통증을 유발한다. 동시에 근육을 신장하면 통증이 보다 명백해진다. 통증이 상당히 급성인 경우, 근육을 신장하는 것만으로도 유발이 된다.

검사와 기법
신장과 통증유발점의 압박촉진(▶ **그림 10.19**)

감별진단 힌트
어깨질환이 만성화하면 합병증이 일어나기 쉬워져 악순환이 일어난다. 이 때문에 봉우리밑의 석회침착과 회전근개 파열(마찬가지로 석회에 의한)이 없는지 감별진단을 하는 것이 좋다.

참고
어깨관절에서는 통증유발점 하나 또는 몇몇 유발요인이 있는 것만으로 근육이 관절을 움직이는 역학에 이변이 일어나 지속하는 일이 있다. 관절역학이 변화한 근육 각각이 과부하를 받아 또 다른 통증유발점이 발생한다. 이 때문에 어깨의 통증을 유발하는 원인을 세밀하게 찾는다.

기법

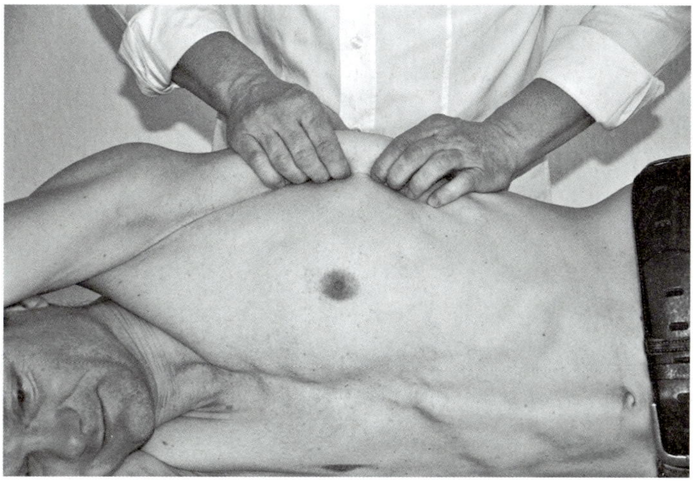

▶ **그림 10.19** 억제와 심부마찰로 근육을 치료한다. 근육의 프리-스트레칭으로 최대 벌림, 굽힘을 시행한다. 집게촉진(pinch palpation)을 하면 좋다.

10.8 어깨밑근 (견갑하근)

▶ 그림 10.20
해부도 ▶ 그림 16.14, ▶ p.433

10.8.1 해부학과 연관통증

이는곳
어깨뼈밑오목 (견갑하와)

닿는곳
- 위팔뼈 작은결절
- 위팔뼈 작은결절능선 (몸쪽)
- 어깨관절주머니

기능
- 안쪽돌림
- 어깨관절의 안정근육

신경지배
어깨밑신경 (C6–7)

통증유발점의 위치
- 어깨뼈 가쪽모서리의 부근에서 어깨뼈밑오목 (▶ 그림 16.14)
- 또한 어깨뼈밑오목에서 어깨뼈 윗각의 방향으로 안쪽 (▶ 그림 16.14)

연관통증
- 어깨의 뒷부분
- 어깨뼈의 전체 면
- 위팔의 등쪽을 팔꿈치까지
- 손목관절 (등쪽과 바닥쪽)

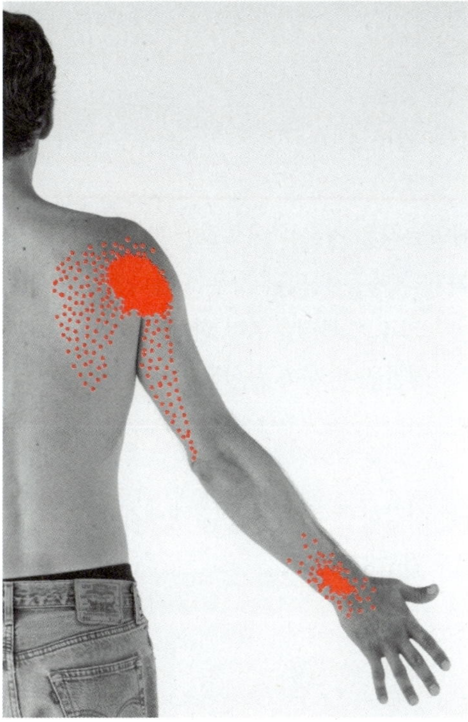

▶ 그림 10.20

10.8.2 정골치료적 진찰방법

문진

급성적인 과부하는 어깨로부터 넘어지는, 굴러 떨어질 것 같이 되어 난간을 잡는, 평소 하지 않는 스포츠를 하는 등의 외상으로부터 발생한다.

만성적인 과부하는 장시간의 머리 위 작업(천장에 페인트칠을 하는), 어깨질환 때문에 방어자세로 어깨를 계속 안쪽돌림을 하는 등, 동일한 자세나 행동에 의한 경우가 많다. 이 근육이 단축하면 상완골을 당겨와 어깨뼈와 팔 상완부 그리고 관절부위가 함께 압축된다. 이 상태가 오래가면 어깨관절을 둘러싸고 있는 관절낭과 연골면이 계속 손상된다.

소견

통증유발점을 압박하여 통증을 유발한다. 동시에 근육을 신장하면 통증이 보다 명백해진다. 통증이 상당히 급성인 경우, 근육을 신장하는 것만으로도 유발이 된다.

검사와 기법

신장과 통증유발점의 압박촉진 (▶ **그림 10.21**)

감별진단 힌트

어깨질환이 만성화하면 합병증이 일어나기 쉬워져 악순환이 발생한다. 이 때문에 봉우리밑의 석회침착과 회전근개 파열(마찬가지로 석회에 의한)이 없는지 감별진단을 하는 것이 좋다.

참고

어깨관절에서는 통증유발점 하나 또는 몇몇 유발요인이 있는 것만으로 근육이 관절을 움직이는 역학에 이변이 일어나 지속하는 일이 있다. 관절역학이 변화한 근육 각각이 과부하를 받아 또 다른 통증유발점이 발생한다. 이 때문에 어깨의 통증을 유발하는 원인을 세밀하게 찾는다. 어깨밑근은 작은원근과 마찬가지로 어깨질환의 치료를 성공시키는 데에 중요한 근육이다. 우리 몸에서 구조상 치료하기 어려운 근육에 속해서 전문기법이 더욱 요구된다. 이 근육에 이상이 있으면 어깨는 완치되지 않는다. 어깨의 통증으로 방어자세(안쪽돌림)를 계속 취함으로써 근육이 단축하여 부하에 약해지기 때문에 다수의 통증유발점이 존재하는 경우가 많다.

기법

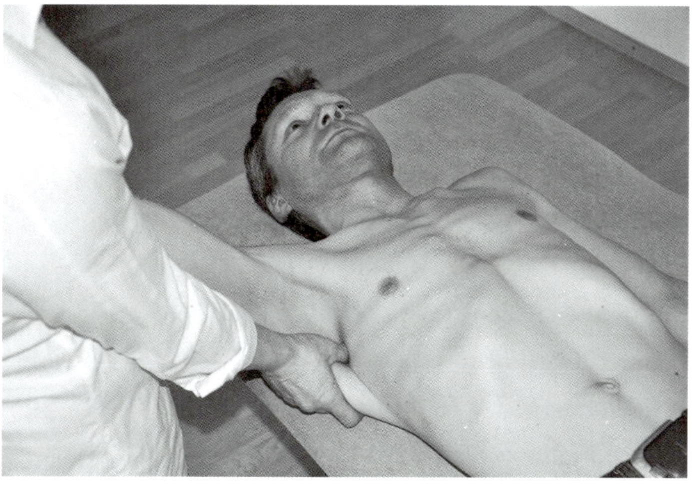

▶ **그림 10.21** 억제와 심부마찰로 근육을 치료한다.
어깨뼈를 가쪽으로 최대한 당기면 근육을 촉진 (palpation)하기 쉽다.

10.9 마름근 (능형근)

▶ 그림 10.22
해부도 ▶ 그림 16.11, ▶ p.432

10.9.1 해부학과 연관통증

이는곳

- 목덜미인대 (항인대)
- 제7목뼈에서부터 제5등뼈의 가시돌기와 가시끝인대

닿는곳

어깨뼈의 안쪽모서리

기능

어깨뼈의 후퇴

신경지배

어깨등신경 (C5)

통증유발점의 위치

어깨뼈의 안쪽모서리를 따르고 그 부근

연관통증

- 어깨뼈의 안쪽모서리를 따라가고 어깨뼈와 척주옆근육군의 사이
- 어깨뼈의 가시위오목

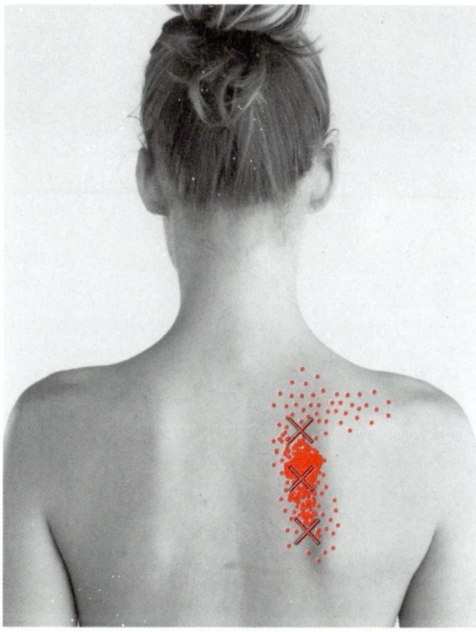

▶ 그림 10.22

10.9.2 정골치료적 진찰방법

문진

만성적인 과부하가 주가 된다. 앉아서 하는 작업에 흔히 있는 굽은 자세(척주 후만) 등, 동일한 자세나 행동에 의한다. 특히 장시간의 개인용 컴퓨터(마우스)작업이 조합된 경우에 현저하다.

소견

통증유발점을 압박하여 통증을 유발한다. 동시에 근육을 신장하면 통증이 보다 명백해진다. 통증이 상당히 급성인 경우, 근육이 신장하는 것만으로도 유발이 된다.

검사와 기법

신장과 통증유발점의 압박촉진 (▶ **그림 10.23**)

감별진단 힌트

등(back)의 통증은 협심증이나 심근경색의 증상인 경우도 있다.
협심증이나 심근경색에는 연관통증 이외에도 증상이 있다. 협심증은 신체적인 부하나 추위 등의 유발요인이 없어지거나 니트로 스프레이를 투여하면 증상이 감소된다고 한다.
심근경색에서는 능력감소, 자율신경의 이상, 괴멸감 등이 있다.

참고

통증을 유발하는 자세나 행동을 오래 계속할수록 어깨뼈 안의 통증은 심해진다. 그 결과, 의자에서 가만히 있을 수 없고 항상 앉는 방법을 바꾸거나 작업을 중단하거나 한다.

관련되는 내장

심장

기법

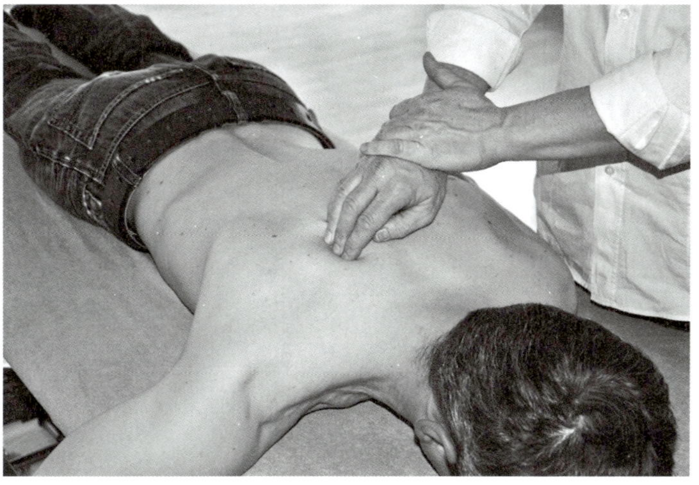

▶ **그림 10.23** 억제와 심부마찰로 근육을 치료한다.
어깨뼈가 앞으로 돌출하여 근육의 프리-스트레칭이 되도록 팔을 눕힌다.

10.10 어깨세모근 (삼각근)

▶ 그림 10.24, ▶ 그림 10.25
해부도 ▶ 그림 16.15, ▶ p.433

10.10.1 해부학과 연관통증

이는곳

- 빗장뼈 (가쪽 1/3)
- 봉우리
- 어깨뼈가시

닿는곳

어깨세모근 거친면 (조면)

기능

- 팔의 벌림 (외전)
- 배쪽부분 : 굽힘, 안쪽돌림
- 등쪽부분 : 폄, 가쪽돌림

신경지배

겨드랑신경 (C5–6)

통증유발점의 위치

- 배쪽의 통증유발점 : 어깨관절의 앞에 있는 힘살의 위 1/3, 근육 앞쪽의 경계부근
- 등쪽의 통증유발점 : 힘살의 뒤모서리를 따라서 아래 1/2

연관통증

- 배쪽의 통증유발점 : 어깨세모근부분 · 위팔의 앞쪽과 가쪽
- 등쪽의 통증유발점 : 어깨세모근부분 · 위팔의 뒤쪽과 가쪽

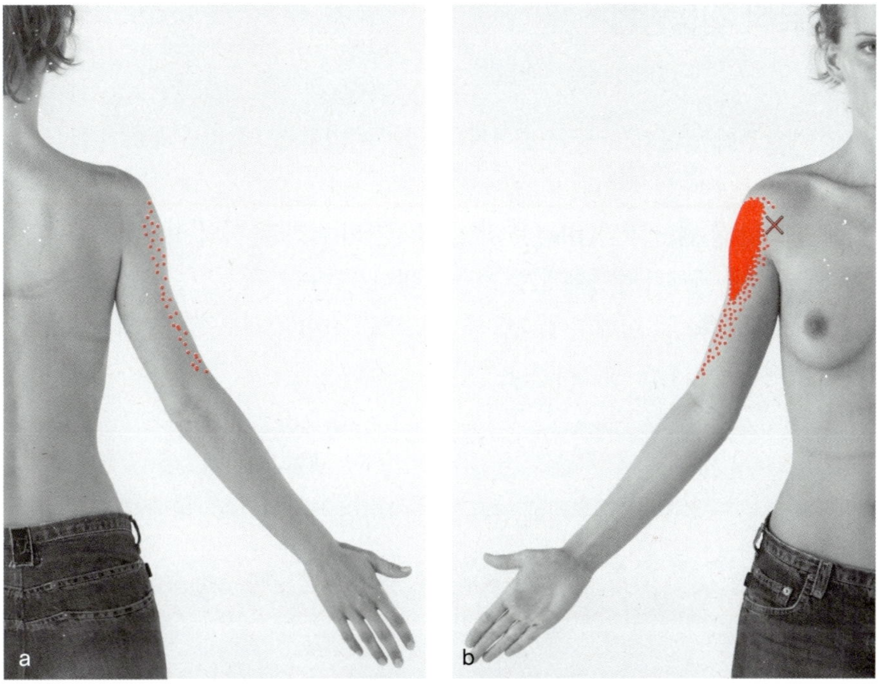

▶ 그림 10.24 a, b

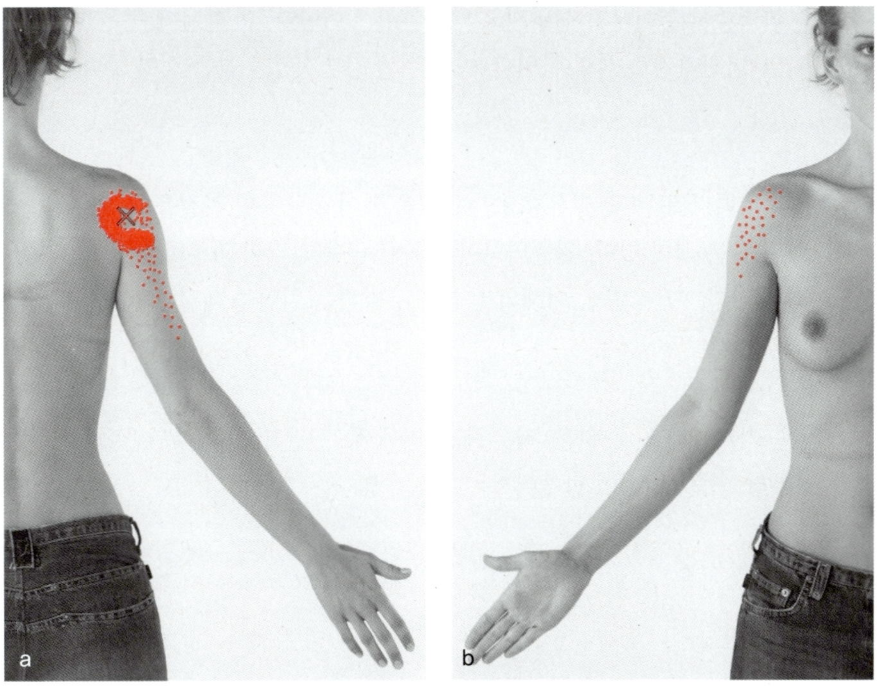

▶ 그림 10.25 a, b

10.10.2 정골치료적 진찰방법

문진

급성적인 과부하는 어깨로부터 넘어지는, 굴러 떨어질 것 같아 난간을 잡는, 평소에 하지 않는 스포츠를 하는 등의 외상으로부터 발생한다.

만성적인 과부하는 뒤로 손을 뻗어 파일(file)을 잡는, 장시간의 머리 위 작업, 마우스에 의한 개인용 컴퓨터작업 등, 동일한 자세나 행동에 의한 경우가 많다.

세모근은 네 뼈에 부착하는 근육으로 어깨부에 대단히 중요한 근육이다. 세모근이 경직되면 팔 동작뿐만아니라 어깨뼈의 움직임도 경직시킨다.

소견

통증유발점을 압박하여 통증을 유발한다. 동시에 근육을 신장하면 통증은 보다 명백해진다. 통증이 상당히 급성인 경우, 근육을 신장하는 것만으로도 유발이 된다.

검사와 기법

신장과 통증유발점의 압박촉진 (▶ **그림** 10.26, ▶ **그림** 10.27)

감별진단 힌트

어깨질환이 만성화하면 합병증이 일어나기 쉬워지고 악순환이 일어난다. 이 때문에 봉우리밑의 석회침착과 회전근개 파열(마찬가지로 석회에 의한)이 없는지 감별진단을 하는 것이 좋다.

참고

어깨관절에서는 통증유발점 하나 또는 몇몇 유발요인이 있을 뿐이고 근육이 관절을 움직이는 역학에 이변이 일어나 지속하는 일이 있다. 관절역학이 변화한 근육 각각이 과부하를 받아 또 다른 통증유발점이 발생한다. 이 때문에, 어깨의 통증을 유발하는 원인을 세밀하게 찾는다.

관련되는 내장

- 목갈비근군, 가시위근, 가시아래근, 큰원근, 작은원근, 어깨세모근은 목의 척추원반탈출(C4/5, 5/6, 6/7)로부터 통증유발점이 만들어지는 경우가 많다.
- 심장

기법

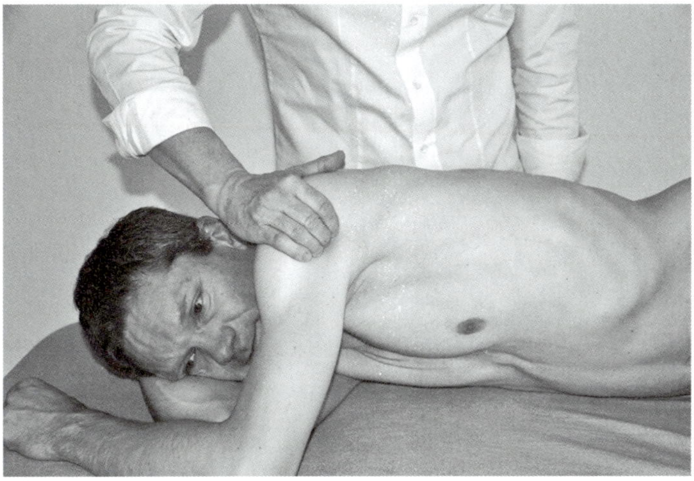

▶ **그림 10.26** 억제와 심부마찰로 근육을 치료한다.

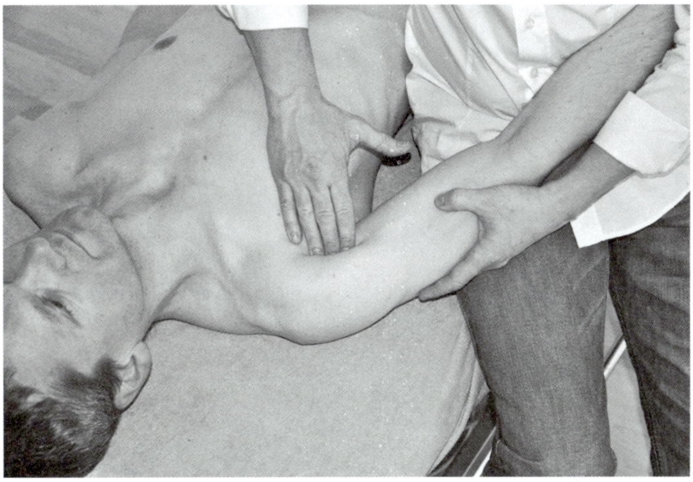

▶ **그림 10.27** 억제와 심부마찰로 앞쪽의 통증유발점을 치료한다.

10.11 부리위팔근 (오훼완근)

▶ 그림 10.28
해부도 ▶ 그림 16.15, ▶ p.433

10.11.1 해부학과 연관통증

이는곳
어깨뼈의 부리돌기 (오훼돌기)

닿는곳
위팔뼈의 안쪽면 (몸쪽 1/2)

기능
팔의 굽힘, 모음 (내전)

신경지배
근육피부신경 (근피신경) (C5–7)

통증유발점의 위치
어깨세모근과 큰가슴근(대흉근) 사이의 겨드랑을 촉진하고 근육의 머리쪽 부분을 위팔뼈를 향해서 민다.

연관통증
- 어깨세모근의 앞면
- 위팔, 아래팔, 손등 위의 불연속인 선

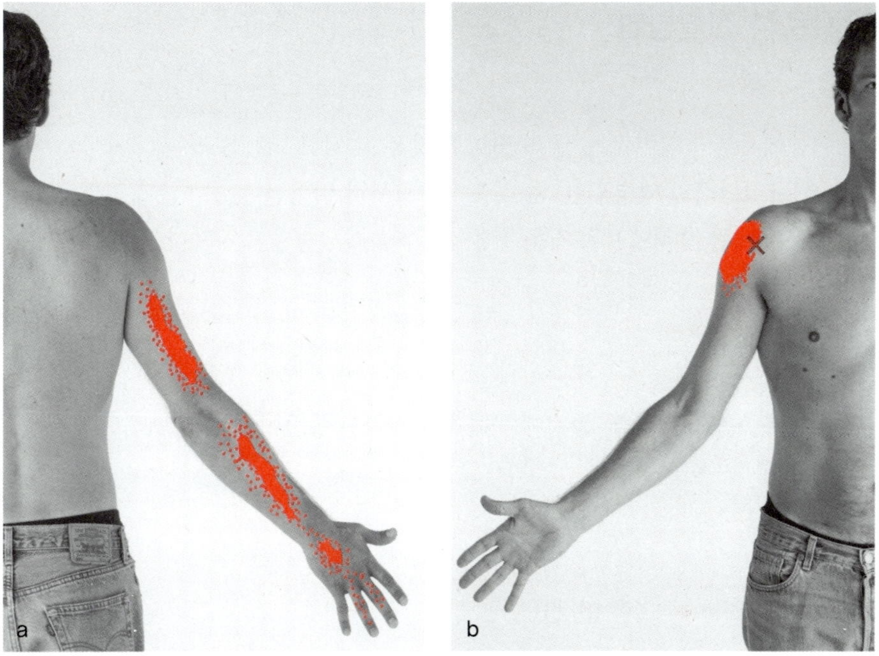

▶ 그림 10.28 a, b

10.11.2 정골치료적 진찰방법

문진

급성적인 과부하는 어깨에서부터 넘어지는, 굴러 떨어질 것 같이 되어 난간을 잡는, 평소 하지 않는 스포츠를 하는(극단적인 아령훈련) 등의 외상으로부터 일어난다.

만성적인 과부하는 팔을 내린 상태에서 무거운 짐을 운반하는 등, 동일한 자세나 행동에 의한다.

소견

통증유발점을 압박하여 통증을 유발한다. 동시에 근육을 신장하면 통증이 보다 명백해진다. 통증이 상당히 급성인 경우, 근육을 신장하는 것만으로 유발이 된다.

검사와 기법

신장과 통증유발점의 압박촉진 (▶ **그림 10.29**)

감별진단 힌트

어깨질환이 만성화하면 합병증이 일어나기 쉬워져 악순환이 일어난다. 이 때문에 봉우리밑의 석회침착과 회전근개 파열(마찬가지로 석회에 의한)이 없는지 감별진단을 하는 것이 좋다.

참고

어깨관절에서는 통증유발점 하나 또는 몇몇 유발요인이 있을 뿐이고 근육이 관절을 움직이는 역학에 이변이 일어나 지속하는 일이 있다. 관절역학이 변화한 근육 각각이 과부하를 받아 또 다른 통증유발점이 발생한다. 이 때문에, 어깨의 통증을 유발하는 원인을 세밀하게 찾는다.

기법

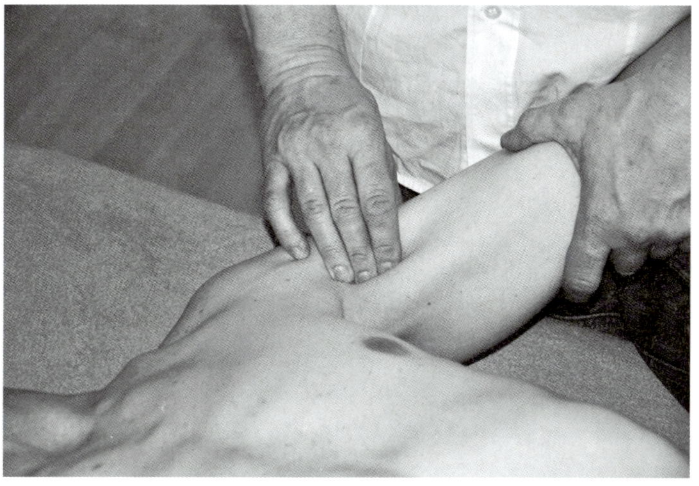

▶ **그림 10.29** 억제와 심부마찰로 근육을 치료한다. 근육의 프리-스트레칭으로 팔을 벌린다.

10.12
위팔두갈래근 (상완이두근)

▶ 그림 10.30
해부도 ▶ 그림 16.15, ▶ p.433

10.12.1 해부학과 연관통증

이는곳

- 긴갈래 (장두) : 어깨뼈의 관절위결절
- 짧은갈래 (단두) : 어깨뼈의 부리돌기

닿는곳

- 노뼈거친면 (요골조면)
- 위팔두갈래근널힘줄

기능

- 팔의 굽힘
- 팔꿈치의 굽힘
- 아래팔의 뒤침 (회외)

신경지배

근육피부신경 (C5–6)

통증유발점의 위치

근육의 먼쪽 1/3

연관통증

- 어깨세모근부분의 배쪽
- 위팔의 배쪽이고 근육이 뻗는 부위
- 앞팔꿈치부분
- 어깨 윗부분

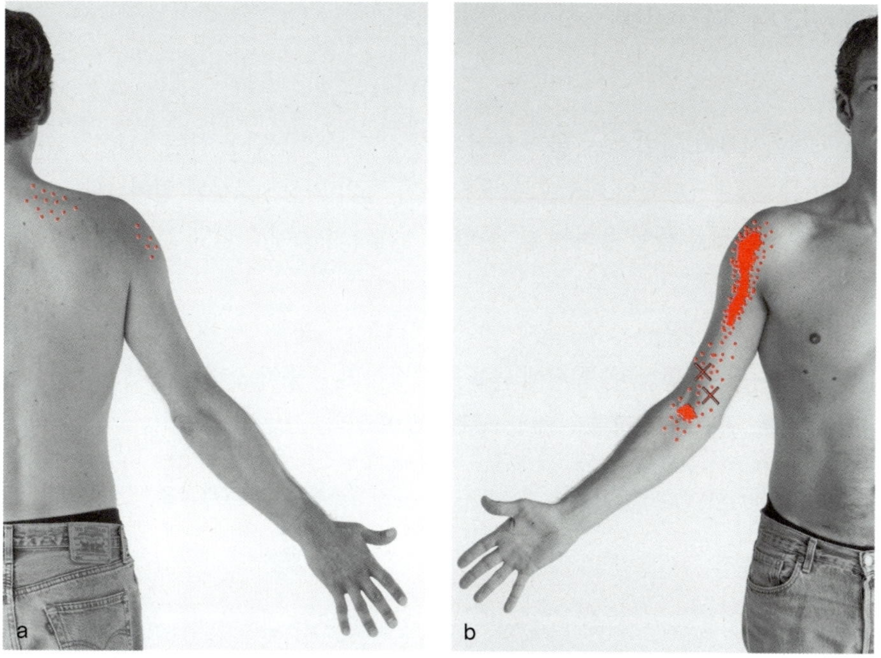

▶ 그림 10.30 a, b

10.12.2 정골치료적 진찰방법

문진

급성적인 과부하는 어깨에서부터 넘어지는, 굴러 떨어질 것 같이 되어 난간을 잡는, 평소 하지 않는 스포츠를 하는(극단적인 아령훈련이나 요가) 등의 외상으로부터 일어난다.

만성적인 과부하는 무거운 짐을 들어 올리는 등, 동일한 자세나 행동에 의한다.

소견

통증유발점을 압박하여 통증을 유발한다. 동시에 근육을 신장하면 통증이 보다 명백해진다. 통증이 상당히 급성인 경우, 근육을 신장하는 것만으로 유발이 된다.

검사와 기법

신장과 통증유발점의 압박촉진 (▶ **그림 10.31**)

감별진단 힌트

어깨질환이 만성화하면 합병증이 일어나기 쉬워져 악순환이 일어난다. 이 때문에 봉우리밑의 석회침착과 회전근개 파열(마찬가지로 석회에 의한)이 없는지 감별진단을 하는 것이 좋다.

참고

어깨관절에서는 통증유발점 하나 또는 몇몇 유발요인이 있을 뿐이고 근육이 관절을 움직이는 역학에 이변이 일어나 지속하는 일이 있다. 관절역학이 변화한 근육 각각이 과부하를 받아 또 다른 통증유발점이 발생한다. 이 때문에, 어깨의 통증을 유발하는 원인을 세밀하게 찾는다.

기법

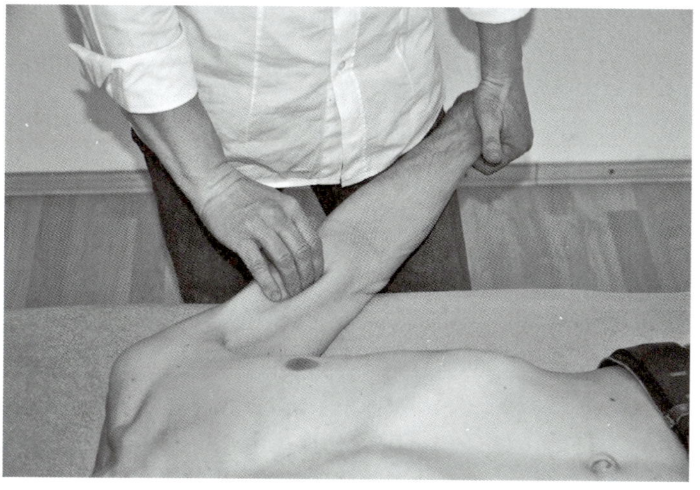

▶ **그림 10.31** 억제와 심부마찰로 근육을 치료한다.
팔꿈치의 폄과 엎침(회내)으로 근육을 프리-스트레칭을 한다.

10.13 위팔근 (상완근)

▶ 그림 10.32

해부도 ▶ 그림 16.16, ▶ p.434

10.13.1 해부학과 연관통증

이는곳

위팔뼈의 앞면 (먼쪽 1/2)

닿는곳

- 자뼈거친면 (척골조면)
- 갈고리돌기 (구상돌기)

기능

팔꿉관절의 굽힘

신경지배

- 근육피부신경 (C5–6)
- 노신경 (요골신경) (C7)

통증유발점의 위치

- TP 1 : 앞팔꿈침부분의 약간 위쪽 (▶ 그림 16.16)
- TP 2 : 힘살의 위 1/2 (▶ 그림 16.16)

연관통증

- 엄지손가락의 손목손허리관절(수근중수관절) 부분과 기저부의 손등
- 앞팔꿈치부분
- 위팔어깨세모근부분의 배쪽

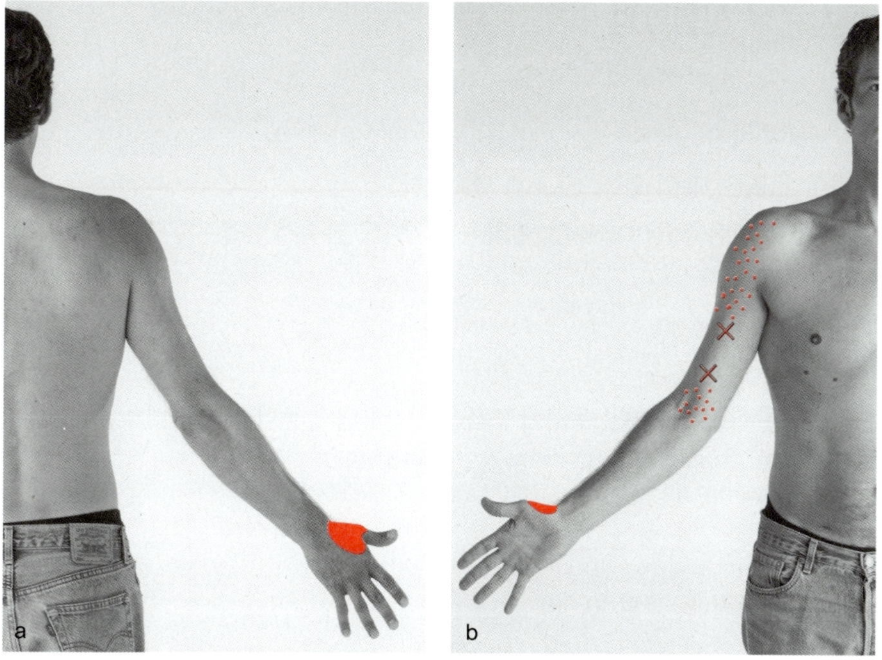

▶ 그림 10.32 a, b

10.13.2 정골치료적 진찰방법

문진

급성적인 과부하는 굴러 떨어질 것 같이 되어 난간을 잡는, 평소 하지 않는 스포츠를 하는 (극단적인 아령훈련이나 요가) 등의 외상으로부터 일어난다.

만성적인 과부하는 무거운 짐을 들어 올리는, 팔꿈치를 최대로 굽혀서 잠을 자는 등, 동일한 자세나 행동에 의한다.

소견

통증유발점을 압박하여 통증을 유발한다. 동시에 근육을 신장하면 통증이 보다 명백해진다. 통증이 상당히 급성인 경우, 근육을 신장하는 것만으로 유발이 된다.

검사와 기법

신장과 통증유발점의 압박촉진(▶ **그림 10.33**)

참고

팔꿈치의 통증에는 많은 근육이 관여한다. 감별에는 끈기와 시간이 필요하다. 이러한 것은 환자에게도 알려줄 필요가 있다. 재생에 시간이 걸릴수록 통증도 장기화되기 때문이다. 중요한 것은 유발요인을 확인하고 치료기간 중에 제거하는 것이다. 경우에 따라서는 몇 개월동안 스포츠로 신체를 움직이게 한다.

연부질환은(팔꿈치의 통증은 대부분이 이것이다) 문제가 있는 조직을 신중하게 다루어야 한다. 진통제, 고정(fixation), 조사(irradiation)조치의 과도한 적용은 잘 생각할 필요가 있다. 이러한 치료에서는 질환이 근본적으로 개선되지 않는 경우가 매우 많다.

기법

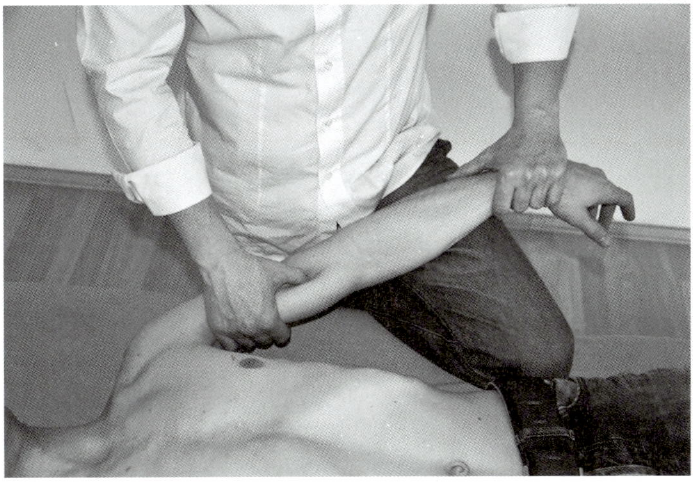

▶ **그림 10.33** 억제와 심부마찰로 근육을 치료한다. 팔꿈치의 폄으로 근육을 프리-스트레칭을 한다.

10.14
위팔세갈래근 (상완삼두근)

▶ 그림 10.34, ▶ 그림 10.35, 해부도 ▶ 그림 16.15, ▶ p.433

10.14.1 해부학과 연관통증

이는곳

- 긴갈래 : 어깨뼈의 관절아래결절
- 가쪽갈래 : 위팔뼈 뒷면 (몸쪽 1/2)
- 안쪽갈래 : 위팔뼈 뒷면 (먼쪽 1/2), 노신경고랑의 아래 안쪽

닿는곳

- 팔꿈치머리 (주두)
- 팔꿉관절주머니

기능

- 팔꿈치의 폄
- 어깨관절의 안정근육

신경지배

노신경 (C7–8)

통증유발점의 위치

- **TP** 1 : 긴갈래에서 큰원근과 긴갈래가 교차하는 위치에서부터 약 2–3㎝ 먼쪽
- **TP** 2 : 안쪽갈래에서 근육의 가쪽모서리의 가쪽위관절융기(외측상과)에서부터 약 4–6㎝ 위쪽
- **TP** 3 : 가쪽갈래에서 근육의 가쪽모서리, 위찰의 대략 중앙 즉, 위팔 등쪽의 노긴경의 촉진점 (point of palpation)과 같은 높이.
- **TP** 4 : 안쪽갈래에서 팔꿈치머리의 약간 위쪽
- **TP** 5 : 안쪽갈래의 안쪽모서리에서 안쪽위관절융기(내측상과)의 약간 위쪽

연관통증

- **TP** 1 : 위팔의 등쪽, 어깨의 등쪽을 목덜미부분까지, 아래팔의 등쪽을 손등까지 (팔꿈치는 제외한다)
- **TP** 2 : 가쪽위관절융기, 아래팔의 노쪽

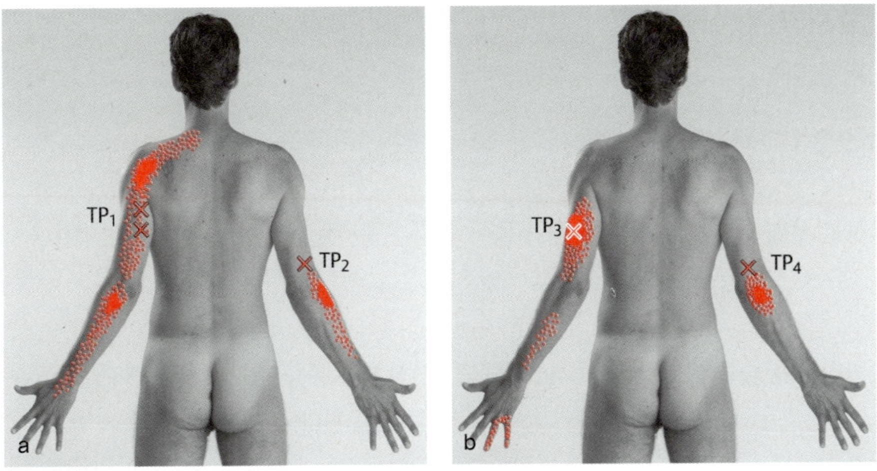

▶ 그림 10.34 a, b

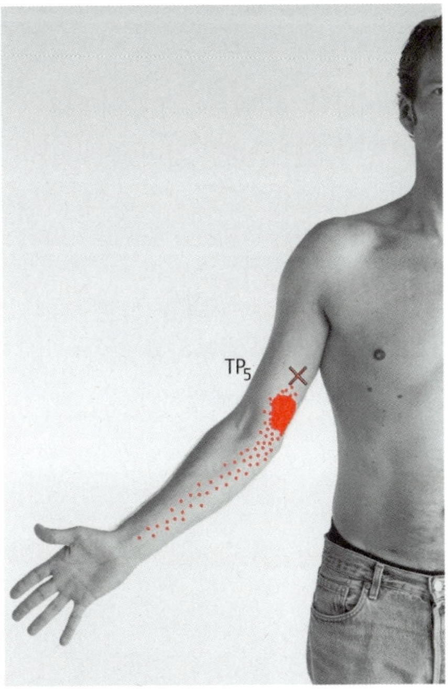

▶ 그림 10.35

- TP 3 : 위팔의 등쪽, 아래팔의 등쪽, 넷째, 다섯째손가락(등쪽)
- TP 4 : 팔꿈치머리
- TP 5 : 안쪽위관절융기, 아래팔의 배쪽 안쪽, 넷째, 다섯째손가락(바닥쪽)

10.14.2 정골치료적 진찰방법

문진

급성적인 과부하는 평소에 하지 않는 스포츠(극단적인 아령훈련이나 요가), 외상 등으로부터 일어난다.

만성적인 과부하는 무거운 짐을 머리보다 높이 들어 올리는 등, 동일한 자세나 행동에 의한다.

소견

통증유발점을 압박하여 통증을 유발한다. 동시에 근육을 신장하면 통증이 보다 명백해진다. 통증이 상당히 급성인 경우, 근육을 신장하는 것만으로도 유발이 된다.

검사와 기법

신장과 통증유발점의 압박촉진(▶ **그림** 10.36, ▶ **그림** 10.37)

감별진단 힌트

어깨질환이 만성화하면 합병증이 일어나기 쉬워져 악순환이 일어난다. 이 때문에 봉우리밑의 석회침착과 회전근개 파열(마찬가지로 석회에 의함)이 없는지 감별진단을 하는 것이 좋다.

참고

어깨관절에서는 통증유발점 하나 또는 몇몇 유발요인이 있을 뿐이고 근육이 관절을 움직이는 역학에 이변이 일어나 지속하는 일이 있다. 관절역학이 변화한 근육 각각이 과부하를 받아 또 다른 통증유발점이 발생한다. 이 때문에, 어깨의 통증을 유발하는 원인을 세밀하게 찾는다.

기법

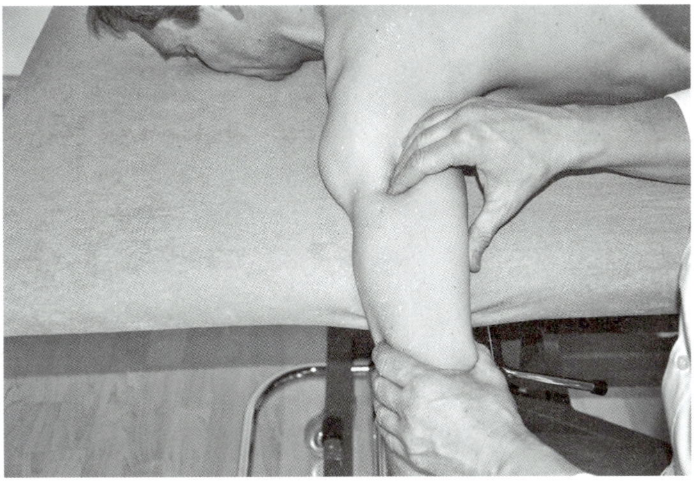

▶ **그림 10.36** 억제와 심부마찰로 몸쪽의 통증유발점을 치료한다. 팔꿈치의 굽힘으로 근육을 프리-스트레칭을 한다.

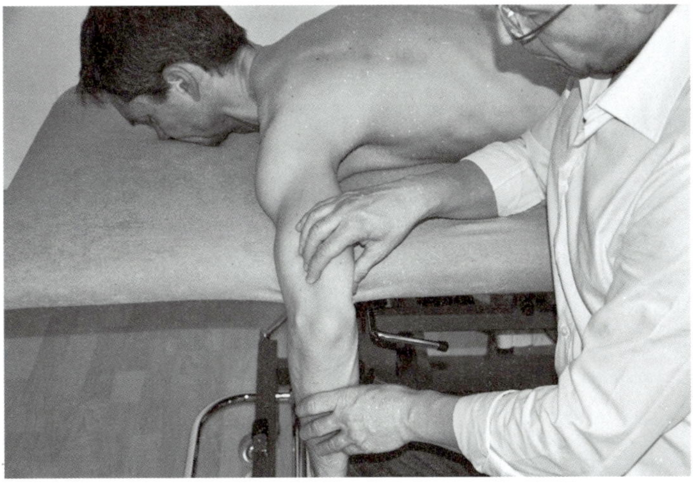

▶ **그림 10.37** 억제와 심부마찰로 먼쪽의 통증유발점을 치료한다. 팔꿈치의 굽힘으로 근육을 프리-스트레칭을 한다.

10.15
팔꿈치근 (주근)

▶ 그림 10.38
해부도 ▶ 그림 16.15, ▶ p.433

10.15.1 해부학과 연관통증

이는곳
위팔뼈의 가쪽위관절융기 (등쪽 면)

닿는곳
팔꿉관절주머니

기능
관절주머니의 긴장 (팔꿈치를 펼 때에 관절주머니가 사이에 끼이는 것을 방지한다).

신경지배
노신경 (C6–8)

통증유발점의 위치
노뼈머리띠인대(요골윤상인대)의 약간 먼쪽

연관통증
가쪽위관절융기

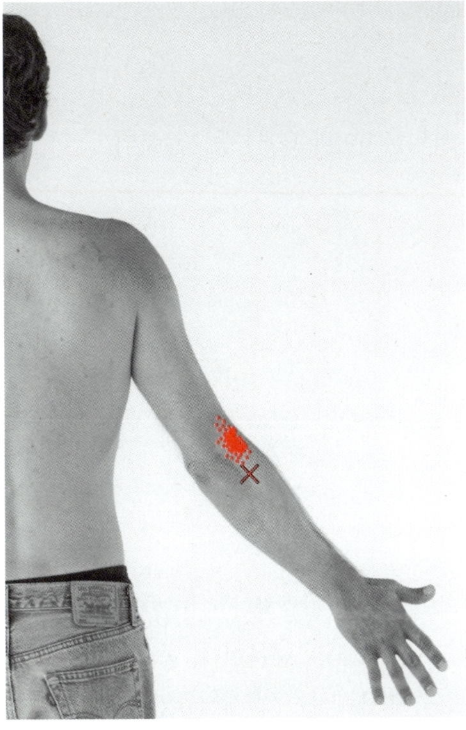

▶ 그림 10.38

10.15.2 정골치료적 진찰방법

문진

만성적인 과부하는 평소에 하지 않는 스포츠(극단적인 아령훈련이나 요가) 등으로부터 일어난다.

소견

통증유발점을 압박하여 통증을 유발한다.

검사와 기법

압박촉진(▶ **그림** 10.39)

참고

팔꿈치의 통증에는 많은 근육이 관여한다. 감별에는 끈기와 시간이 필요하다. 이러한 것은 환자에게도 알려줄 필요가 있다. 재생에 시간이 걸릴수록 통증도 장기화되기 때문이다. 중요한 것은 유발요인을 확인하고 치료기간 중에 제거하는 것이다. 경우에 따라서는 몇 개월동안 스포츠로 신체를 움직이게 한다.

기법

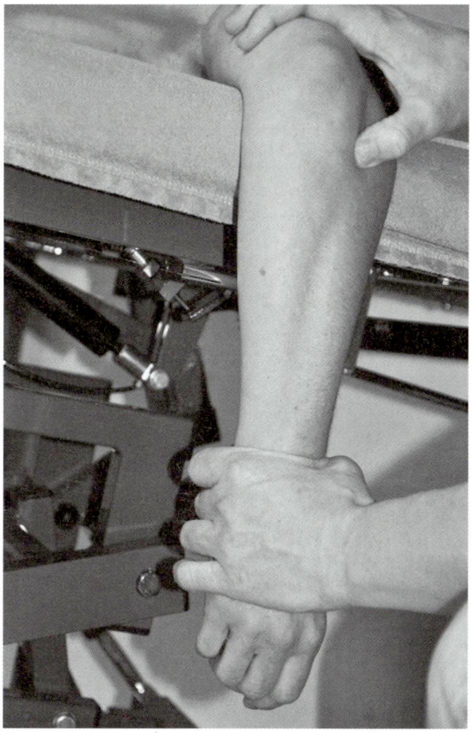

▶ **그림 10.39** 가쪽위관절융기의 억제로 근육을 치료한다.

10.16
통증 가이드

▶ 표 10.1, ▶ 표 10.2, ▶ 표 10.3 및 ▶ 그림 10.40, ▶ 그림 10.41, ▶ 그림 10.42

▶ 표 10.1 상부가슴의 통증

근육	빈도	페이지
마름근	매우 높다	▶ p.114
머리반가시근, 목반가시근	매우 높다	▶ p.70
뭇갈래근	매우 높다	▶ p.70
위뒤톱니근 (상후거근)	매우 높다	▶ p.234
등세모근	매우 높다	▶ p.30
목갈비근군	높다	▶ p.86
척주세움근	높다	▶ p.246
배곧은근	높다	▶ p.252
어깨올림근	낮다	▶ p.82
어깨밑근	낮다	▶ p.110
앞톱니근	낮다	▶ p.242

▶ 표 10.2 어깨 · 위팔의 통증

근육	빈도	페이지
가시위근	매우 높다	▶ p.90
가시아래근	매우 높다	▶ p.94
작은원근	매우 높다	▶ p.98
큰원근	매우 높다	▶ p.102
어깨밑근	매우 높다	▶ p.110
목갈비근군	높다	▶ p.86
어깨세모근	높다	▶ p.118
위팔두갈래근	높다	▶ p.126
작은가슴근	높다	▶ p.222
빗장밑근 (쇄골하근)	높다	▶ p.226
넓은등근	낮다	▶ p.106

▶ 표 10.2 계속

근육	빈도	페이지
부리위팔근	낮다	▶ p.122
위팔근	낮다	▶ p.130
위팔세갈래근	낮다	▶ p.134
복장근 (흉골근)	낮다	▶ p.230
위뒤톱니근	낮다	▶ p.234

▶ 표 10.3 팔꿈치의 통증

근육	빈도	페이지
위팔노근 (상완요골근)	매우 높다	▶ p.146
긴노쪽손목폄근 (장요측수근신근)	매우 높다	▶ p.150
(온) 손가락폄근	매우 높다	▶ p.162
뒤침근 (회외근)	매우 높다	▶ p.170
가시위근	높다	▶ p.90
위팔두갈래근	높다	▶ p.126
위팔세갈래근	높다	▶ p.134
팔꿈치근	높다	▶ p.138
위뒤톱니근	높다	▶ p.234
큰가슴근	낮다	▶ p.217
작은가슴근	낮다	▶ p.222
빗장밑근	낮다	▶ p.226
아래뒤톱니근 (하후거근)	낮다	▶ p.238
복장근	낮다	▶ p.230
앞톱니근 (전거근)	낮다	▶ p.242
목갈비근군	낮다	▶ p.86
가시아래근	낮다	▶ p.94
넓은등근	낮다	▶ p.106

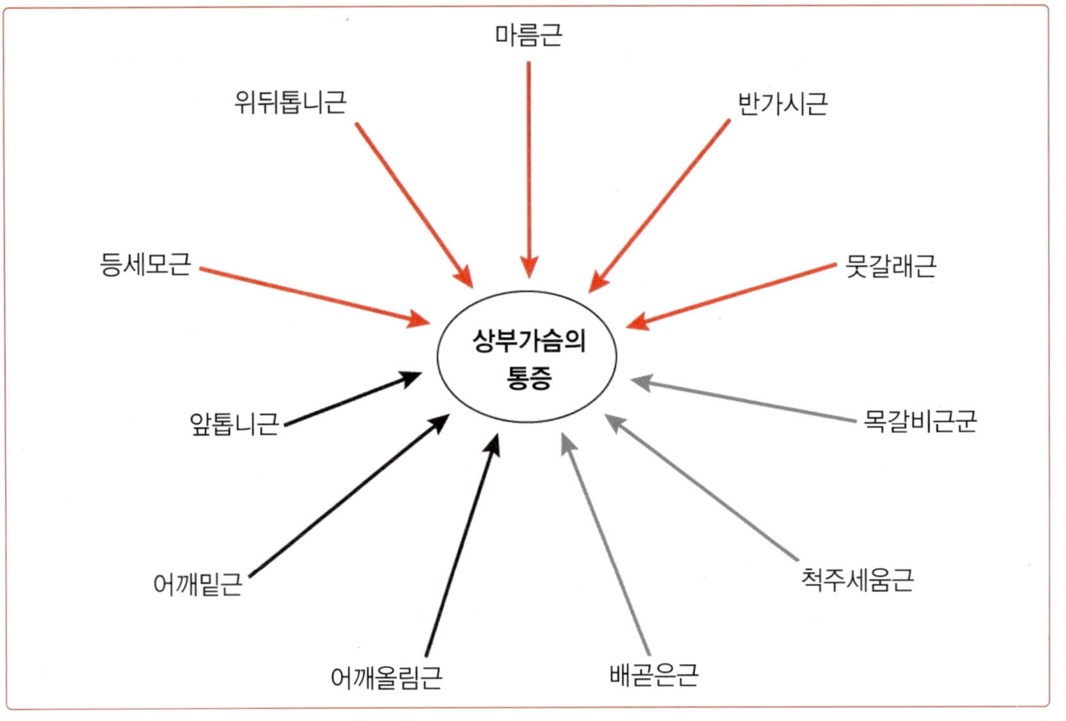

▶ **그림 10.40** 상부가슴의 통증

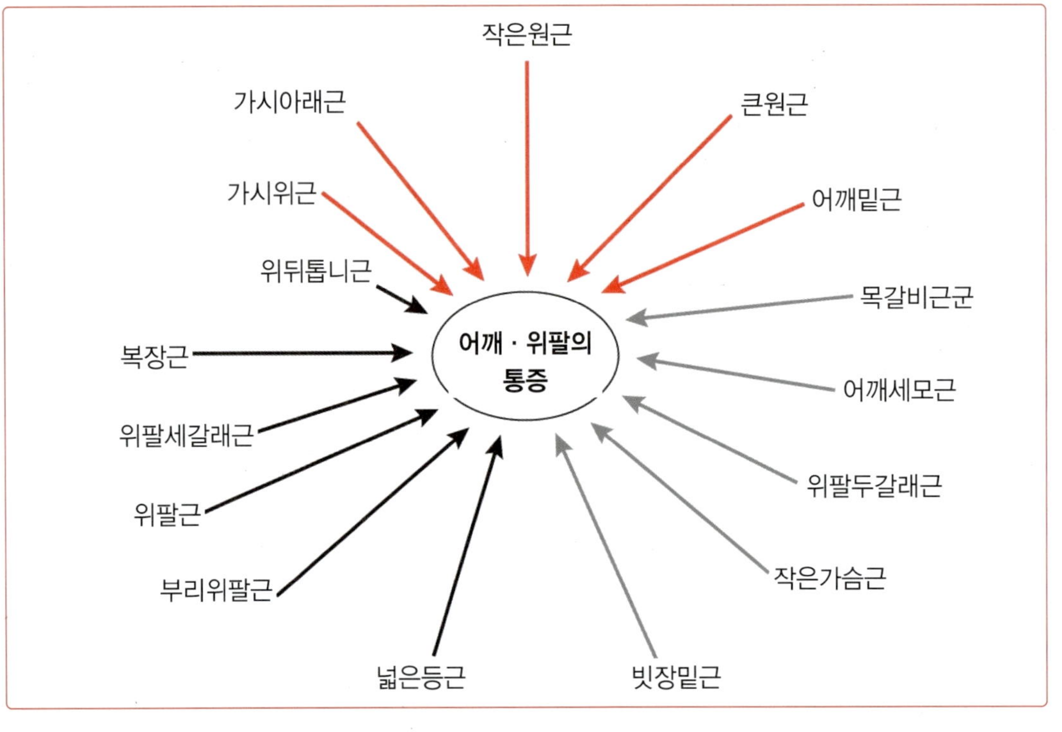

▶ **그림 10.41** 어깨 · 위팔의 통증

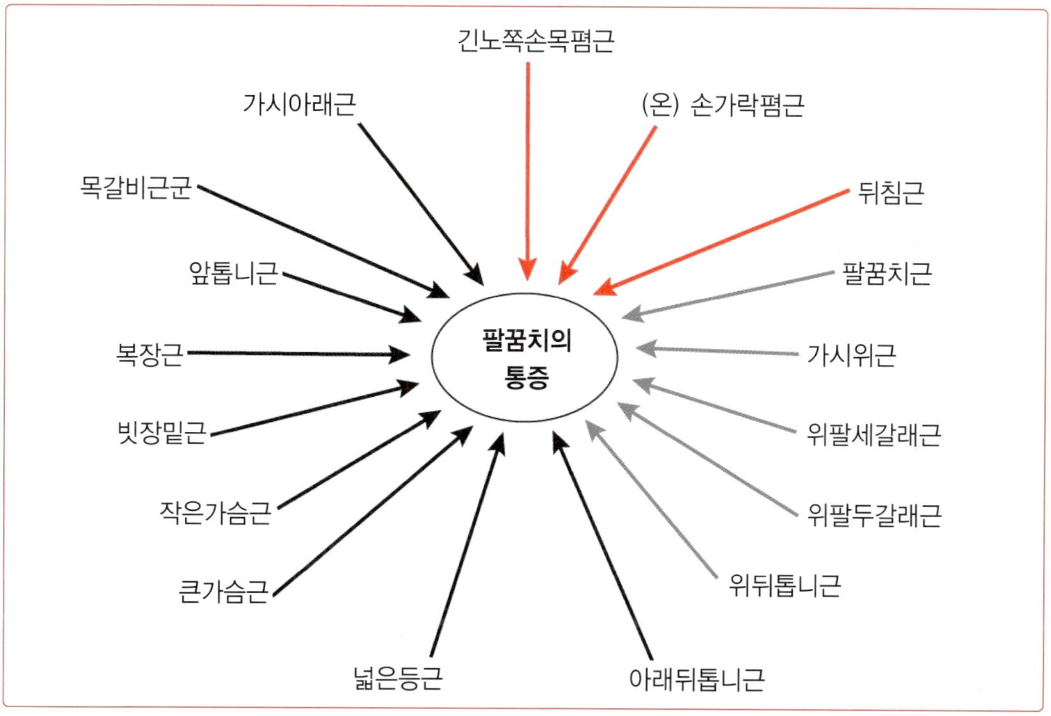

▶ **그림 10.42** 팔꿈치의 통증

그림의 화살표 : ➡ = 매우 높다. ➡ = 높다, ➡ = 낮다.

11 팔꿈치, 손가락의 통증

11.1
위팔노근 (상완요골근)

▶ 그림 11.1
해부도 ▶ 그림 16.17, ▶ p.434

11.1.1 해부학과 연관통증

이는곳

- 위팔뼈의 관절융기위능선 (위 2/3)
- 가쪽근육사이 중격

닿는곳

노뼈의 붓돌기 (경상돌기)

기능

- 팔꿉관절의 굽힘
- 아래팔을 엎침(회내)과 뒤침(회외)의 중간위치로 가져간다.

신경지배

노신경 (C5-6)

통증유발점의 위치

아래팔 노쪽의 노뼈머리(요골두)에서부터 1-2㎝ 먼쪽, 힘살의 거의 중앙

연관통증

- 엄지손가락의 손목손허리관절에서부터 집게손가락의 손허리손가락관절(중수지절관절)의 손등
- 가쪽위관절융기
- 아래팔의 노쪽

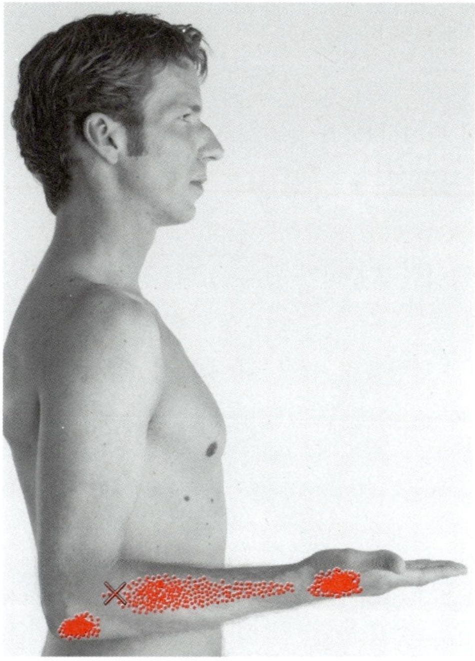

▶ 그림 11.1

11.1.2 정골치료적 진찰방법

문진

급성적인 과부하는 평소에 하지 않는 동작을 몇 번이나 하거나 어떤 움직임을 집중적으로 시행한 결과인 경우가 많다. 기타의 연주, 골프, 테니스 등, 물체를 잡는 동작을 힘을 주어 반복한 경우가 있다.

평소에 하지 않는 손작업이나 집중적인 손작업도 급성적인 과부하가 될 수 있다. 정원일, 산울타리(growing hedge)의 가지치기, 나사못 돌리기 등.

만성적인 과부하는 평소에 하지 않는 스포츠(극단적인 아령훈련, 골프, 테니스, 스쿼시 등)에서부터 발생한다.

소견

통증유발점을 압박하여 통증을 유발한다. 동시에 근육을 신장하면 통증이 보다 분명해진다. 통증이 상당히 급성인 경우, 근육을 신장하는 것만으로도 유발이 된다.

검사와 기법

신장과 통증유발점의 압박촉진 (▶ **그림 11.2**)

참고

팔꿈치의 통증에는 많은 근육이 관여한다. 감별에는 끈기와 시간이 필요하다. 이러한 것은 환자에게도 알려줄 필요가 있다. 재생에 시간이 걸릴수록 통증도 장기화되기 때문이다. 중요한 것은 유발요인을 확인하고 치료기간 중에 제거하는 것이다. 경우에 따라서는 몇 개월동안 스포츠로 신체를 움직이게 한다.

기법

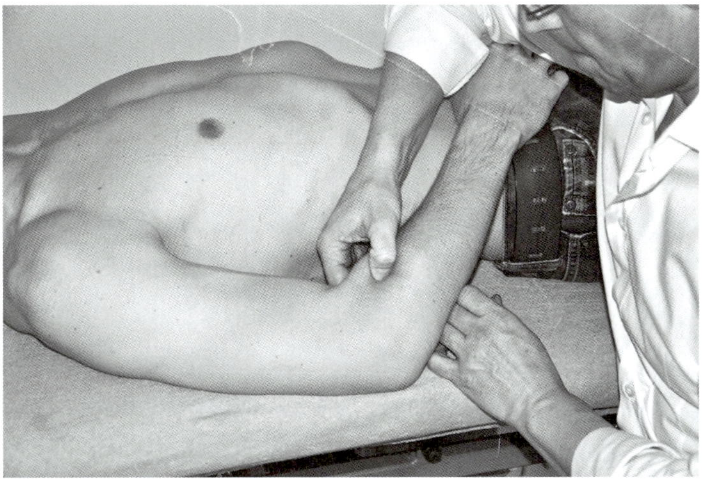

▶ **그림 11.2** 억제와 심부마찰로 통증유발점을 치료한다. 여기서는 집게촉진을 하면 좋다.

11.2 긴노쪽손목폄근 (장요측수근신근)

▶ 그림 11.3
해부도 ▶ 그림 16.18, ▶ p.434

11.2.1 해부학과 연관통증

이는곳

- 위팔뼈의 가쪽관절융기위능선 (먼쪽 1/3)
- 가쪽 근육사이 중격

닿는곳

제2손허리뼈 (중수골) 바닥 (폄 쪽)

기능

손목관절의 등쪽 폄과 노쪽 벌림

신경지배

노신경 (C6–7)

통증유발점의 위치

노뼈머리에서부터 1-2㎝ 먼쪽, 위팔노근의 통증유발점과 거의 같은 높이이지만, 더욱 자쪽

연관통증

- 가쪽위관절융기
- 손목관절 · 손등의 노쪽 1/2, 제1–3손허리뼈의 부분

관련되는 내장

없음

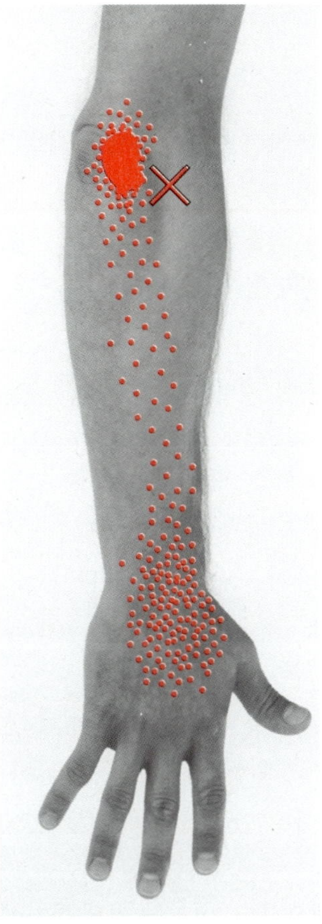

▶ 그림 11.3

11.2.2 정골치료적 진찰방법

문진

급성적인 과부하는 평소에 하지 않는 동작을 몇 번이나 하거나 어떤 움직임을 집중적으로 시행한 결과인 경우가 많다. 기타의 연주, 골프, 테니스 등, 물체를 잡는 동작을 힘을 주어 반복한 경우가 있다.

평소에 하지 않는 손작업이나 집중적인 손작업도 급성적인 과부하가 될 수 있다. 정원일, 산울타리의 가지치기, 나사못 돌리기 등.

만성적인 과부하는 평소에 하지 않는 스포츠(극단적인 아령훈련, 골프, 테니스, 스쿼시 등). 또는 손작업이나 가사(뜨개질, 걸레질 청소)에서부터 발생한다.

소견

통증유발점을 압박하여 통증을 유발한다. 동시에 근육을 신장하면 통증이 보다 분명해진다. 통증이 상당히 급성인 경우, 근육을 신장하는 것만으로도 유발이 된다.

검사와 기법

신장과 통증유발점의 압박촉진(▶ **그림 11.4**)

참고

팔꿈치의 통증에는 많은 근육이 관여한다. 감별에는 끈기와 시간이 필요하다. 이러한 것은 환자에게도 알려줄 필요가 있다. 재생에 시간이 걸릴수록 통증도 장기화되기 때문이다. 중요한 것은 유발요인을 확인하고 치료기간 중에 제거하는 것이다. 경우에 따라서는 몇 개월동안 스포츠로 신체를 움직이게 한다.

다양한 동작에서 팔꿈치의 통증이 일어난다. 발생 기전으로서는 움직임의 반복, 급성 · 만성적인 과부하가 원인이 된다. 인간에게는 물체를 잡을 수 있는 손이 있다. 대부분 엎침(회내)을 동반하면서 거의 하루 종일, 굽힘 동작을 시행하고 있다. 게다가 아래팔의 폄근과 엎침근이 이것에 대항하는 형태로 활동하고 있기 때문에 아래팔의 모든 근육군에서 과부하상태가 일어날 수 있다.

기법

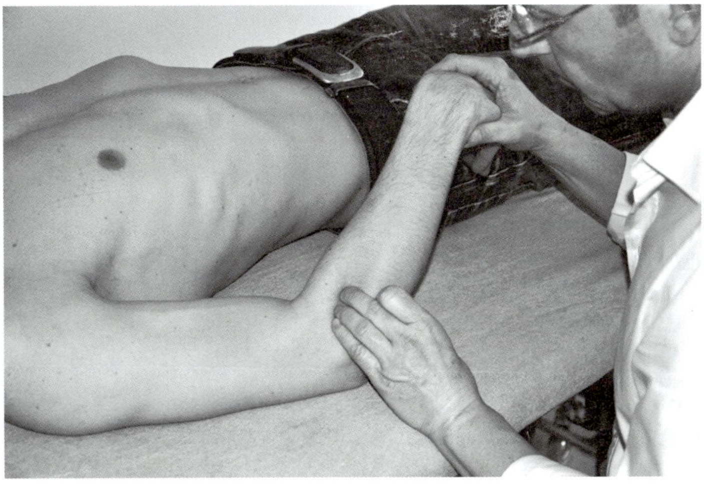

▶ **그림 11.4** 억제와 심부마찰로 통증유발점을 치료한다. 바닥쪽굽힘(장굴)으로 근육을 프리-스트레칭을 한다.

11.3
짧은노쪽손목폄근 (단요측수근신근)

▶ 그림 11.5
해부도 ▶ 그림 16.18, ▶ p.434

11.3.1 해부학과 연관통증

이는곳
위팔뼈의 가쪽위관절융기(배쪽 면)

닿는곳
제3 손허리뼈 바닥 (폄 쪽)

기능
손목관절의 등쪽 폄과 노쪽 벌림

신경지배
노신경 (C7–8)

통증유발점의 위치
노뼈머리에서부터 약 5–6cm 먼쪽 (힘살의 거의 중앙)

연관통증
손목관절 · 손등의 중앙부분

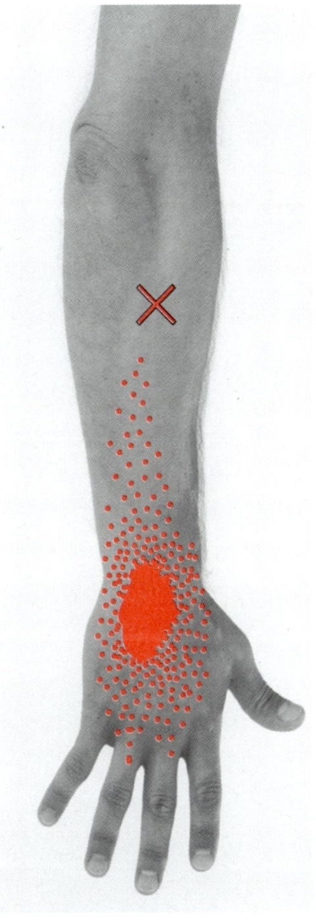

▶ 그림 11.5

11.3.2 정골치료적 진찰방법

문진

급성적인 과부하는 평소에 하지 않는 동작을 몇 번이나 하거나 어떤 움직임을 집중적으로 시행한 결과인 경우가 많다. 기타의 연주, 골프, 테니스 등, 물체를 잡는 동작을 힘을 주어 반복한 경우가 있다.

평소에 하지 않는 손작업이나 집중적인 손작업도 급성적인 과부하가 될 수 있다. 정원일, 산울타리의 가지치기, 나사못 돌리기 등.

만성적인 과부하는 평소에 하지 않는 스포츠(극단적인 아령훈련, 골프, 테니스, 스쿼시 등). 또는 손작업이나 가사(뜨개질, 걸레질 청소)에서부터 발생한다.

소견

통증유발점을 압박하여 통증을 유발한다. 동시에 근육을 신장하면 통증이 보다 분명해진다. 통증이 상당히 급성인 경우, 근육을 신장하는 것만으로도 유발이 된다.

검사와 기법

신장과 통증유발점의 압박촉진 (▶ **그림 11.6**)

참고

팔꿈치의 통증에는 많은 근육이 관여한다. 감별에는 끈기와 시간이 필요하다. 이러한 것은 환자에게도 알려줄 필요가 있다. 재생에 시간이 걸릴수록 통증도 장기화되기 때문이다. 중요한 것은 유발요인을 확인하고 치료기간 중에 제거하는 것이다. 경우에 따라서는 몇 개월동안 스포츠로 신체를 움직이게 한다.

다양한 동작에서 팔꿈치의 통증이 일어난다. 발생 기전으로서는 움직임의 반복, 급성 · 만성적인 과부하가 원인이 된다. 인간에게는 물체를 잡을 수 있는 손이 있다. 대부분 엎침을 동반하면서 거의 하루 종일, 굽힘 동작을 시행하고 있다. 게다가 아래팔의 폄근과 엎침근이 이것에 대항하는 형태로 활동하고 있기 때문에 아래팔의 모든 근육군에서 과부하상태가 일어날 수 있다.

기법

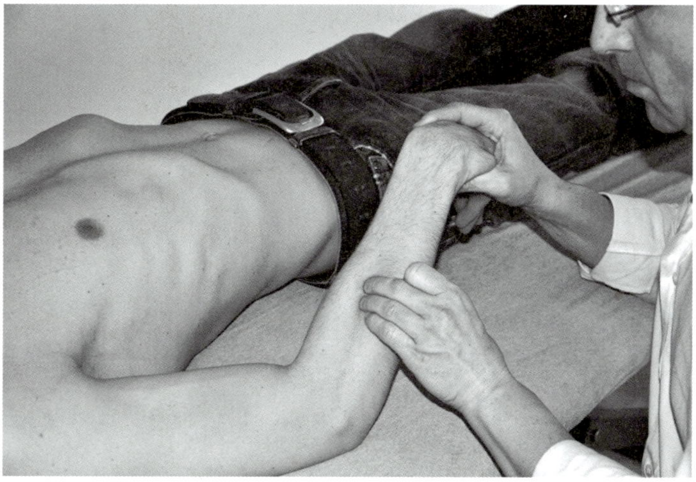

▶ **그림 11.6** 억제와 심부마찰로 통증유발점을 치료한다. 바닥쪽굽힘으로 근육을 프리-스트레칭을 한다.

11.4 자쪽손목폄근 (척측수근신근)

▶ 그림 11.7
해부도 ▶ 그림 16.18, ▶ p.434

11.4.1 해부학과 연관통증

이는곳

위팔뼈의 가쪽위관절융기 (배쪽 면)

닿는곳

제5손허리뼈 바닥

기능

손목관절의 등쪽 폄과 자쪽 벌림

신경지배

노신경 (C7–8)

통증유발점의 위치

가쪽위관절융기에서부터 약 7–8cm 먼쪽

연관통증

손목관절의 자쪽 1/2

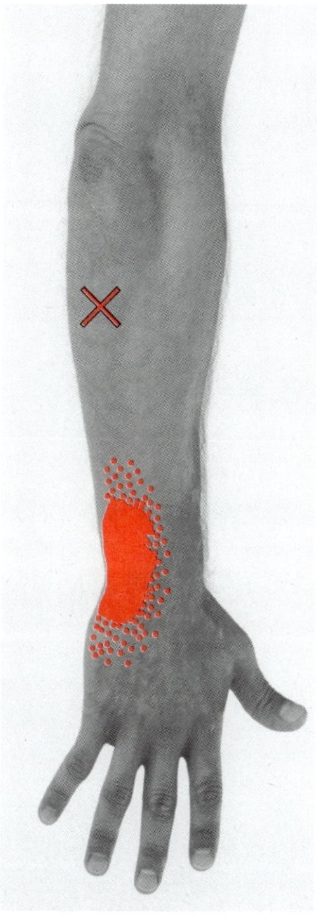

▶ 그림 11.7

11.4.2 정골치료적 진찰방법

문진

급성적인 과부하는 평소에 하지 않는 동작을 몇 번이나 하거나 어떤 움직임을 집중적으로 시행한 결과인 경우가 많다. 기타의 연주, 골프, 테니스 등, 물체를 잡는 동작을 힘을 주어 반복한 경우가 있다.

평소에 하지 않는 손작업이나 집중적인 손작업도 급성적인 과부하가 될 수 있다. 정원일, 산울타리의 가지치기, 나사못 돌리기 등.

만성적인 과부하는 평소에 하지 않는 스포츠(극단적인 아령훈련, 골프, 테니스, 스쿼시 등). 또는 손작업이나 가사(뜨개질, 걸레질 청소)에서부터 발생한다.

소견

통증유발점을 압박하여 통증을 유발한다. 동시에 근육을 신장하면 통증이 보다 분명해진다. 통증이 상당히 급성인 경우, 근육을 신장하는 것만으로도 유발이 된다.

검사와 기법

신장과 통증유발점의 압박촉진 (▶ **그림 11.8**)

참고

팔꿈치의 통증에는 많은 근육이 관여한다. 감별에는 끈기와 시간이 필요하다. 이러한 것은 환자에게도 알려줄 필요가 있다. 재생에 시간이 걸릴수록 통증도 장기화되기 때문이다. 중요한 것은 유발요인을 확인하고 치료기간 중에 제거하는 것이다. 경우에 따라서는 몇 개월동안 스포츠로 신체를 움직이게 한다.

다양한 동작에서 팔꿈치의 통증이 일어난다. 발생 기전으로서는 움직임의 반복, 급성 · 만성적인 과부하가 원인이 된다. 인간에게는 물체를 잡을 수 있는 손이 있다. 대부분 엎침을 동반하면서 거의 하루 종일, 굽힘 동작을 시행하고 있다. 게다가 아래팔의 폄근과 엎침근이 이것에 대항하는 형태로 활동하고 있기 때문에 아래팔의 모든 근육군에서 과부하상태가 일어날 수 있다.

기법

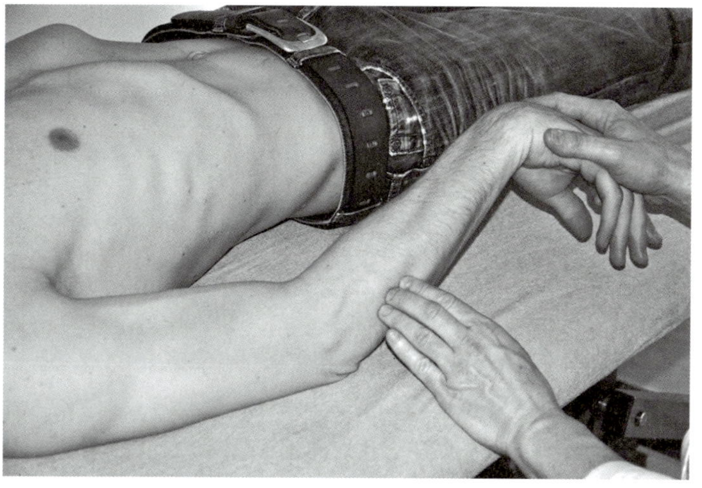

▶ **그림 11.8** 억제와 심부마찰로 통증유발점을 치료한다. 바닥쪽굽힘으로 근육을 프리-스트레칭을 한다.

11.5
(온) 손가락 폄근

▶ 그림 11.9
해부도 ▶ 그림 16.18, ▶ p.434

11.5.1 해부학과 연관통증

이는곳
위팔뼈의 가쪽위관절융기 (배쪽 면)

닿는곳
둘째–다섯째 손가락의 중간마디뼈(중절골) · 끝마디뼈(말절골)[4개의 근육힘줄이 손가락등널힘줄(지배건막)에 연결되어 간접적으로]

기능
손가락관절의 폄

신경지배
노신경 (C7–8)

통증유발점의 위치
- 가운데손가락의 통증유발점 : 노뼈머리에서부터 3–4㎝ 먼쪽에서 약간 등쪽
- 반지손가락과 새끼손가락의 통증유발점 : 가운데손가락의 TP보다 약간 먼쪽, 힘살 깊숙이

연관통증
- 가쪽위관절융기 (반지손가락이나 새끼손가락의 TP에서 발생하는 경우가 있다)
- 아래팔의 등쪽
- 손목관절
- 손등
- 손가락 (끝마디뼈를 제외한다)

통증유발점의 위치에 따라서 다른 손가락에서 연관통증을 느낀다.

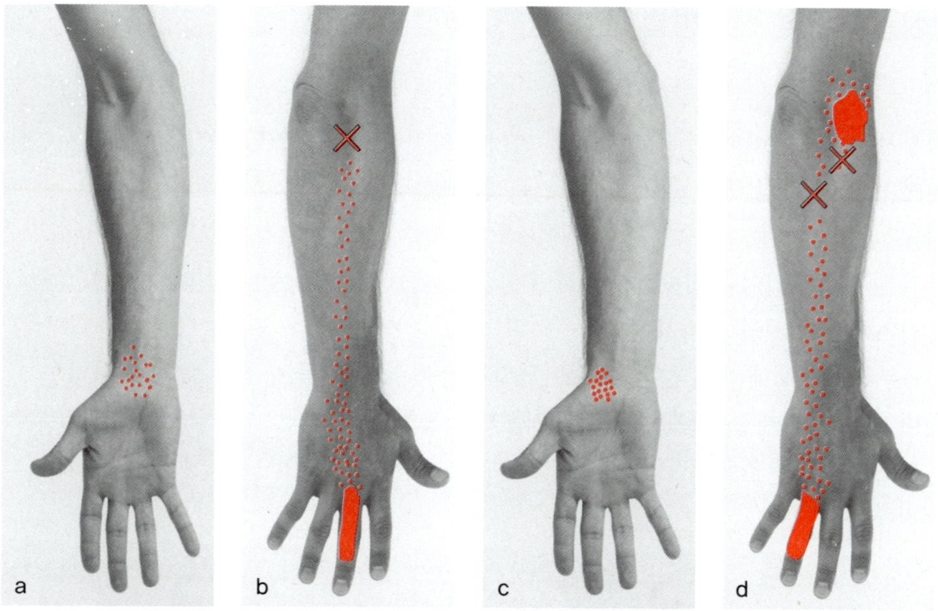

▶ 그림 11.9 a–d

11.5.2 정골치료적 진찰방법

문진

급성적인 과부하는 평소에 하지 않는 동작을 몇 번이나 하거나 어떤 움직임을 집중적으로 시행한 결과인 경우가 많다. 기타의 연주, 골프, 테니스 등, 물체를 잡는 동작을 힘을 주어 반복한 경우가 있다.

평소에 하지 않는 손작업이나 집중적인 손작업도 급성적인 과부하가 될 수 있다. 정원일, 산울타리의 가지치기, 나사못 돌리기 등.

만성적인 과부하는 평소에 하지 않는 스포츠(극단적인 아령훈련, 골프, 테니스, 스쿼시 등). 또는 손작업이나 가사(뜨개질, 걸레질 청소)에서부터 발생한다.

마우스를 사용한 개인용 컴퓨터작업 시에 무리한 손의 형태를 하고 있으면 특히 이 근육에 부하가 가해진다.

소견

통증유발점을 압박하여 통증을 유발한다. 동시에 근육을 신장하면 통증이 보다 분명해진다. 통증이 상당히 급성인 경우, 근육을 신장하는 것만으로도 유발이 된다.

검사와 기법

신장과 통증유발점의 압박촉진 (▶ **그림 11.10**)

참고

팔꿈치의 통증에는 많은 근육이 관여한다. 감별에는 끈기와 시간이 필요하다. 이러한 것은 환자에게도 알려줄 필요가 있다. 재생에 시간이 걸릴수록 통증도 장기화되기 때문이다. 중요한 것은 유발요인을 확인하고 치료기간 중에 제거하는 것이다. 경우에 따라서는 몇 개월동안 스포츠로 신체를 움직이게 한다.

다양한 동작에서 팔꿈치의 통증이 일어난다. 발생 기전으로서는 움직임의 반복, 급성 · 만성적인 과부하가 원인이 된다. 인간에게는 물체를 잡을 수 있는 손이 있다. 대부분 엎침을 동반하면서 거의 하루 종일, 굽힘 동작을 시행하고 있다. 게다가 아래팔의 폄근과 엎침근이 이것에 대항하는 형태로 활동하고 있기 때문에 아래팔의 모든 근육군에서 과부하상태가 일어날 수 있다.

기법

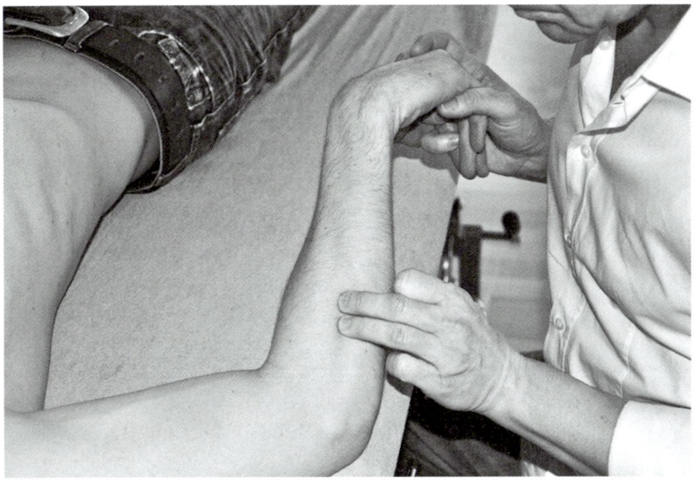

▶ **그림 11.10** 억제와 심부마찰로 통증유발점을 치료한다. 바닥쪽굽힘으로 근육을 프리-스트레칭을 한다.

11.6
집게폄근 (시지신근)

▶ 그림 11.11
해부도 ▶ 그림 16.18, ▶ p.434

11.6.1 해부학과 연관통증

이는곳

- 자뼈의 뒷면 (먼쪽부분)
- 뼈사이막 (골간막)

닿는곳

집게손가락의 손가락등널힘줄로 연결된다.

기능

집게손가락의 폄

신경지배

노신경 (C7–8)

통증유발점의 위치

근육의 먼쪽 1/2, 노뼈와 자뼈 사이의 아래팔 중앙

연관통증

손목관절 · 손등의 노쪽

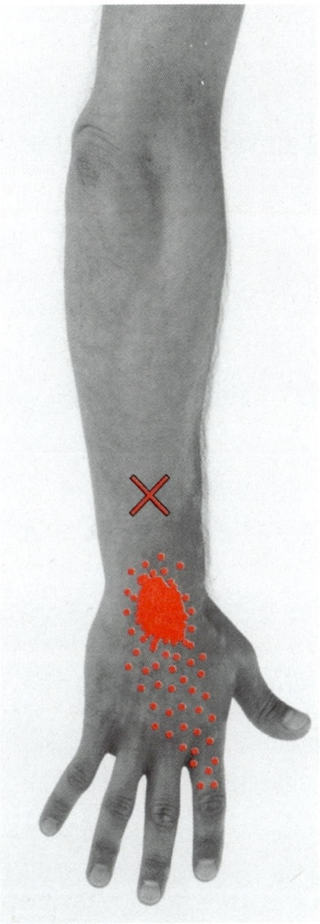

▶ 그림 11.11

11.6.2 정골치료적 진찰방법

문진

급성적인 과부하는 평소에 하지 않는 동작을 몇 번이나 하거나 어떤 움직임을 집중적으로 시행한 결과인 경우가 많다. 기타의 연주, 골프, 테니스 등, 물체를 잡는 동작을 힘을 주어 반복한 경우가 있다.

평소에 하지 않는 손작업이나 집중적인 손작업도 급성적인 과부하가 될 수 있다. 정원일, 산울타리의 가지치기, 나사못 돌리기 등.

만성적인 과부하는 평소에 하지 않는 스포츠(극단적인 아령훈련, 골프, 테니스, 스쿼시 등). 또는 손작업이나 가사(뜨개질, 걸레질 청소)에서부터 발생한다.

마우스를 사용한 개인용 컴퓨터작업 시에 무리한 손의 형태를 하고 있으면 특히 이 근육에 부하가 가해진다.

소견

통증유발점을 압박하여 통증을 유발한다. 동시에 근육을 신장하면 통증이 보다 분명해진다. 통증이 상당히 급성인 경우, 근육을 신장하는 것만으로도 유발이 된다.

검사와 기법

신장과 통증유발점의 압박촉진 (▶ **그림 11.12**)

참고

팔꿈치의 통증에는 많은 근육이 관여한다. 감별에는 끈기와 시간이 필요하다. 이러한 것은 환자에게도 알려줄 필요가 있다. 재생에 시간이 걸릴수록 통증도 장기화되기 때문이다. 중요한 것은 유발요인을 확인하고 치료기간 중에 제거하는 것이다. 경우에 따라서는 몇 개월동안 스포츠 등으로 신체를 움직이게 한다.

다양한 동작에서 팔꿈치의 통증이 일어난다. 발생 기전으로서는 움직임의 반복, 급성 · 만성적인 과부하가 원인이 된다. 인간에게는 물체를 잡을 수 있는 손이 있다. 대부분 엎침을 동반하면서 거의 하루 종일, 굽힘 동작을 시행하고 있다. 게다가 아래팔의 폄근과 엎침근이 이것에 대항하는 형태로 활동하고 있기 때문에 아래팔의 모든 근육군에서 과부하상태가 일어날 수 있다.

기법

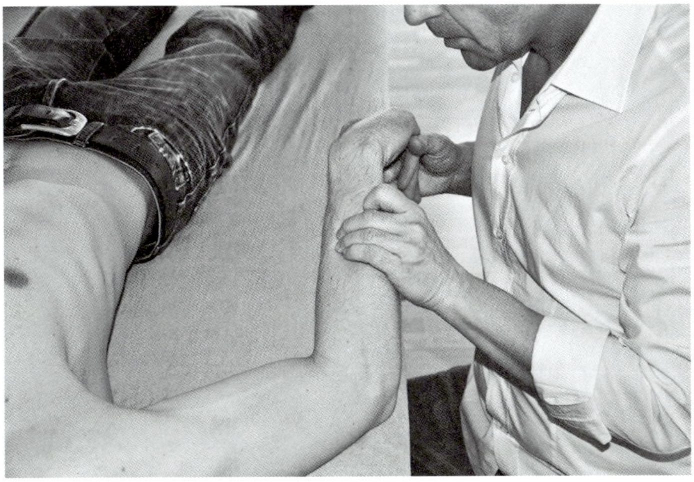

▶ **그림 11.12** 억제와 심부마찰로 통증유발점을 치료한다.
바닥쪽굽힘과 손가락의 굽힘으로 근육을 프리-스트레칭을 한다.

11.7
뒤침근 (회외근)

▶ 그림 11.13
해부도 ▶ 그림 16.19, ▶ p.435

11.7.1 해부학과 연관통증

이는곳

- 자뼈의 뒤침근능선
- 위팔뼈의 가쪽위관절융기
- 노쪽곁인대 (요측측부인대)
- 노뼈머리띠인대 (요골윤상인대)

닿는곳

노뼈목과 노뼈몸통 (노뼈거친면에서부터 원엎침근 닿는곳의 사이)

기능

아래팔의 뒤침

신경지배

노신경 (C5–6)

통증유발점의 위치

위팔두갈래근힘줄의 약간 가쪽에서 먼쪽, 노뼈 배쪽의 뒤침근 표면

연관통증

- 가쪽위관절융기, 팔꿈치의 가쪽부분으로 넓어진다.
- 첫째, 둘째 손허리뼈 사이의 손등
- 엄지손가락의 첫마디뼈의 등쪽

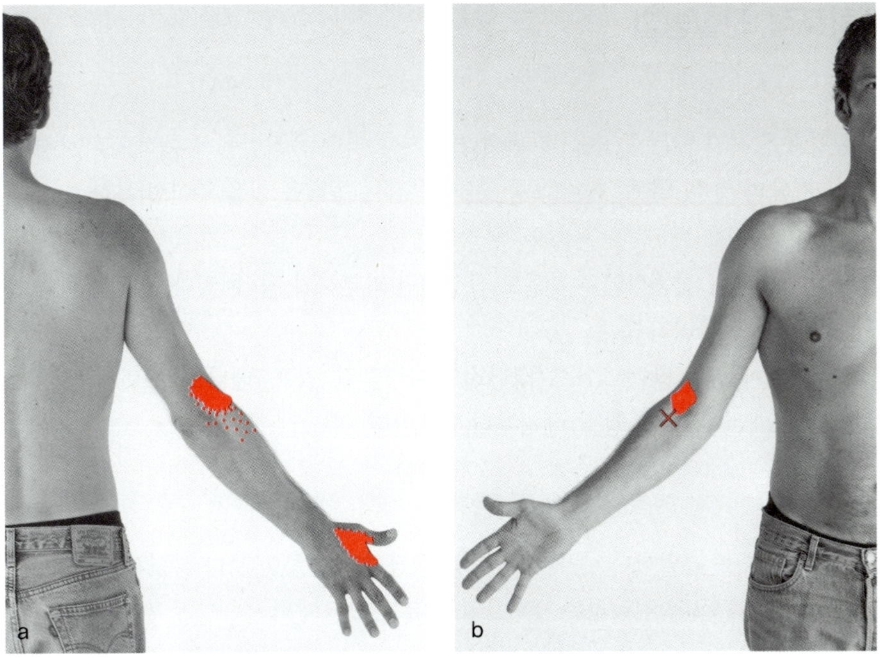

▶ 그림 11.13 a, b

11.7.2 정골치료적 진찰방법

문진

급성적인 과부하는 평소에 하지 않는 동작을 몇 번이나 하거나 어떤 움직임을 집중적으로 시행한 결과인 경우가 많다. 기타의 연주, 골프, 테니스 등, 물체를 잡는 동작을 힘을 주어 반복한 경우가 있다.

평소에 하지 않는 손작업이나 집중적인 손작업도 급성적인 과부하가 될 수 있다. 정원일, 산울타리의 가지치기, 나사못 돌리기 등.

만성적인 과부하는 평소에 하지 않는 스포츠(극단적인 아령훈련, 골프, 테니스, 스쿼시 등). 또는 손작업이나 가사(뜨개질, 걸레질 청소)에서부터 발생한다.

소견

통증유발점을 압박하여 통증을 유발한다. 동시에 근육을 신장하면 통증이 보다 분명해진다. 통증이 상당히 급성인 경우, 근육을 신장하는 것만으로도 유발이 된다.

검사와 기법

신장과 통증유발점의 압박촉진 (▶ **그림 11.14**)

참고

팔꿈치의 통증에는 많은 근육이 관여한다. 감별에는 끈기와 시간이 필요하다. 이러한 것은 환자에게도 알려줄 필요가 있다. 재생에 시간이 걸릴수록 통증도 장기화되기 때문이다. 중요한 것은 유발요인을 확인하고 치료기간 중에 제거하는 것이다. 경우에 따라서는 몇 개월동안 스포츠 등으로 신체를 움직이게 한다.

다양한 동작에서 팔꿈치의 통증이 일어난다. 발생 기전으로서는 움직임의 반복, 급성 · 만성적인 과부하가 원인이 된다. 인간에게는 물체를 잡을 수 있는 손이 있다. 대부분 엎침을 동반하면서 거의 하루 종일, 굽힘 동작을 시행하고 있다. 게다가 아래팔의 폄근과 뒤침근이 이것에 대항하는 형태로 활동하고 있기 때문에 아래팔의 모든 근육군에서 과부하상태가 일어날 수 있다.

기법

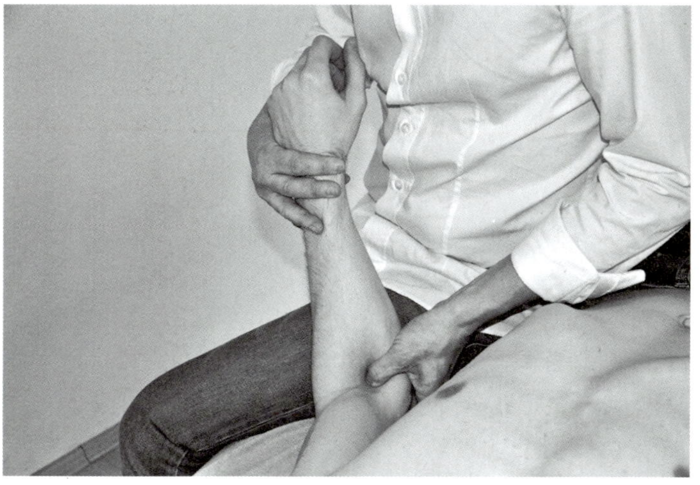

▶ **그림 11.14** 억제와 심부마찰로 통증유발점을 치료한다. 엎침에서 근육을 프리-스트레칭을 한다.

11.8 긴손바닥근 (장장근)

▶ 그림 11.15
해부도 ▶ 그림 16.17, ▶ p.434

11.8.1 해부학과 연관통증

이는곳

위팔뼈의 안쪽위관절융기 (내측상과)

닿는곳

- 굽힘근지지띠 (굴근지대)
- 손바닥널힘줄 (수장건막)

기능

손바닥널힘줄의 긴장

신경지배

정중신경 (C7–8)

통증유발점의 위치

아래팔 배쪽에서 몸쪽 · 중간 1/3의 이행부분

연관통증

- 손바닥
- 아래팔 앞쪽의 먼쪽 1/2

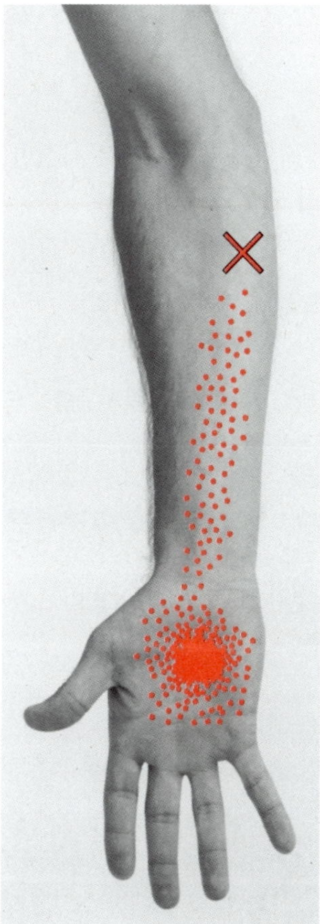

▶ 그림 11.15

11.8.2 정골치료적 진찰방법

문진

급성적인 과부하는 평소에 하지 않는 동작을 몇 번이나 하거나 어떤 움직임을 집중적으로 시행한 결과인 경우가 많다. 기타의 연주, 골프, 테니스 등, 물체를 잡는 동작을 힘을 주어 반복한 경우가 있다.

평소에 하지 않는 손작업이나 집중적인 손작업도 급성적인 과부하가 될 수 있다. 정원일, 산울타리의 가지치기, 나사못 돌리기 등.

만성적인 과부하는 평소에 하지 않는 스포츠(극단적인 아령훈련, 골프, 테니스, 스쿼시 등). 또는 손작업이나 가사(뜨개질, 걸레질 청소)에서부터 발생한다.

소견

통증유발점을 압박하여 통증을 유발한다. 동시에 근육을 신장하면 통증이 보다 분명해진다. 통증이 상당히 급성인 경우, 근육을 신장하는 것만으로도 유발이 된다.

검사와 기법

신장과 통증유발점의 압박촉진 (▶ **그림 11.16**)

참고

팔꿈치의 통증에는 많은 근육이 관여한다. 감별에는 끈기와 시간이 필요하다. 이러한 것은 환자에게도 알려줄 필요가 있다. 재생에 시간이 걸릴수록 통증도 장기화되기 때문이다. 중요한 것은 유발요인을 확인하고 치료기간 중에 제거하는 것이다. 경우에 따라서는 몇 개월동안 스포츠 등으로 신체를 움직이게 한다.

다양한 동작에서 팔꿈치의 통증이 일어난다. 발생 기전으로서는 움직임의 반복, 급성 · 만성적인 과부하가 원인이 된다. 인간에게는 물체를 잡을 수 있는 손이 있다. 대부분 엎침을 동반하면서 거의 하루 종일, 굽힘 동작을 시행하고 있다. 게다가 아래팔의 폄근과 뒤침근이 이것에 대항하는 형태로 활동하고 있기 때문에 아래팔의 모든 근육군에서 과부하상태가 일어날 수 있다.

기법

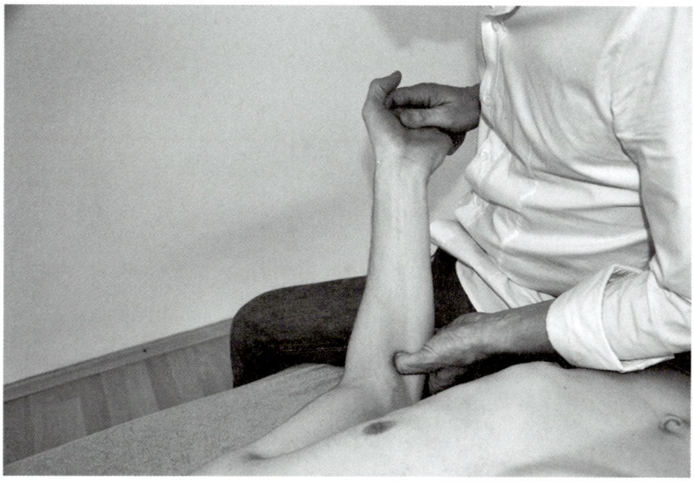

▶ **그림 11.16** 억제와 심부마찰로 통증유발점을 치료한다. 등쪽 폄과 손가락의 폄으로 근육을 프리-스트레칭을 한다. 이것에 의해서 손바닥널힘줄을 신장한다.

11.9 노쪽손목굽힘근 (요측수근굴근)

▶ 그림 11.17
해부도 ▶ 그림 16.17, ▶ p.434

11.9.1 해부학과 연관통증

이는곳
위팔뼈의 안쪽위관절융기

닿는곳
- 제2 · 3손허리뼈 바닥
- 손배뼈 (주상골)

기능
- 바닥쪽굽힘
- 노쪽벌림

신경지배
정중신경 (C6–7)

통증유발점의 위치
힘살의 중앙 (아래팔 배쪽의 중앙에서 몸쪽 1/2)

연관통증
- 손목관절의 배쪽부분에서 엄지두덩(무지구)과 새끼두덩(소지구) 사이
- 손바닥의 몸쪽 1/2
- 아래팔의 먼쪽 1/2에서 가늘고 길게

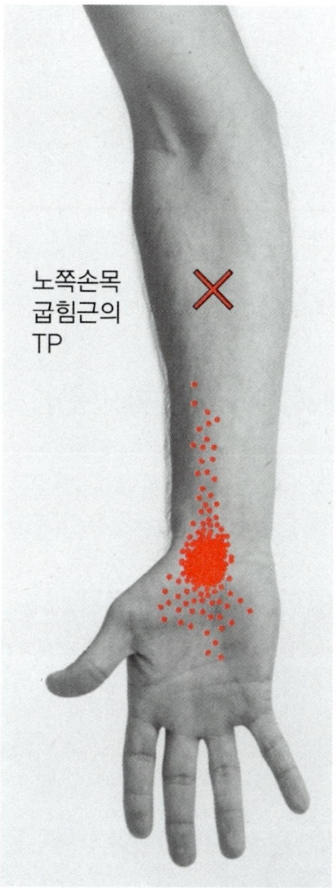

▶ 그림 11.17

11.9.2 정골치료적 진찰방법

문진

급성적인 과부하는 평소에 하지 않는 동작을 몇 번이나 하거나 어떤 움직임을 집중적으로 시행한 결과인 경우가 많다. 기타의 연주, 골프, 테니스 등, 물체를 잡는 동작을 힘을 주어 반복한 경우가 있다.

평소에 하지 않는 손작업이나 집중적인 손작업도 급성적인 과부하가 될 수 있다. 정원일, 산울타리의 가지치기, 나사못 돌리기 등.

만성적인 과부하는 평소에 하지 않는 스포츠(극단적인 아령훈련, 골프, 테니스, 스쿼시 등). 또는 손작업이나 가사(뜨개질, 걸레질 청소)에서부터 발생한다.

소견

통증유발점을 압박하여 통증을 유발한다. 동시에 근육을 신장하면 통증이 보다 분명해진다. 통증이 상당히 급성인 경우, 근육을 신장하는 것만으로도 유발이 된다.

검사와 기법

신장과 통증유발점의 압박촉진 (▶ **그림 11.18**)

참고

팔꿈치의 통증에는 많은 근육이 관여한다. 감별에는 끈기와 시간이 필요하다. 이러한 것은 환자에게도 알려줄 필요가 있다. 재생에 시간이 걸릴수록 통증도 장기화되기 때문이다. 중요한 것은 유발요인을 확인하고 치료기간 중에 제거하는 것이다. 경우에 따라서는 몇 개월동안 스포츠 등으로 신체를 움직이게 한다.

다양한 동작에서 팔꿈치의 통증이 일어난다. 발생 기전으로서는 움직임의 반복, 급성 · 만성적인 과부하가 원인이 된다. 인간에게는 물체를 잡을 수 있는 손이 있다. 대부분 엎침을 동반하면서 거의 하루 종일, 굽힘 동작을 시행하고 있다. 게다가 아래팔의 폄근과 뒤침근이 이것에 대항하는 형태로 활동하고 있기 때문에 아래팔의 모든 근육군에서 과부하상태가 일어날 수 있다.

기법

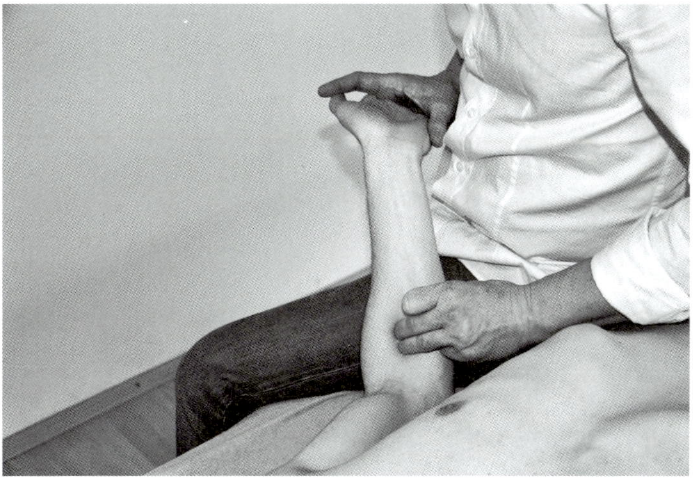

▶ **그림 11.18** 억제와 심부마찰로 통증유발점을 치료한다. 손의 폄으로 근육을 프리-스트레칭을 한다.

11.10
자쪽손목굽힘근 (척측수근굴근)

▶ **그림 11.19**
해부도 ▶ **그림 16.17**, ▶ p.434

11.10.1 해부학과 연관통증

이는곳

- 위팔뼈의 안쪽위관절융기
- 팔꿈치머리
- 자뼈의 뒤모서리
- 아래팔 근막

닿는곳

- 콩알뼈 (두상골)
- 갈고리뼈갈고리 (유구골구)
- 콩알갈고리인대(두구인대)와 콩알손허리인대(두중수인대)를 경유하여 제5손허리뼈 바닥으로

기능

- 바닥쪽굽힘
- 자쪽벌림

신경지배

자신경 (C6-7)

통증유발점의 위치

힘살의 중앙, 아래팔 배쪽의 자쪽모서리에서 몸쪽 1/2

연관통증

- 손목관절의 배쪽부분에서 새끼두덩의 자쪽목서리부분
- 손바닥의 몸쪽 1/2 (새끼두덩부분)
- 아래팔의 먼쪽 1/2에서 가늘고 길

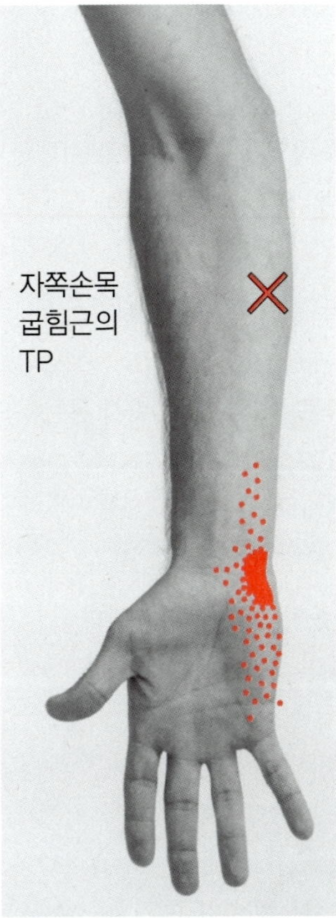

▶ 그림 11.19

11.10.2 정골치료적 진찰방법

문진

급성적인 과부하는 평소에 하지 않는 동작을 몇 번이나 하거나 어떤 움직임을 집중적으로 시행한 결과인 경우가 많다. 기타의 연주, 골프, 테니스 등, 물체를 잡는 동작을 힘을 주어 반복한 경우가 있다.

평소에 하지 않는 손작업이나 집중적인 손작업도 급성적인 과부하가 될 수 있다. 정원일, 산울타리의 가지치기, 나사못 돌리기 등.

만성적인 과부하는 평소에 하지 않는 스포츠(극단적인 아령훈련, 골프, 테니스, 스쿼시 등). 또는 손작업이나 가사(뜨개질, 걸레질 청소)에서부터 발생한다.

소견

통증유발점을 압박하여 통증을 유발한다. 동시에 근육을 신장하면 통증이 보다 분명해진다. 통증이 상당히 급성인 경우, 근육을 신장하는 것만으로도 유발이 된다.

검사와 기법

신장과 통증유발점의 압박촉진 (▶ **그림 11.20**)

참고

팔꿈치의 통증에는 많은 근육이 관여한다. 감별에는 끈기와 시간이 필요하다. 이러한 것은 환자에게도 알려줄 필요가 있다. 재생에 시간이 걸릴수록 통증도 장기화되기 때문이다. 중요한 것은 유발요인을 확인하고 치료기간 중에 제거하는 것이다. 경우에 따라서는 몇 개월동안 스포츠 등으로 신체를 움직이게 한다.

다양한 동작에서 팔꿈치의 통증이 일어난다. 발생 기전으로서는 움직임의 반복, 급성 · 만성적인 과부하가 원인이 된다. 인간에게는 물체를 잡을 수 있는 손이 있다. 대부분 엎침을 동반하면서 거의 하루 종일, 굽힘 동작을 시행하고 있다. 게다가 아래팔의 폄근과 뒤침근이 이것에 대항하는 형태로 활동하고 있기 때문에 아래팔의 모든 근육군에서 과부하상태가 일어날 수 있다.

기법

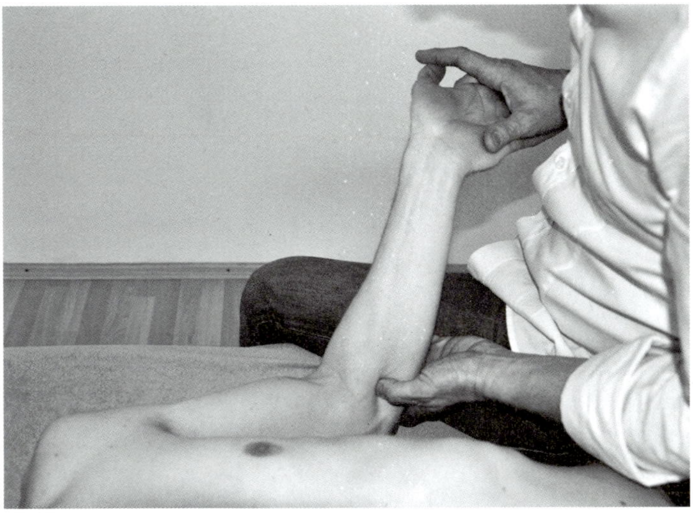

▶ **그림 11.20** 억제와 심부마찰로 통증유발점을 치료한다. 손의 등쪽폄으로 근육을 프리-스트레칭을 한다.

11.11 얕은손가락굽힘근 (천지굴근), 깊은손가락굽힘근 (심지굴근)

11.11.1 해부학과 연관통증

얕은손가락굽힘근

▶ 그림 11.21

해부도 ▶ 그림 16.19, ▶ p.435

이는곳

- 위팔뼈의 안쪽위관절융기 (팔꿈치의 안쪽곁인대까지)
- 자뼈의 갈고리돌기 (안쪽모서리)
- 빗끈 (사삭, oblique cord)
- 노뼈의 앞면에서 빗금을 따라서

닿는곳

제2–5손가락이 중간마디뼈의 옆면

기능

- 제2–5손가락의 몸쪽손가락뼈사이관절 (근위지절간관절) · 손허리손가락관절의 굽힘
- 손목관절의 굽힘

신경지배

정중신경 (C7–8)

통증유발점의 위치

아래팔 배쪽의 몸쪽 1/2, 노쪽손목굽힘근과 자쪽손목굽힘근의 통증유발점을 연결하는 선 위

연관통증

제3–5손가락의 손바닥면 (개별적으로 아픈 경우도 있다)

깊은손가락굽힘근

▶ 그림 11.21

해부도 ▶ 그림 16.20, ▶ p.435

이는곳

- 팔꿈치머리 (안쪽)
- 자뼈의 앞면과 안쪽면
- 뼈사이막

닿는곳

제2-5손가락의 끝마디뼈

기능

- 모든 손가락관절의 굽힘
- 손목관절의 굽힘

신경지배

- 정중신경 (C6-7)
- 자신경 (C7-8)

통증유발점의 위치

아래팔 배쪽의 몸쪽 1/2, 노쪽손목굽힘근과 자쪽손목굽힘근의 통증유발점을 연결하는 선 위

연관통증

제3-5손가락의 손바닥면 (개별적으로 아픈 경우도 있다)

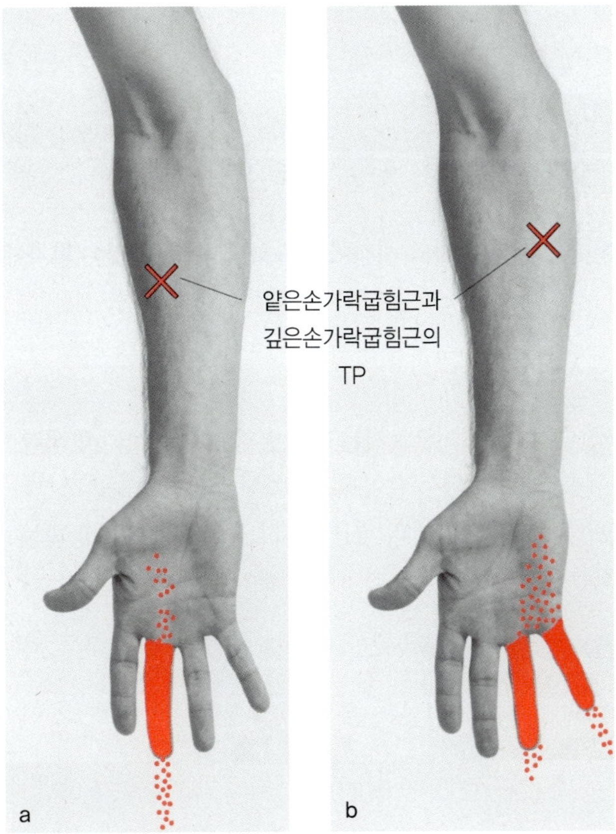

▶ 그림 11.21 a, b

11.11.2 정골치료적 진찰방법

문진

급성적인 과부하는 평소에 하지 않는 동작을 몇 번이나 하거나 어떤 움직임을 집중적으로 시행한 결과인 경우가 많다. 기타의 연주, 골프, 테니스 등, 물체를 잡는 동작을 힘을 주어 반복한 경우가 있다.

평소에 하지 않는 손작업이나 집중적인 손작업도 급성적인 과부하가 될 수 있다. 정원일, 산울타리의 가지치기, 나사못 돌리기 등.

만성적인 과부하는 평소에 하지 않는 스포츠(극단적인 아령훈련, 골프, 테니스, 스쿼시 등). 또는 손작업이나 가사(뜨개질, 걸레질 청소)에서부터 발생한다.

소견

통증유발점을 압박하여 통증을 유발한다. 동시에 근육을 신장하면 통증이 보다 분명해진다. 통증이 상당히 급성인 경우, 근육을 신장하는 것만으로도 유발이 된다.

검사와 기법

신장과 통증유발점의 압박촉진 (▶ **그림 11.22**)

참고

팔꿈치의 통증에는 많은 근육이 관여한다. 감별에는 끈기와 시간이 필요하다. 이러한 것은 환자에게도 알려줄 필요가 있다. 재생에 시간이 걸릴수록 통증도 장기화되기 때문이다. 중요한 것은 유발요인을 확인하고 치료기간 중에 제거하는 것이다. 경우에 따라서는 몇 개월동안 스포츠 등으로 신체를 움직이게 한다.

다양한 동작에서 팔꿈치의 통증이 일어난다. 발생 기전으로서는 움직임의 반복, 급성 · 만성적인 과부하가 원인이 된다. 인간에게는 물체를 잡을 수 있는 손이 있다. 대부분 엎침을 동반하면서 거의 하루 종일, 굽힘 동작을 시행하고 있다. 게다가 아래팔의 폄근과 뒤침근이 이것에 대항하는 형태로 활동하고 있기 때문에 아래팔의 모든 근육군에서 과부하상태가 일어날 수 있다.

기법

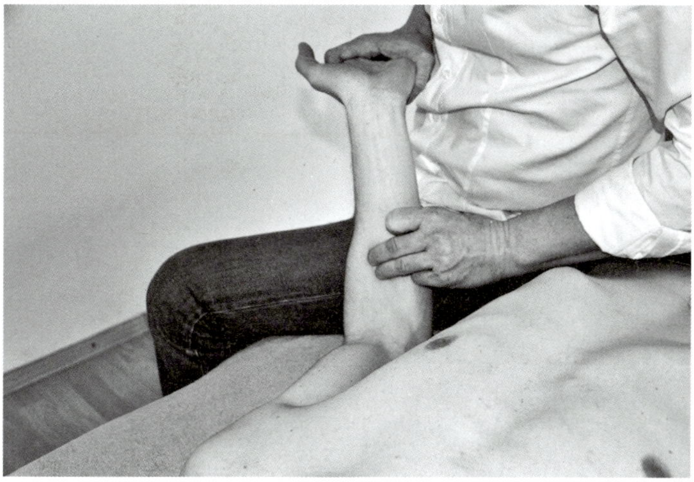

▶ **그림 11.22** 억제와 심부마찰로 통증유발점을 치료한다. 손의 등쪽폄으로 근육을 프리-스트레칭을 한다.

11.12
긴엄지굽힘근 (장무지굴근)

▶ 그림 11.23
해부도 ▶ 그림 16.20, ▶ p.435

11.12.1 해부학과 연관통증

이는곳

- 노뼈의 앞면 (빗금의 먼쪽)
- 뼈사이막

닿는곳

엄지손가락의 끝마디뼈 바닥

기능

엄지손가락 끝마디뼈의 굽힘

신경지배

정중신경 (C7–8)

통증유발점의 위치

손목관절의 약간 몸쪽, 아래팔의 정중선의 노쪽

연관통증

엄지손가락의 배쪽 면

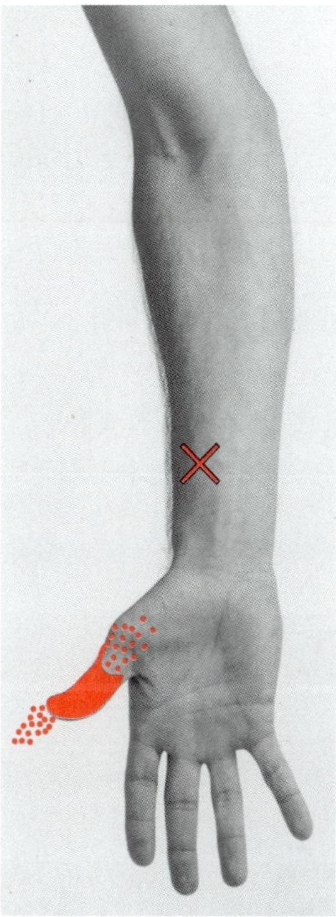

▶ 그림 11.23

11.12.2 정골치료적 진찰방법

문진

급성적인 과부하는 평소에 하지 않는 동작을 몇 번이나 하거나 어떤 움직임을 집중적으로 시행한 결과인 경우가 많다. 기타의 연주, 골프, 테니스 등, 물체를 잡는 동작을 힘을 주어 반복한 경우가 있다.

평소에 하지 않는 손작업이나 집중적인 손작업도 급성적인 과부하가 될 수 있다. 정원일, 산울타리의 가지치기, 나사못 돌리기 등.

만성적인 과부하는 평소에 하지 않는 스포츠(극단적인 아령훈련, 골프, 테니스, 스쿼시 등). 또는 손작업이나 가사(뜨개질, 걸레질 청소)에서부터 발생한다.

소견

통증유발점을 압박하여 통증을 유발한다. 동시에 근육을 신장하면 통증이 보다 분명해진다. 통증이 상당히 급성인 경우, 근육을 신장하는 것만으로도 유발이 된다.

검사와 기법

신장과 통증유발점의 압박촉진 (▶ **그림 11.24**)

참고

인간은 손의 엄지손가락을 맞서게 할 수 있는 유일한 영장류이다. 엄지손가락의 맞섬(대립)에 의해서 물건을 확실하게 잡을 수 있다. 그 결과로서 엄지손가락의 근육군은 어느 것도 발달하여 있으나 과부하에 약하기도 하다. 이것은 엄지두덩의 근육군을 중점적으로 촉진(palpation)하면 알 수 있다. 이것에는 거의 반드시 잠재적 통증유발점이 있고, 근육군이 과다사용이 되면 바로 활동성으로 바뀔 수 있다.

기법

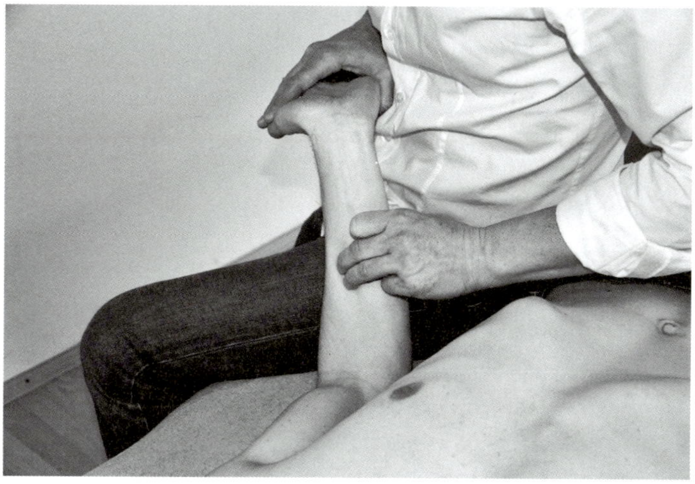

▶ **그림 11.24** 억제와 심부마찰로 근육을 치료한다.
등쪽 폄과 엄지손가락의 폄으로 근육을 프리-스트레칭을 한다.

11.13
원엎침근 (원회내근)

▶ 그림 11.25
해부도 ▶ 그림 16.15, ▶ p.433

11.13.1 해부학과 연관통증

이는곳

- 위팔뼈의 안쪽위관절융기
- 안쪽 위팔근육사이 중격
- 자뼈의 갈고리돌기

닿는곳

엎침근 거친면

기능

- 아래팔의 엎침
- 팔굽관절의 굽힘

신경지배

정중신경 (C6–7)

통증유발점의 위치

앞팔꿈치부분의 부근, 위팔두갈래근널힘줄의 자쪽

연관통증

- 손목관절의 배쪽 · 노쪽부분
- 아래팔의 노쪽 · 배쪽 1/2

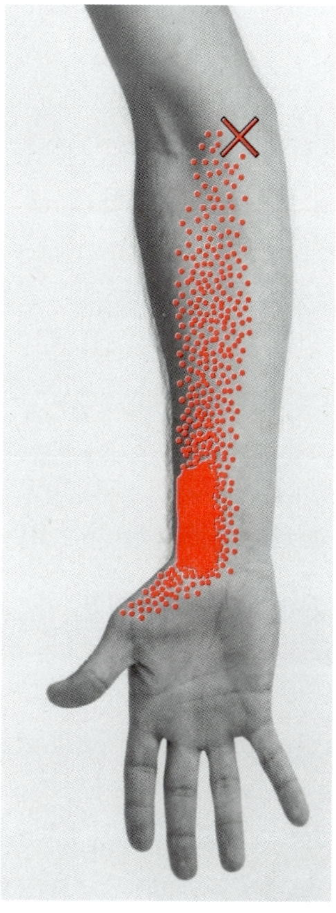

▶ 그림 11.25

11.13.2 정골치료적 진찰방법

문진

급성적인 과부하는 평소에 하지 않는 동작을 몇 번이나 하거나 어떤 움직임을 집중적으로 시행한 결과인 경우가 많다. 기타의 연주, 골프, 테니스 등, 물체를 잡는 동작을 힘을 주어 반복한 경우가 있다.

평소에 하지 않는 손작업이나 집중적인 손작업도 급성적인 과부하가 될 수 있다. 정원일, 산울타리의 가지치기, 나사못 돌리기 등.

만성적인 과부하는 평소에 하지 않는 스포츠(극단적인 아령훈련, 골프, 테니스, 스쿼시 등). 또는 손작업이나 가사(뜨개질, 걸레질 청소)에서부터 발생한다.

소견

통증유발점을 압박하여 통증을 유발한다. 동시에 근육을 신장하면 통증이 보다 분명해진다. 통증이 상당히 급성인 경우, 근육을 신장하는 것만으로도 유발이 된다.

검사와 기법

신장과 통증유발점의 압박촉진 (▶ **그림 11.26**)

참고

팔꿈치의 통증에는 많은 근육이 관여한다. 감별에는 끈기와 시간이 필요하다. 이러한 것은 환자에게도 알려줄 필요가 있다. 재생에 시간이 걸릴수록 통증도 장기화되기 때문이다. 중요한 것은 유발요인을 확인하고 치료기간 중에 제거하는 것이다. 경우에 따라서는 몇 개월동안 스포츠 등으로 신체를 움직이게 한다.

다양한 동작에서 팔꿈치의 통증이 일어난다. 발생 기전으로서는 움직임의 반복, 급성 · 만성적인 과부하가 원인이 된다. 인간에게는 물체를 잡을 수 있는 손이 있다. 대부분 엎침을 동반하면서 거의 하루 종일, 굽힘 동작을 시행하고 있다. 게다가 아래팔의 폄근과 뒤침근이 이것에 대항하는 형태로 활동하고 있기 때문에 아래팔의 모든 근육군에서 과부하상태가 일어날 수 있다.

기법

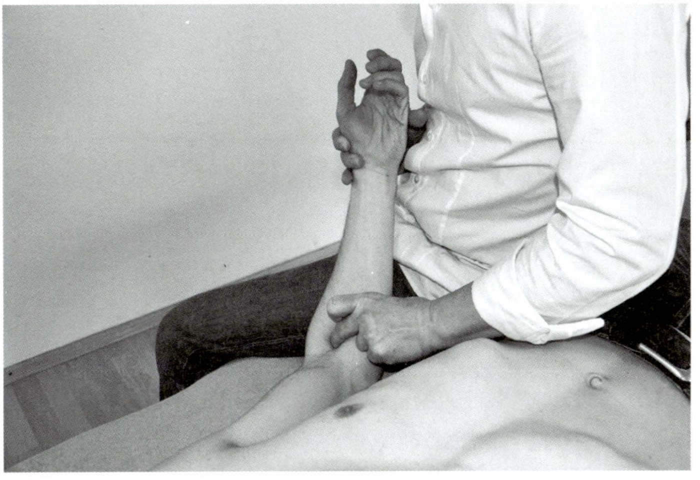

▶ **그림 11.26** 억제와 심부마찰로 통증유발점을 치료한다. 뒤침으로 근육을 프리-스트레칭을 한다.

11.14 엄지모음근 (무지내전근)

▶ 그림 11.27
해부도 ▶ 그림 16.21, ▶ p.436

11.14.1 해부학과 연관통증

이는곳

- 제2 · 3손허리뼈 바닥
- 작은마름뼈 (소능형골)
- 알머리뼈 (유두골)
- 제3손허리뼈 몸통

닿는곳

- 종자뼈(종자골)의 자쪽
- 엄지손가락의 첫마디뼈 (자쪽 면)
- 긴엄지폄근힘줄 (장무지신근건)

기능

엄지손가락의 모음

신경지배

자신경 (Th1)

통증유발점

엄지손가락과 집게손가락 사이의 주름 부근. 힘살을 집게촉진(pinch palpation) 하면 알기 쉽다.

연관통증

- 엄지손가락의 손허리손가락관절의 노쪽면을 손목손허리관절까지
- 엄지두덩
- 엄지손가락부분의 등면

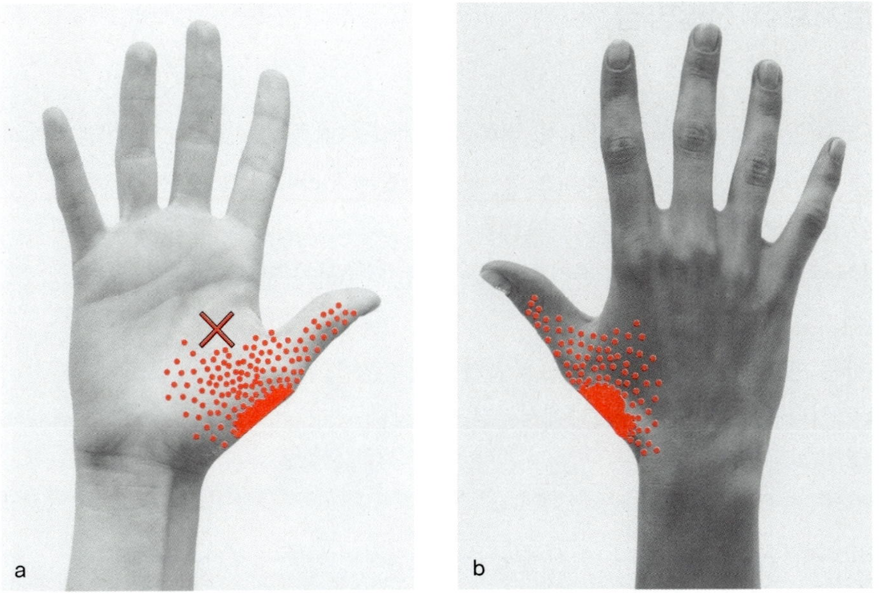

▶ 그림 11.27 a, b

11.14.2 정골치료적 진찰방법

문진

급성적인 과부하는 평소에 하지 않는 동작을 몇 번이나 하거나 어떤 움직임을 집중적으로 시행한 결과인 경우가 많다. 기타의 연주, 골프, 테니스 등, 물체를 잡는 동작을 힘을 주어 반복한 경우가 있다.

평소에 하지 않는 손작업이나 집중적인 손작업도 급성적인 과부하가 될 수 있다. 정원일, 산울타리의 가지치기, 나사못 돌리기 등.

만성적인 과부하는 평소에 하지 않는 스포츠(극단적인 아령훈련, 골프, 테니스, 스쿼시 등). 또는 손작업이나 가사(뜨개질, 걸레질 청소)에서부터 발생한다.

소견

통증유발점을 압박하여 통증을 유발한다. 동시에 근육을 신장하면 통증이 보다 분명해진다. 통증이 상당히 급성인 경우, 근육을 신장하는 것만으로도 유발이 된다.

검사와 기법

신장과 통증유발점의 압박촉진 (▶ **그림 11.28**)

참고

인간은 손의 엄지손가락을 맞서게 할 수 있는 유일한 영장류이다. 엄지손가락의 맞섬에 의해서 물건을 확실하게 잡을 수 있다. 그 결과로서 엄지손가락의 근육군은 어느 것도 발달하여 있으나 과부하에 약하기도 하다. 이것은 엄지두덩의 근육군을 중점적으로 촉진(palpation)하면 알 수 있다. 이것에는 거의 반드시 잠재적 통증유발점이 있고, 근육군이 과다사용이 되면 바로 활동성으로 바뀔 수 있다.

기법

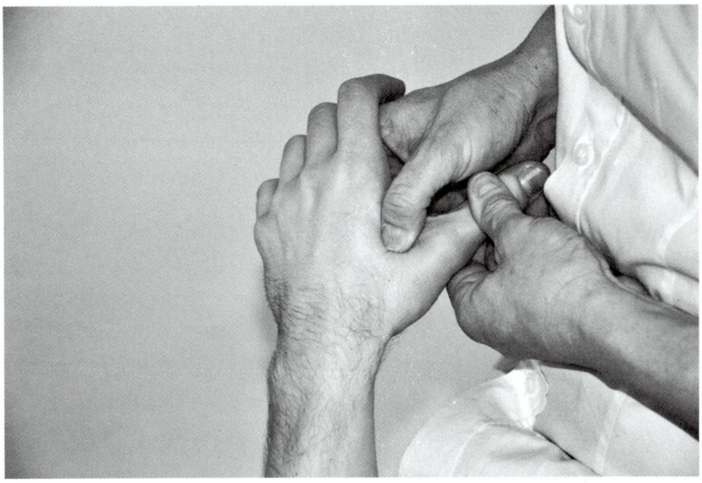

▶ **그림 11.28** 억제와 심부마찰로 근육을 치료한다.
엄지손가락의 벌림으로 근육을 프리-스트레칭을 한다.

11.15
엄지맞섬근 (무지대립근)

▶ 그림 11.29
해부도 ▶ 그림 16.22, ▶ p.437

11.15.1 해부학과 연관통증

이는곳
- 굽힘근지지띠
- 큰마름뼈결절 (대능형골결절)

닿는곳
제1손허리뼈 (노쪽)

기능
엄지손가락의 맞섬

신경지배
- 정중신경 (C8–Th1)
- 자신경 (Th1)

통증유발점의 위치
손목관절 부근의 힘살

연관통증
- 엄지손가락의 바닥쪽 면
- 손목관절의 노쪽 · 바닥쪽 1/2

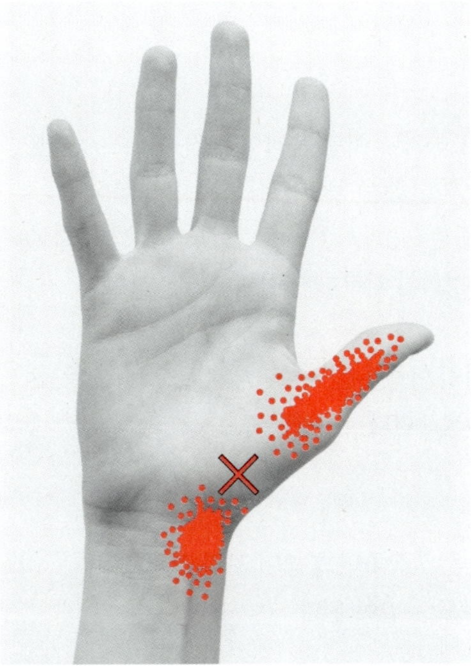

▶ 그림 11.29

11.15.2 정골치료적 진찰방법

문진

급성적인 과부하는 평소에 하지 않는 동작을 몇 번이나 하거나 어떤 움직임을 집중적으로 시행한 결과인 경우가 많다. 기타의 연주, 골프, 테니스 등, 물체를 잡는 동작을 힘을 주어 반복한 경우가 있다.

평소에 하지 않는 손작업이나 집중적인 손작업도 급성적인 과부하가 될 수 있다. 정원일, 산울타리의 가지치기, 나사못 돌리기 등.

만성적인 과부하는 평소에 하지 않는 스포츠(극단적인 아령훈련, 골프, 테니스, 스쿼시 등). 또는 손작업이나 가사(뜨개질, 걸레질 청소)에서부터 발생한다.

소견

통증유발점을 압박하여 통증을 유발한다. 동시에 근육을 신장하면 통증이 보다 분명해진다. 통증이 상당히 급성인 경우, 근육을 신장하는 것만으로도 유발이 된다.

검사와 기법

신장과 통증유발점의 압박촉진 (▶ **그림 11.30**)

참고

인간은 손의 엄지손가락을 맞서게 할 수 있는 유일한 영장류이다. 엄지손가락의 맞섬에 의해서 물건을 확실하게 잡을 수 있다. 그 결과로서 엄지손가락의 근육군은 어느 것도 발달하여 있으나 과부하에 약하기도 하다. 이것은 엄지두덩의 근육군을 중점적으로 촉진(palpation)하면 알 수 있다. 이것에는 거의 반드시 잠재적 통증유발점이 있고, 근육군이 과다사용이 되면 바로 활동성으로 바뀔 수 있다.

기법

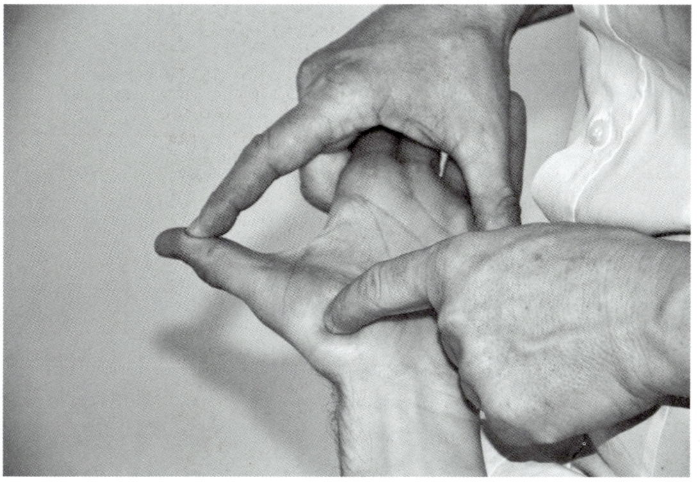

▶ **그림 11.30** 억제와 심부마찰로 근육을 치료한다. 엄지손가락의 폄으로 근육을 프리-스트레칭을 한다.

11.16
새끼벌림근 (소지외전근)

▶ 그림 11.31
해부도 ▶ 그림 16.22, ▶ p.437

11.16.1 해부학과 연관통증

이는곳
콩알뼈

닿는곳
제5손가락의 첫마디뼈 바닥 · 손가락등널힘줄(지배건막)의 자쪽

기능
- 새끼손가락의 손허리손가락관절의 굽힘과 벌림
- 새끼손가락의 몸쪽 · 먼쪽손가락사이관절의 폄

신경지배
자신경 (C8–Th1)

통증유발점의 위치
제5손허리뼈 바닥 부근의 힘살

연관통증
새끼손가락의 자쪽 면

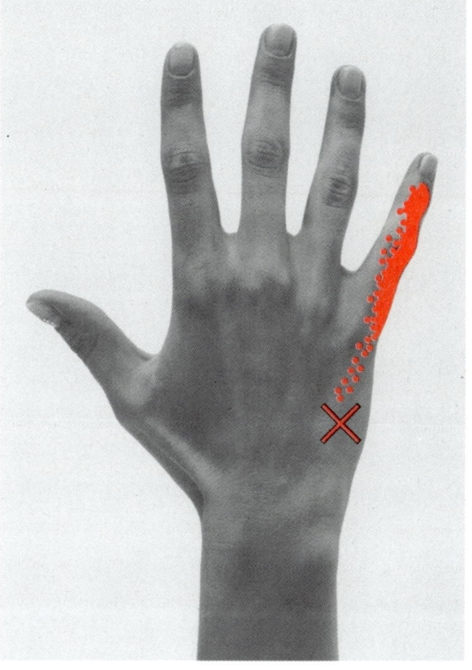

▶ 그림 11.3 1

11.16.2 정골치료적 진찰방법

문진

급성적인 과부하는 평소에 하지 않는 동작을 몇 번이나 하거나 어떤 움직임을 집중적으로 시행한 결과인 경우가 많다. 기타의 연주, 골프, 테니스 등, 물체를 잡는 동작을 힘을 주어 반복한 경우가 있다.

평소에 하지 않는 손작업이나 집중적인 손작업도 급성적인 과부하가 될 수 있다. 정원일, 산울타리의 가지치기, 나사못 돌리기 등.

만성적인 과부하는 평소에 하지 않는 스포츠(극단적인 아령훈련, 골프, 테니스, 스쿼시 등). 또는 손작업이나 가사(뜨개질, 걸레질 청소)에서부터 발생한다.

소견

통증유발점을 압박하여 통증을 유발한다.

검사와 기법

신장과 통증유발점의 압박촉진 (▶ **그림 11.32**)

기법

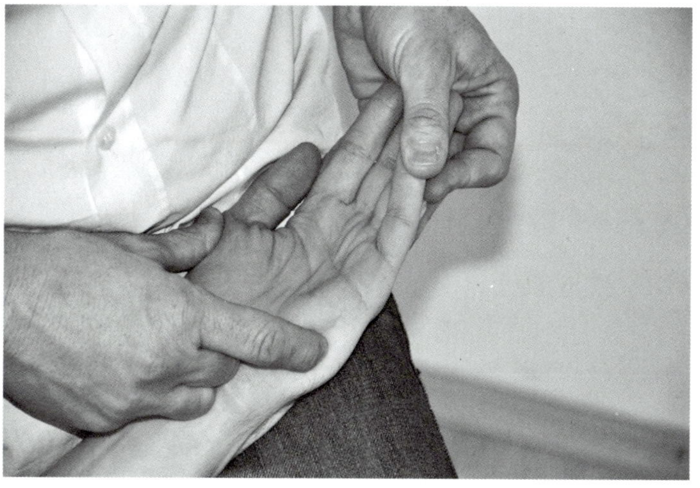

▶ **그림 11.32** 억제와 심부마찰로 근육을 치료한다. 새끼손가락의 모음으로 근육을 프리-스트레칭을 한다.

11.17
뼈사이근 (골간근)

▶ 그림 11.33; 해부도 ▶ 그림 16.23, ▶ p.438

11.17.1 해부학과 연관통증

등쪽뼈사이근(배측골간근)

이는곳

모든 손허리뼈의 내면

닿는곳

- 각각의 근육에 상응한 첫마디뼈 바닥
- 제2-4손가락의 손가락등널힘줄

기능

- 제2-4손가락의 벌림
- 손허리손가락관절(중수지절관절)을 굽히고 몸쪽 · 먼쪽손가락사이관절을 편다.

신경지배

자신경 (Th1)

통증유발점의 위치/연관통증

바닥쪽뼈사이근을 참조

바닥쪽뼈사이근(장측골간근)

이는곳

제2 · 4 · 5손허리뼈

닿는곳

- 각각의 근육에 상응한 첫마디뼈 바닥
- 제2 · 4 · 5손가락의 손가락등널힘줄의 힘줄로 연결된다.

기능

- 제2 · 4 · 5손가락의 모음
- 손허리손가락관절을 굽히고 몸쪽 · 먼쪽손가락사이관절을 편다.

신경지배

자신경 (Th1)

통증유발점의 위치

손허리뼈의 사이

연관통증

- 집게손가락(극히 노쪽)과 손등(집게손가락의 등쪽뼈사이근의 통증유발점, 빈도가 매우 높다).
- 손가락의 노쪽

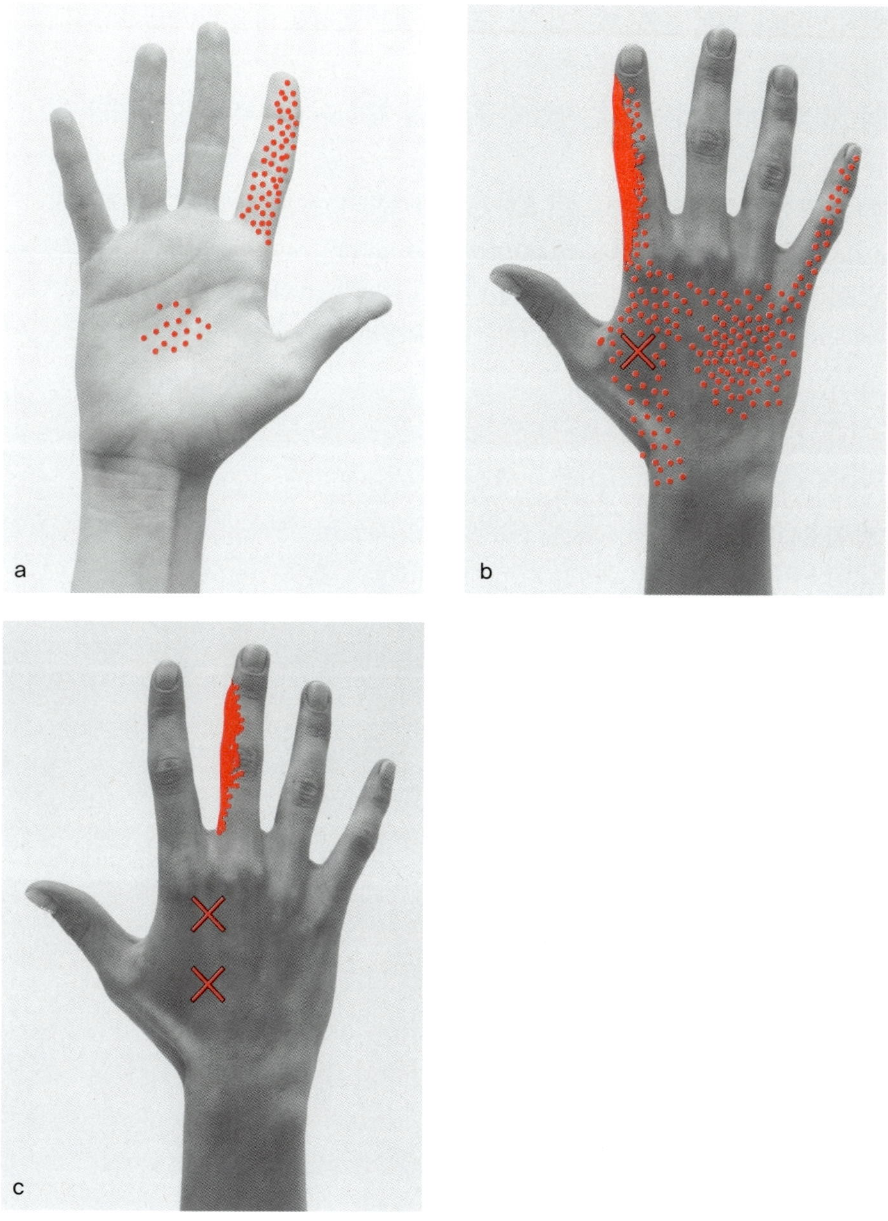

▶ 그림 11.33 a–c

11.17.2 정골치료적 진찰방법

문진

급성적인 과부하는 평소에 하지 않는 동작을 몇 번이나 하거나 어떤 움직임을 집중적으로 시행한 결과인 경우가 많다. 기타의 연주, 골프, 테니스 등, 물체를 잡는 동작을 힘을 주어 반복한 경우가 있다.

평소에 하지 않는 손작업이나 집중적인 손작업도 급성적인 과부하가 될 수 있다. 정원일, 산울타리의 가지치기, 나사못 돌리기 등.

만성적인 과부하는 평소에 하지 않는 스포츠(극단적인 아령훈련, 골프, 테니스, 스쿼시 등). 또는 손작업이나 가사(뜨개질, 걸레질 청소)에서부터 발생한다.

소견

통증유발점을 압박하여 통증을 유발한다.

검사와 기법

압박촉진 (▶ **그림 11.34**)

기법

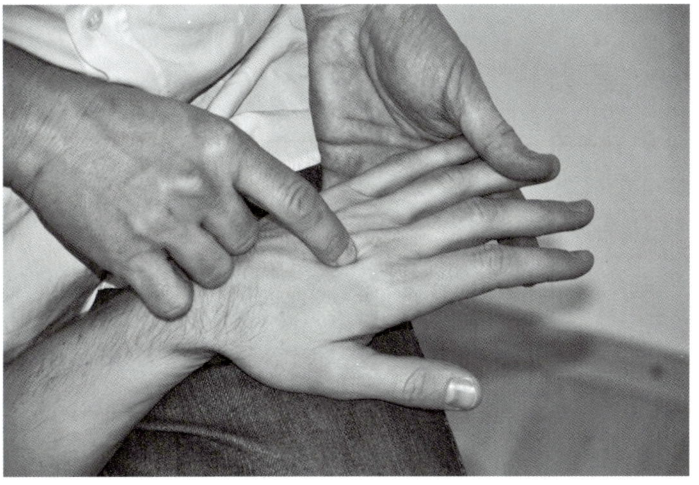

▶ **그림 11.34** 억제로 근육을 치료한다.

11.18
통증 가이드

▶ 표 11.1 및 ▶ 그림 11.35, ▶ 그림 11.36

▶ 표 11.1 아래팔 · 손의 통증

근육	빈도	페이지
새끼벌림근	매우 높다	▶ p.206
엄지모음근	매우 높다	▶ p.198
짧은노쪽손목폄근	매우 높다	▶ p.154
긴노쪽손목폄근	매우 높다	▶ p.150
자쪽손목폄근	매우 높다	▶ p.158
(온) 손가락폄근	매우 높다	▶ p.162
집게폄근	매우 높다	▶ p.166
노쪽손목굽힘근	매우 높다	▶ p.178
자쪽손목굽힘근	매우 높다	▶ p.182
깊은손가락굽힘근	매우 높다	▶ p.186
얕은손가락굽힘근	매우 높다	▶ p.186
등쪽뼈사이근	매우 높다	▶ p.210
바닥쪽뼈사이근	매우 높다	▶ p.210
엄지맞섬근	매우 높다	▶ p.202
원엎침근	매우 높다	▶ p.194
뒤침근	매우 높다	▶ p.170
큰가슴근	높다	▶ p.217
작은가슴근	높다	▶ p.222
빗장밑근	높다	▶ p.226
위팔근	낮다	▶ p.130
부리위팔근	낮다	▶ p.122
긴엄지굽힘근	낮다	▶ p.190
가시아래근	낮다	▶ p.94
넓은등근	낮다	▶ p.106
긴손바닥근	낮다	▶ p.174
앞톱니근	낮다	▶ p.242
위뒤톱니근	낮다	▶ p.234

▶ **표 11.1** 계속

근육	빈도	페이지
어깨밑근	낮다	▶ p.110
가시위근	낮다	▶ p.90
큰원근	낮다	▶ p.102
위팔세갈래근	낮다	▶ p.134
목갈비근군	낮다	▶ p.86

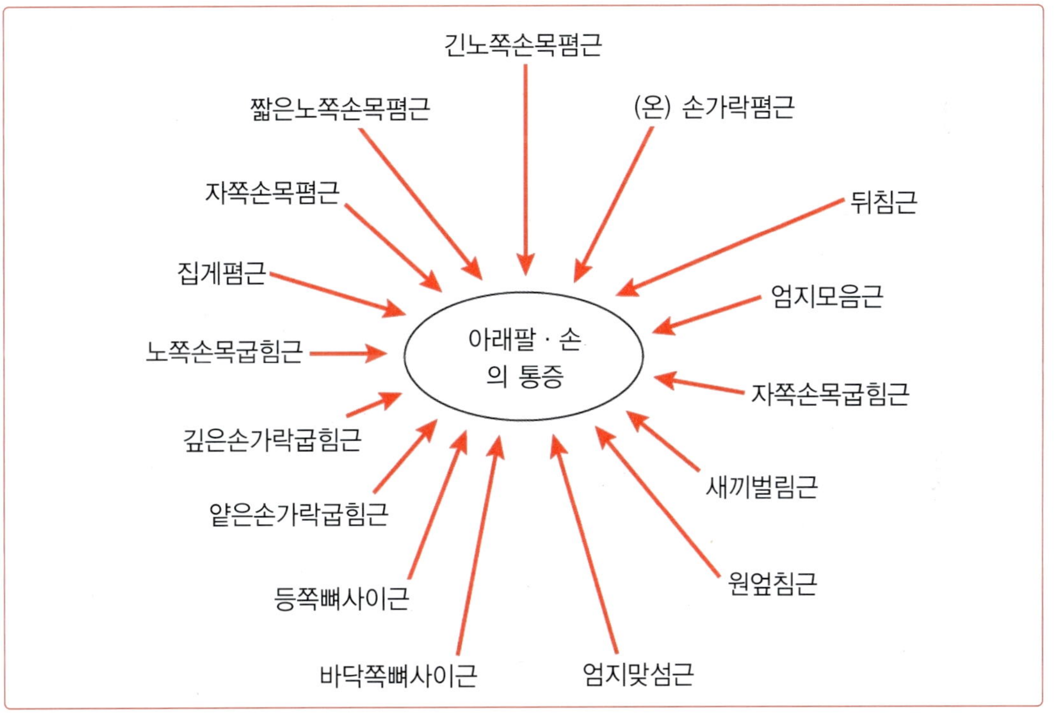

▶ **그림 11.35** 아래팔 · 손의 통증

그림의 화살표 : ➡ = 매우 높다, ➡ = 높다, ➡ = 낮다.

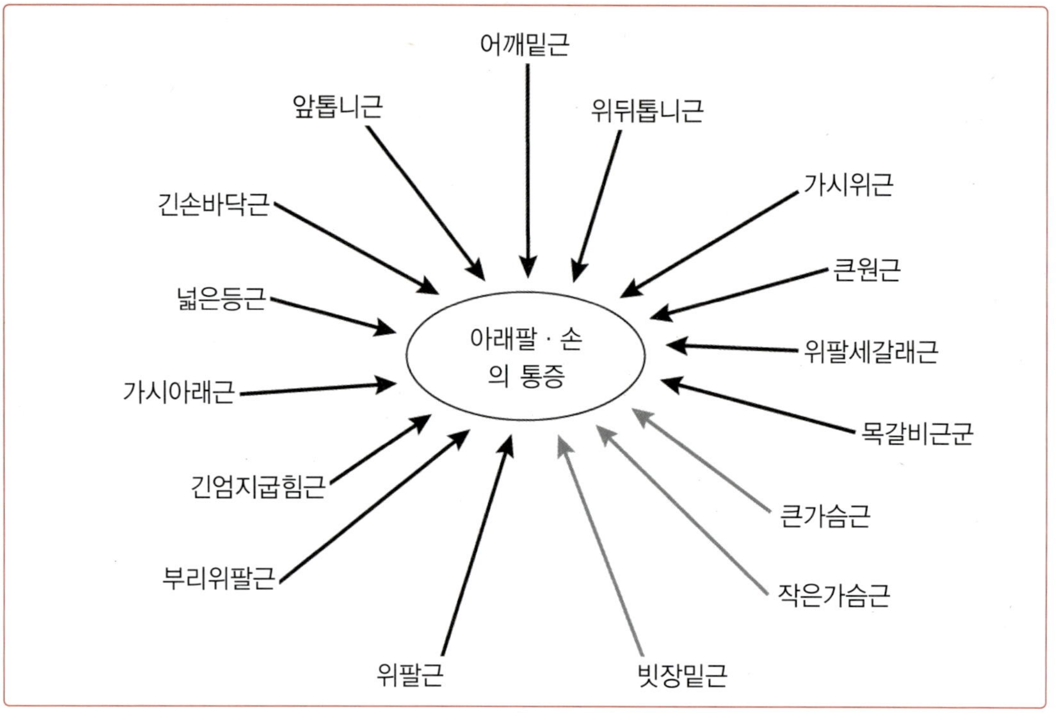

▶ **그림 11.36** 아래팔 · 손의 통증

그림의 화살표 : ➡ = 매우 높다. ➡ = 높다, ➡ = 낮다.

12 상부몸통의 통증

12.1 큰가슴근 (대흉근)

▶ 그림 12.1
해부도 ▶ 그림 16.24, ▶ p.439

12.1.1 해부학과 연관통증

이는곳

- 빗장뼈부분 : 빗장뼈 (복장뼈 쪽 1/2)
- 복장갈비부분 : 복장뼈자루와 복장뼈몸통의 가쪽, 제1–6갈비연골, 배바깥빗근(외복사근)의 널힘줄

닿는곳

- 위팔뼈 작은결절능선
- 어깨세모근 거친면 (배쪽)

기능

- 빗장뼈부분 : 어깨관절의 굽힘 · 모음
- 복장갈비부분 : 어깨관절의 모음 · 안쪽돌림, 들숨근육 (흡기근)

신경지배

안쪽 · 가쪽가슴근신경 (내측 · 외측흉근신경) (C6–8)

통증유발점의 위치

TP가 근육전체에 분포한다. 가쪽 근처나 겨드랑주름 부근의 TP는 집게촉진(pinch palpation)을 하면 좋다. 복장뼈 근처의 TP는 편평 촉진(flat palpation)으로 바로 알 수 있다.
"심박리듬장애"의 통증유발점 : 젖꼭지(유두)의 수직선과 복장뼈 가쪽모서리의 수직선의 중앙에서 오른쪽의 제5 · 6갈비뼈의 갈비사이 공간(늑간극)을 찾는다.

연관통증

- **빗장뼈부분의 통증유발점 :**
  - 어깨세모근부분의 배쪽
  - 빗장뼈부분 자체

- **복장갈비부분 가쪽의 통증유발점 :**
  - 가슴부분의 배쪽
  - 위팔의 안쪽 면
  - 안쪽위관절유기
  - 아래팔의 배쪽
  - 손의 자쪽 끝
  - 제3-5손가락의 바닥쪽면
- **복장갈비부분 안쪽의 통증유발점 :**
  - 복장뼈(정중선은 넘지 않는다), 인접한 가슴부위
- **복장갈비부분 꼬리쪽의 통증유발점 :**
  - 가슴부분의 배쪽. 젖꼭지와 경우에 따라 가슴 전체가 과민하다(특히, 여성)
- **"심박리듬장애"의 통증유발점 :**
  - 이 통증유발점은 심장 부정맥이 있는 경우에 일어나고 통증은 없다.

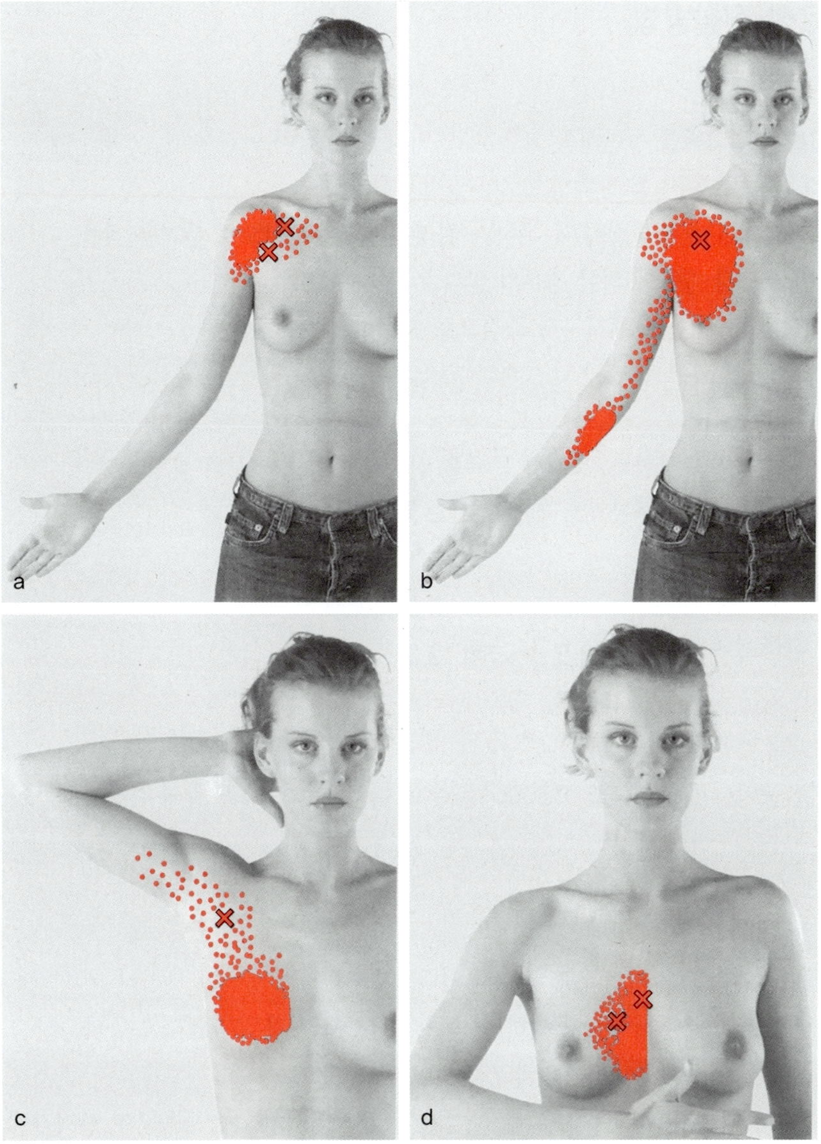

▶ 그림 12-1 a-d

12.1.2 정골치료적 진찰방법

문진

급성적인 과부하는 시트벨트 압박을 동반하는 교통사고, 낙상할 것 같아 난간을 잡는, 평소에 하지 않는 스포츠를 하는(근력훈련) 등의 외상으로부터 발생한다.

만성적인 과부하는 복장뼈결합(흉골결합)에 부하가 걸리는 자세, 몸 앞으로 무거운 짐을 들어 올리는 등, 동일한 자세나 행동에 의한 경우가 많다.
둥근어깨나 등이 굽어진 경우, 이 근육에서부터 중점으로 치료하기 시작한다.

소견

통증유발점을 압박하여 통증을 유발한다. 동시에 근육을 신장하면 통증이 보다 분명해진다.
통증이 상당히 급성인 경우, 근육을 신장하는 것만으로도 유발이 된다.

검사와 가법

신장과 통증유발점의 압박촉진 (▶ **그림 12.2**, ▶ **그림 12.3**)

감별진단 힌트

이 연관통증에서는 협심증이나 심근경색을 고려하고 경우에 따라서는 해명을 위해 검진을 권장하는 것이 좋다.

참고

협심증이나 심근경색에는 연관통증 이외에도 증상이 있다. 협심증은 신체적인 부하나 추위 등의 유발요인이 없어지거나 니트로 스프레이를 투여하면 증상이 감소하는 경우가 있다고 한다.

심근경색에서는 능력감소, 자율신경의 이상, 괴멸감 등이 있다.

앉은 자세나 선 자세에서의 "나쁜" 자세 즉, 등뼈의 심한 후만에 의해서 가슴근육군이 장기간에 걸쳐서 단축한다. 근육이 단축하면 대수롭지 않은 부하에서도 통증유발점이 발생하기 쉽다.
무거운 짐을 한번 들어 올린 것만으로 일어나는 경우도 있다.

관련되는 내장

심장

기법

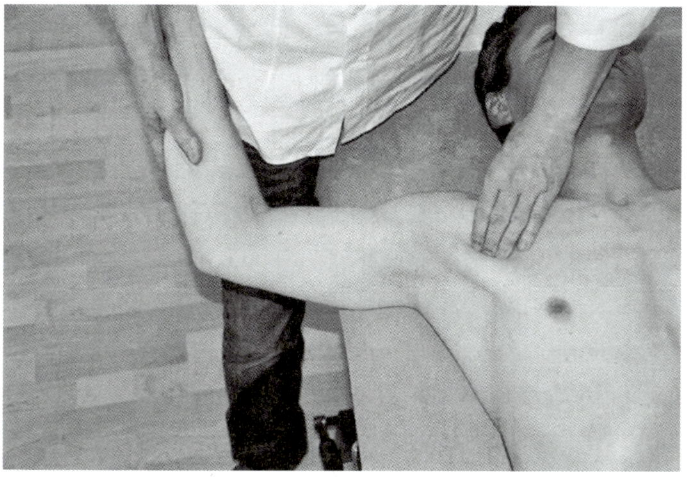

▶ **그림 12.2** 억제와 심부마찰로 통증유발점을 치료한다. 가로의 벌림으로 근육을 프리-스트레칭을 한다.

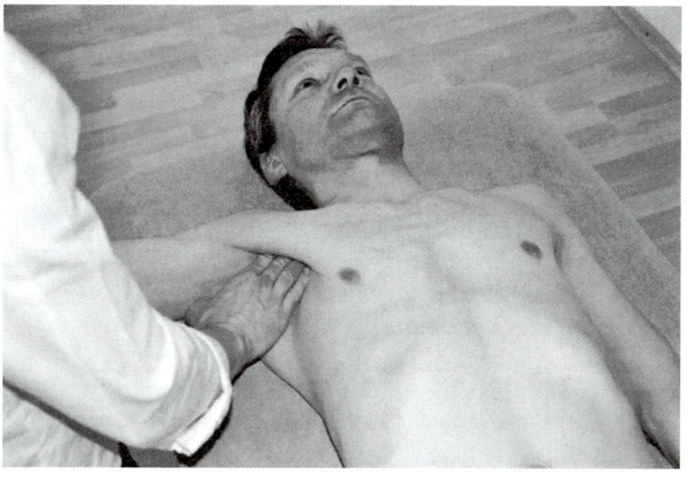

▶ **그림 12.3** 변형 (variant)

12.2
작은가슴근 (소흉근)

▶ **그림 12.4**
해부도 ▶ **그림 16.24**, ▶ p.439

12.2.1 해부학과 연관통증

이는곳
제3–5갈비뼈

닿는곳
어깨뼈의 부리돌기 (머리 안쪽)

기능
- 어깨뼈를 앞 아래쪽으로 당긴다.
- 어깨뼈를 고정할 때는 들숨근육

신경지배
안쪽 · 가쪽가슴근신경 (C6–8)

통증유발점의 위치
- TP 1 : 제4갈비뼈에 이는 근육 이는곳의 부근 (▶ **그림 16.24**)
- TP 2 : 힘살 · 힘줄의 이행부분에서 어깨뼈의 부리돌기의 약간 꼬리 쪽 (▶ **그림 16.24**)

연관통증
- 어깨세모근부분의 빼쪽
- 가슴우리 (흉곽)
- 위팔 · 팔꿈치 · 아래팔의 자쪽 면
- 제3–5손가락의 손바닥면

이 연관통증 패턴은 큰가슴근과 매우 유사하다.

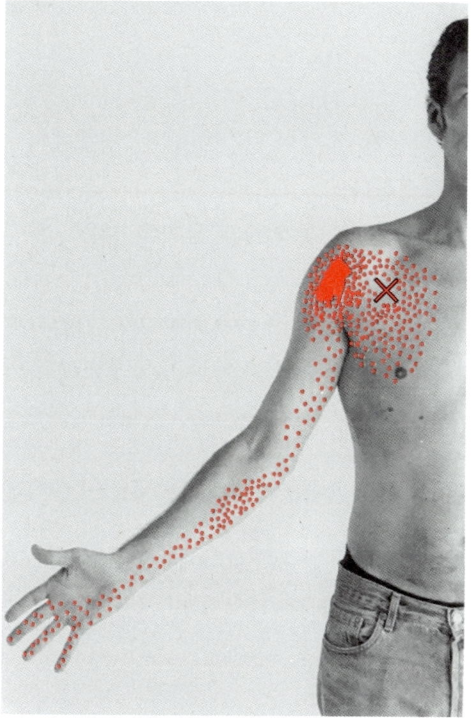

▶ 그림 12.4

12.2.2 정골치료적 진찰방법

문진

급성적인 과부하는 시트벨트 압박을 동반하는 교통사고, 낙상할 것 같아 난간을 잡는, 평소에 하지 않는 스포츠를 하는(근력훈련) 등의 외상으로부터 발생한다.

만성적인 과부하는 복장뼈결합(흉골결합)에 부하가 걸리는 자세, 몸 앞으로 무거운 짐을 들어 올리는 등, 동일한 자세나 행동에 의한 경우가 많다.

이 근육이 단축되면 어깨뼈와 늑골의 움직임을 굳게 만든다. 큰 가슴근이 단축되면 작은 가슴근도 따라서 단축되어 짧아지고, 수축과 이완동작을 잘 수행하지 못하게 되어 작은 가슴근 주위에 순환과 노폐물 정체의 문제가 생기면 신경혈관이 더욱 압박된다.

소견

통증유발점을 압박하여 통증을 유발한다. 동시에 근육을 신장하면 통증이 보다 분명해진다. 통증이 상당히 급성인 경우, 근육을 신장하는 것만으로 유발이 된다.

검사와 가법

액와부 림프 정체가 심한 경우 치료 대상 근육이다.
신장과 통증유발점의 압박촉진 (▶ **그림 12.5**)

감별진단 힌트

이 연관통증에서는 협심증이나 심근경색을 고려하고 경우에 따라서는 해명을 위해 검진을 권장하는 것이 좋다.

참고

협심증이나 심근경색에는 연관통증 이외에도 증상이 있다. 협심증은 신체적인 부하나 추위 등의 유발요인이 없어지거나 니트로 스프레이를 투여하면 증상이 감소하는 경우가 있다고 한다.

심근경색에서는 능력감소, 자율신경의 이상, 괴멸감 등이 있다.

앉은 자세나 선 자세에서의 "나쁜" 자세 즉, 등뼈의 심한 후만에 의해서 가슴근육군이 장기간에 걸쳐서 단축한다. 근육이 단축하면 대수롭지 않은 부하에서도 통증유발점이 발생하기 쉽다. 무거운 짐을 한번 들어 올린 것만으로 일어나는 경우도 있다.

관련되는 내장

심장

기법

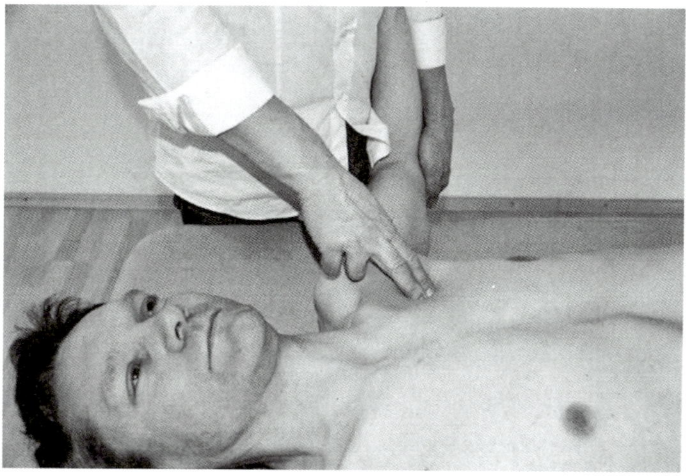

▶ **그림 12.5** 억제와 심부마찰로 통증유발점을 치료한다.

12.3 빗장밑근 (쇄골하근)

▶ 그림 12.6
해부도 ▶ 그림 16.24, ▶ p.439

12.3.1 해부학과 연관통증

이는곳
제1갈비뼈 (연골과 뼈의 경계)

닿는곳
빗장뼈의 중간 1/3에서 아랫면

기능
빗장뼈를 아래쪽으로 당긴다.

신경지배
빗장밑근신경 (C5–6)

통증유발점의 위치
근육 닿는곳의 부근

연관통증
- 어깨 · 위팔의 배쪽부분
- 아래팔의 노쪽
- 제1–3손가락의 손바닥면과 손등면

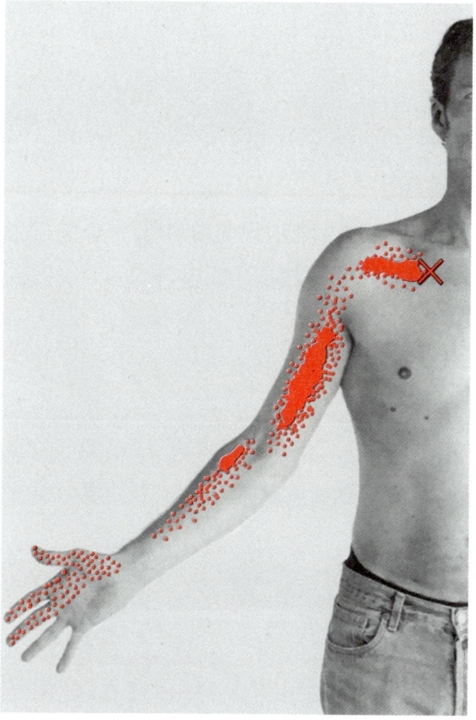

▶ 그림 12.6

12.3.2 정골치료적 진찰방법

문진

급성적인 과부하는 시트벨트 압박을 동반하는 교통사고, 낙상할 것 같아 난간을 잡는, 평소에 하지 않는 스포츠를 하는(근력훈련) 등의 외상으로부터 발생한다.

만성적인 과부하는 복장뼈결합(흉골결합)에 부하가 걸리는 자세, 급성/만성폐색성/구속성 폐질환 때에 호흡보조근이 많이 사용되는 등, 동일한 자세나 행동에 의한 일이 많다.

소견

통증유발점을 압박하여 통증을 유발한다.

검사와 기법

압박촉진 (▶ **그림 12.7**)

감별진단 힌트

손목굴증후군 (수근관증후군)

참고

이 연관통증은 손목굴증후군에서 나타나는 통증과 유사하다.

연관되는 내장

빗장밑근은 가로막신경가지(횡격신경지)의 지배를 받는 일이 흔히 있다. 거기서부터 아래의 장기와 관계가 있다.

- 간
- 쓸개

기법

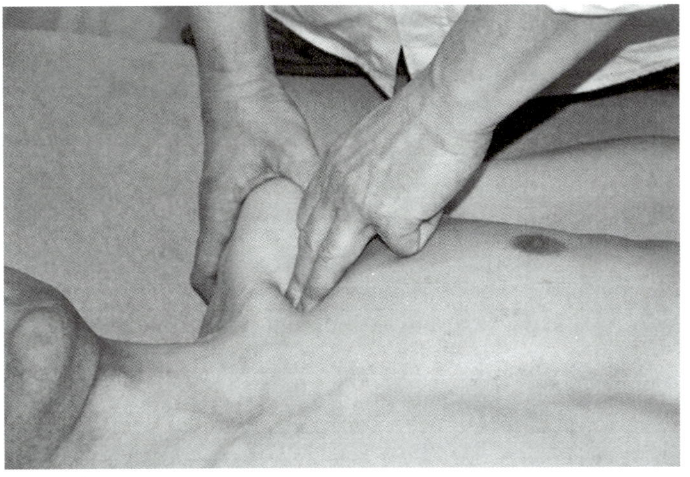

▶ **그림 12.7** 억제와 심부마찰로 통증유발점을 치료한다.

12.4 복장근 (흉골근)

▶ **그림 12.8**

이 근육은 20명에 1명만 관찰된다.

12.4.1 해부학과 연관통증

이는곳

가슴근막(흉근막) 또는 목빗근막의 한쪽이나 양쪽에 있고 이는곳은 복장뼈부분의 머리 쪽 등

닿는곳

제3–7갈비연골 사이, 가슴근막, 배곧은근막 등 다양하다.

기능

불명. 근막 긴장의 가능성이 있다.

신경지배

안쪽가슴근신경(C6–8) 또는 갈비사이신경(늑간신경)

통증유발점의 위치

통증유발점은 힘살 전체에서 발생할 가능성이 있다. 대부분은 복장뼈의 중간부분

연관통증

- 복장뼈 전체, 경우에 따라서 복장뼈 밑에도
- 상부가슴
- 위팔 · 팔꿈치의 배쪽

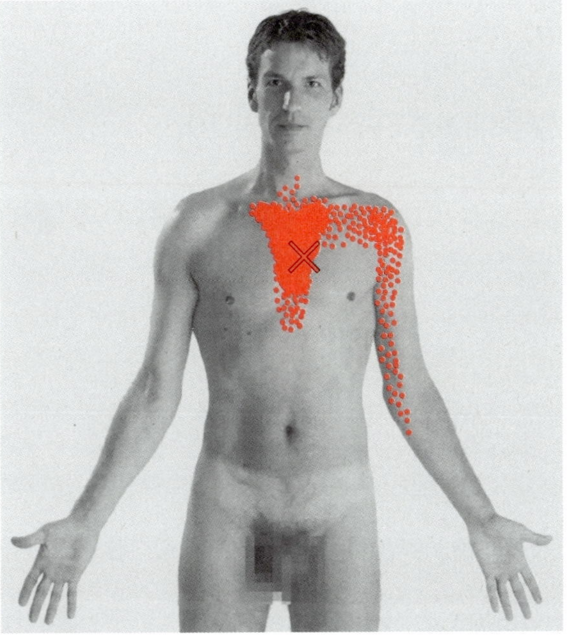

▶ 그림 12.8

12.4.2 정골치료적 진찰방법

문진
이 근육의 통증유발점은 복장뼈 뒤 통증이나 복장뼈의 표면통증으로서 나타난다.

소견
통증유발점을 압박하여 통증을 유발한다.

검사와 기법
압박촉진 (▶ **그림 12.9**)

감별진단 힌트
이 연관통증에서는 협심증이나 심근경색을 고려하고 경우에 따라서 해명을 위해 검진을 권장하는 것이 좋다.

위식도역류증과 티쩨증후군(Tietze syndrome)도 고려할 것.

참고
협심증이나 심근경색에는 연관통증 이외에도 증상이 있다. 협심증은 신체적인 부하나 추위 등의 유발요인이 없어지거나 니트로 스프레이를 투여하면 증상이 감소된다고 한다.

심근경색에서는 능력감소, 자율신경의 이상, 괴멸감 등이 있다.

관련되는 내장
심장

기법

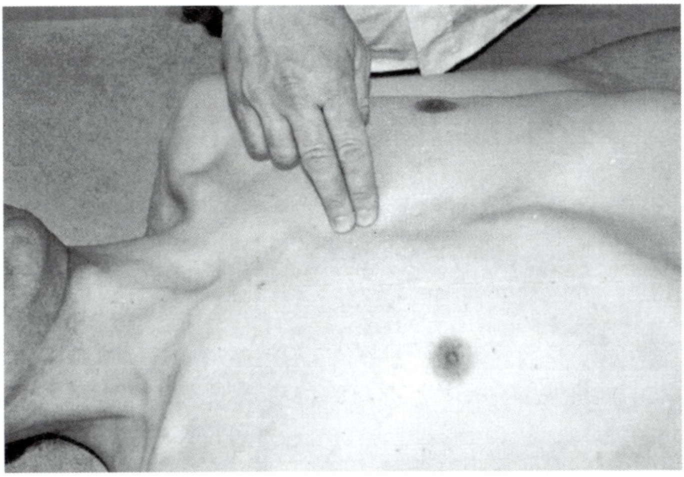

▶ **그림 12.9** 억제로 통증유발점을 치료한다.

12.5 위뒤톱니근 (상후거근)

▶ 그림 12.10, ▶ 그림 12.11
해부도 ▶ 그림 16.25, ▶ p.440

12.5.1 해부학과 연관통증

이는곳

제7목뼈에서부터 제2등뼈의 가시돌기와 가시끝인대

닿는곳

제2–5갈비뼈의 바깥면 (뒤쪽)

기능

깊은 들숨 때의 들숨근육

신경지배

Th2–5의 척수신경 앞가지

통증유발점의 위치

중간위치이고 어깨뼈의 가시위오목과 같은 높이, 어깨뼈가시의 부근에 있고 몸통 벽의 등쪽으로 투사된다. 촉진(palpation)에는 어깨를 앞으로 돌출하여 통증유발점을 겉으로 낼 필요가 있다.

연관통증

- 어깨뼈의 아래, 위 1/2
- 어깨세모근의 등쪽
- 위팔의 등쪽
- 아래팔의 자쪽 면
- 팔꿈치의 등쪽
- 새끼두덩 · 제5손가락부분의 손등면과 손바닥면
- 가슴근부분

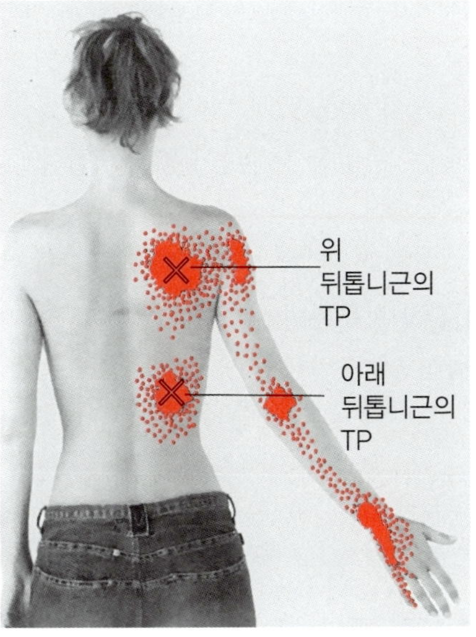

▶ 그림 12.10

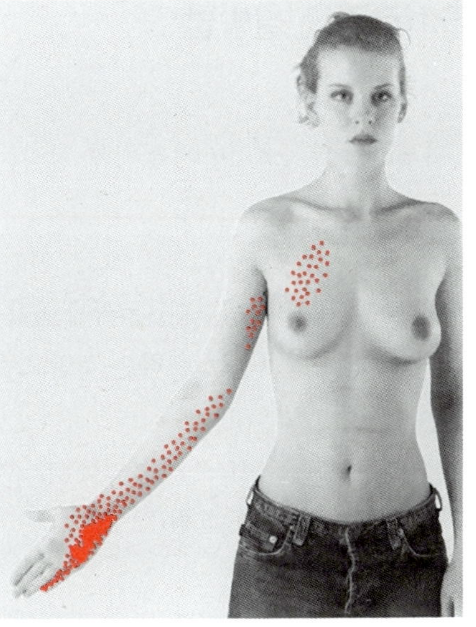

▶ 그림 12.11

12.5.2 정골치료적 진찰방법

문진

급성 · 만성적인 과부하는 복장뼈결합에 부하가 걸리는 자세 등, 동일한 자세나 행동에 의한다.

소견

통증유발점을 압박하여 통증을 유발한다. 동시에 근육을 신장하면 통증이 분명해진다.
통증이 상당히 급성인 경우, 근육을 신장하는 것만으로 유발이 된다.

검사와 기법

신장과 통증유발점의 압박촉진 (▶ **그림 12.12**)

참고

앉은 자세나 선 자세에서의 "나쁜" 자세, 즉 등뼈의 심한 후만에 의해서 상부의 등근육군이 장기간에 걸쳐서 과다신장을 한다. 근육이 과다신장을 하면 대단하지 않은 부하로도 통증유발점이 발생하기 쉽다.

관련되는 내장

- 심장
- 폐

기법

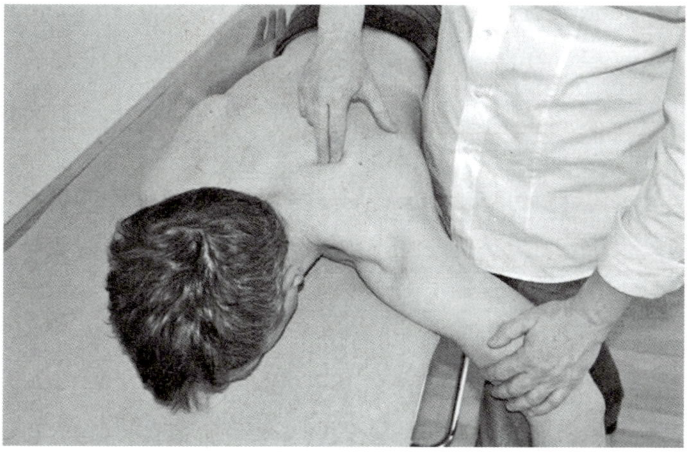

▶ **그림 12.12** 억제와 심부마찰로 통증유발점을 치료한다. 어깨뼈를 앞으로 돌출하고 어깨를 눕혀서 근육을 촉진하기 쉽게 한다. (등세모근과 마름근을 통해서).

12.6
아래뒤톱니근 (하후거근)

▶ 그림 12.13
해부도 ▶ 그림 16.25, ▶ p.440

12.6.1 해부학과 연관통증

이는곳
제11등뼈에서부터 제2허리뼈의 가시돌기와 가시끝인대

닿는곳
제9-12갈비뼈의 바깥면 (뒤쪽)

기능
깊은 날숨 때의 날숨근육

신경지배
Th9-12에 있는 척수신경 앞가지

통증유발점의 위치
갈비뼈에 있는 닿는곳 부근의 힘살

연관통증
하부갈비뼈 주위의 아래뒤톱니근(하후거근)부분

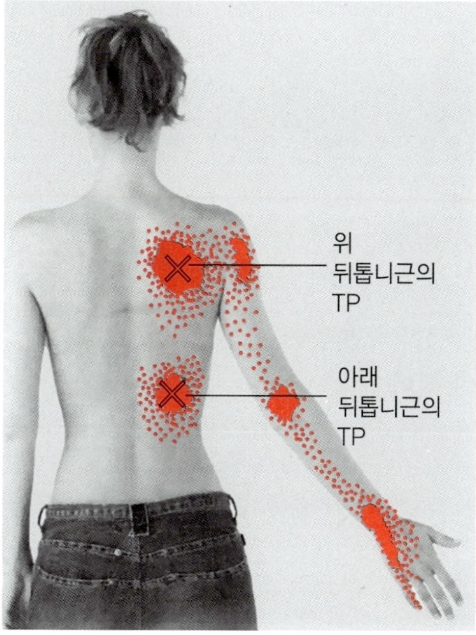

▶ 그림 12.13

12.6.2 정골치료적 진찰방법

문진

급성적인 과부하는 중량물 운반에 의한 외상 때에 급성요통을 동반하는 형태로 관찰된다. 만성적인 과부하는 척주측만증 등 척주의 만곡에 의한다.

소견

통증유발점을 압박하여 통증을 유발한다. 동시에 근육을 신장하면 통증은 보다 명백해진다. 통증이 상당히 급성인 경우 근육을 신장하는 것만으로 유발이 된다.

검사와 기법

신장과 통증유발점의 압박촉진 (▶ **그림 12.14**)

감별진단 힌트

중량물 운반에 의한 외상이 있는 경우, 관절의 기능장애를 치료하여 반사성의 과다긴장을 감소시킬 필요가 있다.

관련되는 내장

- 콩팥 (신장)
- 십이지장
- 이자 (췌장)
- 빈창자 (공장), 돌창자 (회장)
- 잘록창자 (결장)
- 자궁

기법

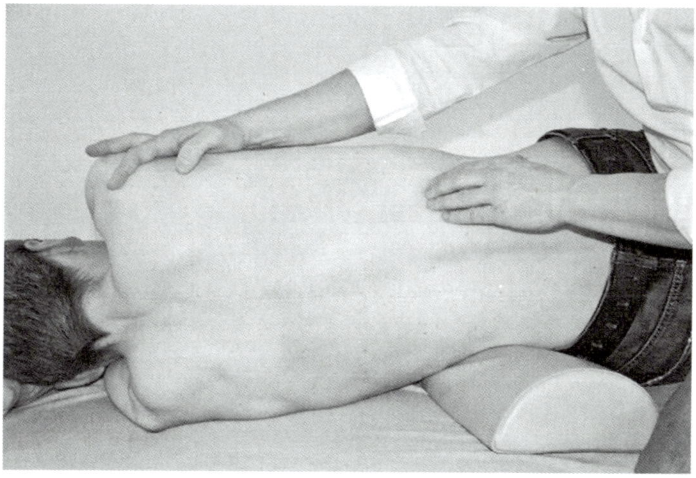

▶ **그림 12.14** 억제와 심부마찰로 통증유발점을 치료한다. 반대쪽으로 옆굽힘(측굴)을 하는 형태로 눕히고 근육을 프리-스트레칭을 한다.

12.7
앞톱니근 (전거근)

▶ 그림 12.15
해부도 ▶ 그림 16.26, ▶ p.440

12.7.1 해부학과 연관통증

이는곳
빗장뼈 중간선부분에 있는 제1-9갈비뼈와 갈비사이 공간

닿는곳
어깨뼈의 안쪽모서리

기능
- 어깨뼈를 배 가쪽으로 당긴다.
- 들숨보조근

신경지배
- 긴가슴신경 (장흉신경) (C5-7)
- 갈비사이신경 (늑간신경)

통증유발점의 위치
제5 또는 제6갈비뼈에서부터 시작하는 근육부분, 중간겨드랑선(중액와선)의 부근

연관통증
- 중부가슴의 앞 가쪽
- 어깨뼈 아랫각의 안쪽
- 위팔 · 아래팔의 안쪽
- 손바닥과 제4-5손가락

스포츠 등에서 호흡이 깊어지면, 몸통 측면에 찌르는 것 같은 통증이 발생하는 경우가 있다.

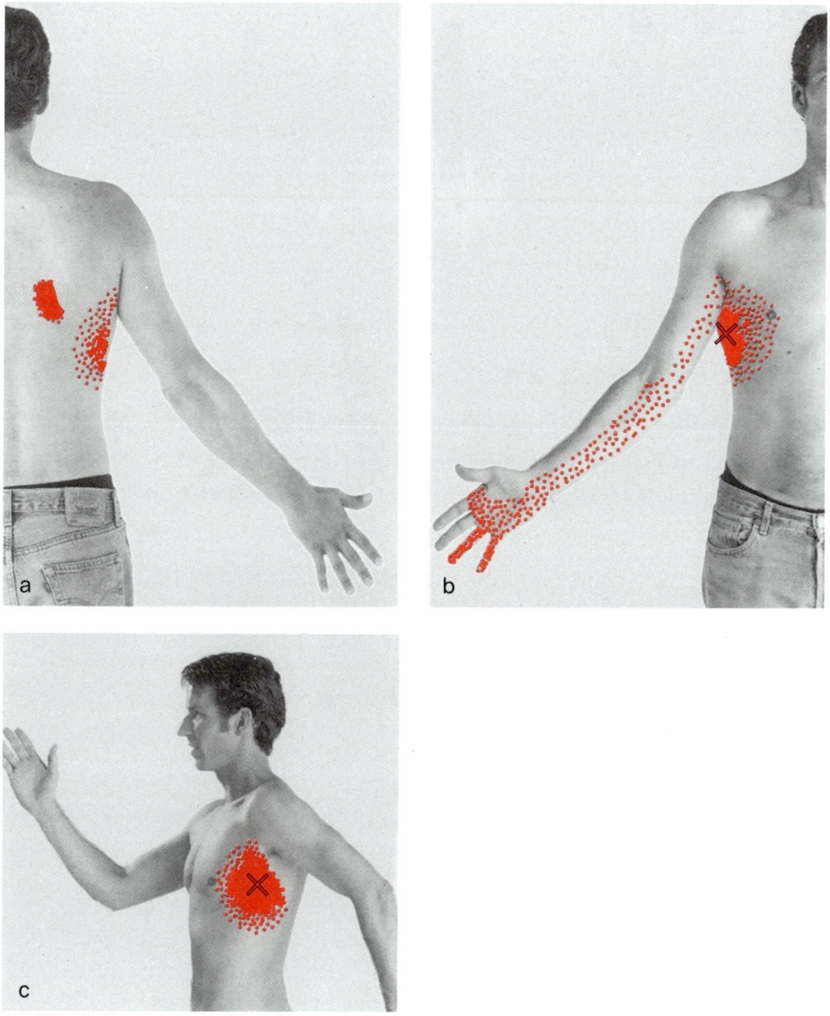

▶ 그림 12.15 a–c

12.7.2 정골치료적 진찰방법

문진

급성, 만성적인 과부하는 외상으로부터 발생한다. 예로서 낙상할 것 같아 난간을 잡는, 평소에 하지 않는 스포츠를 하는, 또는 정원일이나 피트니스 트레이닝을 지나치게 하는 등.

소견

통증유발점을 압박하여 통증을 유발한다. 동시에 근육을 신장하면 통증이 보다 명백해진다. 통증이 상당히 급성인 경우, 근육을 신장하는 것만으로 유발이 된다.
늑골 부착근들은 모두 호흡과 중요 관련이 있다. 앞톱니근이 단축되면 흡기 시 흉곽 개폐가 축소되며 어깨뼈의 움직임과 위치에 문제가 발생하여 어깨통증이 일어날 수 있다.

검사와 기법

늑골부이므로 뼈가 약하거나 골다공증 여성에게는 주의해서 실행한다.
신장과 통증유발점의 압박촉진 (▶ **그림 12.16**)

관련되는 내장

심장

기법

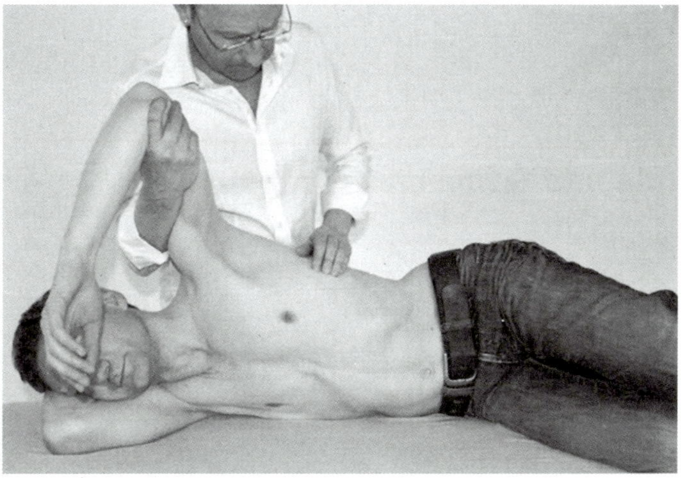

▶ **그림 12.16** 억제로 근육을 치료한다.

12.8 척주세움근 (척주기립근)

▶ 그림 12.17, ▶ 그림 12.18, ▶ 그림 12.19

12.8.1 해부학과 연관통증

엉덩갈비근 (장늑근)

▶ 그림 12.17

이는곳

- 엉치뼈 (천골)
- 엉덩뼈능선 (장골능선)
- 허리뼈(요추)의 가시돌기
- 등허리근막 (흉요근막)
- 갈비뼈각 (늑골각)

닿는곳

중부목뼈의 가로돌기의 머리 쪽 · 꼬리 족, 또는 허리 · 가슴의 갈비뼈각

기능

- 척주의 옆굽힘
- 척주의 폄

신경지배

분절의 척수신경 뒤가지

통증유발점의 위치/연관통증

가시근(극근)을 참조

가장긴근 (최장근)

▶ 그림 12.18

이는곳
- 가로돌기
- 엉치뼈
- 엉덩뼈능선
- 허리뼈의 가시돌기와 젖꼭지돌기 (mammillary process)

닿는곳
- 이는곳에서부터 머리 쪽에 있는 가로돌기
- 꼭지돌기 (mastoid process)
- 제2-12갈비뼈의 갈비돌기(늑골돌기)와 덧돌기(부돌기)

기능
척주의 폄

신경지배
분절의 척수신경 뒤가지

통증유발점의 위치/연관통증
가시근을 참조

가시근

▶ 그림 12.19

이는곳
척주의 가시돌기

닿는곳
이는곳보다 머리쪽에 있는 척추뼈 6개의 가시돌기

기능
척주의 옆굽힘

신경지배
분절의 척수신경 뒤가지

통증유발점의 위치
척주세움근의 전체에 분포할 가능성이 있다. 이 통증유발점을 찾으려면 가시돌기의 과민성을 촉진 가능하고, 그것과 연결되는 척주세움근에 활동성 통증유발점이 발견된다는 것을 알아두면 좋다.

연관통증
- 엉덩갈비근(중부가슴부분)의 통증유발점 : 어깨부분과 가슴벽 가쪽을 머리쪽으로
- 엉덩갈비근(하부가슴부분)의 통증유발점 : 어깨뼈를 지나서 머리쪽으로, 복부와 상부허리뼈를 앞쪽으로
- 엉덩갈비근(허리부분)의 통증유발점 : 중부복기부분을 꼬리쪽으로
- 가장긴근의 통증유발점 : 볼기부분과 엉치엉덩관절(천장관절)부분으로
- 가시근의 통증유발점 : 통증은 통증유발점의 주위로 집중

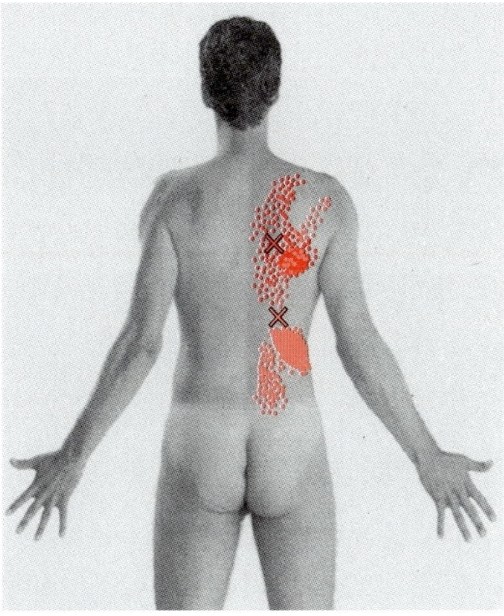

▶ 그림 12.17

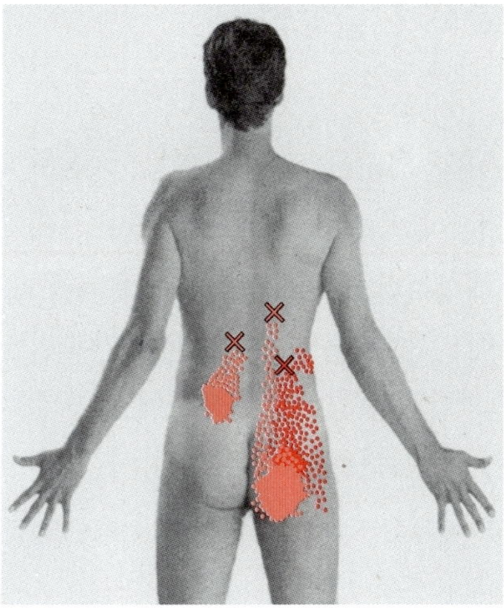

▶ 그림 12.18

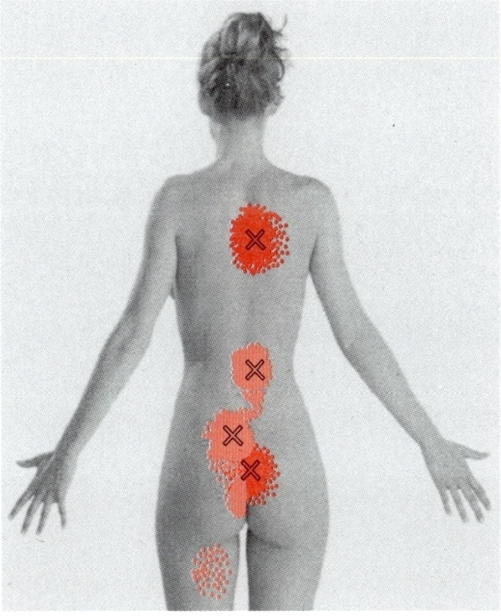

▶ 그림 12.19

12.8.2 정골치료적 진찰방법

문진

급성적인 과부하는 가벼운 짐이라도 등에 부하가 걸리는 형태로 들어 올린 경우 등에 발생한다. 척주가 완전히 굽고 경우에 따라서는 돌림(회전)도 더해지거나 팔이 완전히 펴진 상태이다. 예 : 자동차의 트렁크에서부터 케이스에 들어간 음료를 꺼낸다. 또한 아침에 옷을 갈아입는 일상의 동작에 의한 일도 매우 많다. 돌기사이관절(추간관절)에 급성 기능장애가 일어나 분절의 등근육군이 반사성의 과다긴장에 이르기 때문에 통증유발점이 발생한다.

만성적인 과부하는 개인용 컴퓨터작업이나 장시간의 비행기 이동 등, 동일한 자세나 동작의 지속에 의한 경우가 많다.

소견

통증유발점을 압박하여 통증을 유발한다. 동시에 근육을 신장하면 통증이 보다 명백해진다. 통증이 상당히 급성인 경우, 근육을 신장하는 것만으로도 유발이 된다.

검사와 기법

신장과 통증유발점의 압박촉진 (▶ **그림 12.20**)

참고

인간에게는 운동기관이 있다. 그러나 일의 세계에서는 많은 사람이 앉은 채로 일해야 한다. 척주의 만성적인 과부하를 피하려면 앉아서 지내는 매일에 대해서 움직여 균형을 잡는 것이 필요하다. 산다는 것은 움직이는 것이다.

관련되는 내장

- 빈창자, 돌창자
- 잘록창자
- 콩팥
- 방광
- 자궁
- 난소
- 전립샘

기법

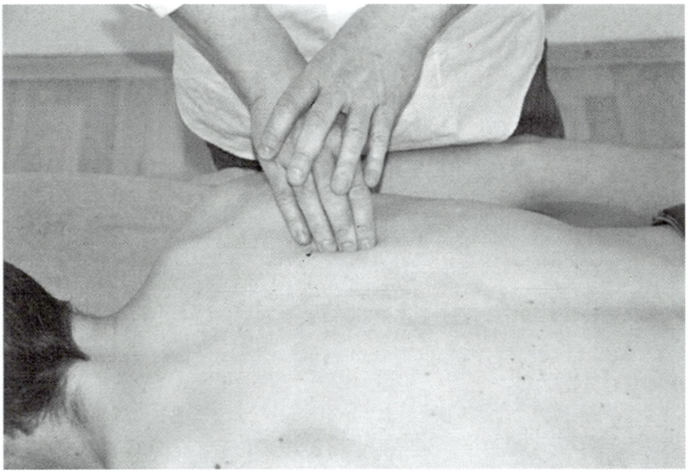

▶ **그림 12.20** 억제와 심부마찰로 통증유발점을 치료한다.

12.9 배곧은근 (복직근), 배속빗근 (내복사근), 배바깥빗근 (외복사근), 배가로근 (복횡근), 배세모근 (추체근)

▶ 그림 12.21, ▶ 그림 12.22, ▶ 그림 12.23, ▶ 그림 12.24

12.9.1 해부학과 연관통증

배곧은근

이는곳

- 두덩뼈능선 (치골능선)
- 두덩결합 (치골결합)

닿는곳

- 제5–7갈비연골
- 갈비활(늑골궁)의 안쪽부분
- 칼돌기(검상돌기)의 뒷면

기능

- 몸통의 굽힘
- 복부의 가압
- 강제날숨

신경지배

Th7–12의 척수신경 앞가지

통증유발점의 위치/연관통증

배세모근을 참조

배속빗근

이는곳

- 등허리근막
- 엉덩뼈능선의 앞 2/3
- 샅고랑인대(서혜인대)의 가쪽 2/3

닿는곳

- 갈비활
- 배곧은근집(복직근초)의 앞엽(전엽)과 뒤엽(후엽)
- 두덩뼈능선과 두덩근선(치골근선)으로 향해서 힘줄모양으로

기능

- 몸통의 옆굽힘
- 몸통의 같은 쪽 돌림 (반대쪽의 근육과 함께)
- 복부의 가압
- 강제날숨
- 샅굴(서혜관)의 보강

신경지배

Th7-12의 척수신경 앞가지

통증유발점의 위치/연관통증

배세모근을 참조

배바깥빗근

이는곳

제5-12갈비뼈 바깥면의 배쪽

닿는곳

- 엉덩뼈능선
- 샅고랑인대
- 두덩뼈결절
- 두덩뼈능선
- 백색선 (백선)

기능

- 몸통의 옆굽힘
- 몸통의 반대쪽 돌림 (반대쪽의 근육과 함께)
- 복부의 가압
- 강제날숨

신경지배

Th7-12의 척수신경 앞가지

통증유발점의 위치/연관통증

배세모근을 참조

배가로근

이는곳

- 하부갈비뼈의 내면
- 등허리근막
- 엉덩뼈능선의 앞 2/3
- 샅고랑인대의 바깥 1/2

닿는곳
- 배곧은근집의 앞엽과 뒤엽
- 두덩뼈능선
- 두덩빗 (치골즐)

기능
- 복부의 가압
- 강제날숨
- 샅굴(서혜관)의 보강

신경지배
Th7-12의 척수신경 앞가지

통증유발점의 위치/연관통증
배세모근을 참조

배세모근

이는곳
두벙뼈능선, 배곧은근 닿는곳의 배쪽

닿는곳
백색선의 먼쪽

기능
배곧은근집의 보강

신경지배
- 갈비밑신경 (늑하신경) (Th12)
- 복근

통증유발점의 위치
복근 전체에 분포한다. 그림 12.21-12.24에서는 흔히 있는 통증유발점의 위치를 나타낸다.

연관통증
복근군에는 다수의 통증유발점이 존재한다는 것이 일반적으로 확인되어 있으며 어느 것도 통증유발점 주위에 통증이 거의 국한된다. 게다가 복근의 통증유발점은 오심, 구토, 월경곤란 등, 내장의 증상도 몇 가지 일으킨다. 연관통증이 정중선을 넘어서는 것도 특징이다.

그러나 복근에서도 몇 가지의 통증 패턴을 정의할 수 있다.

- **배바깥빗근(갈비뼈부분)의 통증유발점 :**
  - "심장의 통증"
  - 식도열공탈장과 유사한 증상
  - 다른 복부에 파급하는 상복부의 통증
- **아랫배벽(하복벽)의 통증유발점[배벽근(복벽근) 모두] :**
  - 샅굴부분, 정소, 음순의 통증
  - 기타의 복부
- **두덩뼈의 위모서리와 샅고랑인대의 가쪽 1/2을 따라가는 통증유발점(배속빗근과 배곧은근) :**
  - 방광 경련을 포함하는 방광부분의 통증
  - 샅굴부분의 통증
  - 요폐
- **배가로근(갈비뼈 닿는곳의 부근)의 통증유발점 :**
  - 갈비활 사이의 상복부
- **배곧은근(배꼽의 위쪽)의 통증유발점 :**
  - 등허리 이행부분과 같은 높이의 등을 가로지르는 띠 모양의 통증
- **배곧은근(배꼽과 같은 높이이고 근육의 가쪽모서리)의 통증유발점 :**
  - 복부의 경련과 급경련통(colicky pain)모양의 통증
  - 정해진 패턴이 없는 앞배벽의 통증
- **배곧은근(배꼽의 아래쪽)의 통증유발점 :**
  - 월경곤란
  - 엉치뼈와 같은 높이의 등을 가로지르는 띠 모양의 통증
- **배세모근의 통증유발점 :**
  - 두덩결합에서부터 배꼽 사이, 정중선의 부근

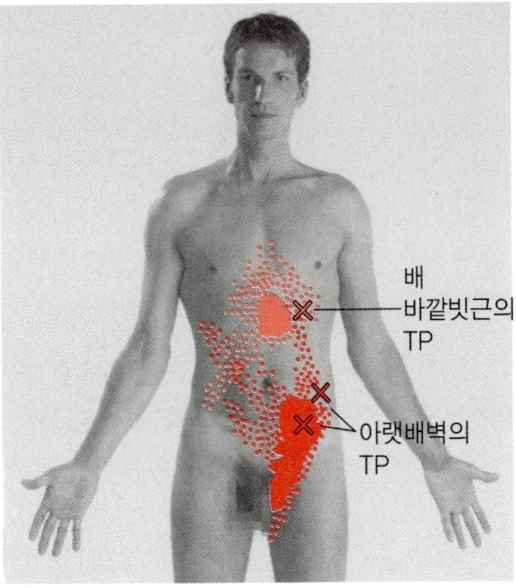

▶ 그림 12.21

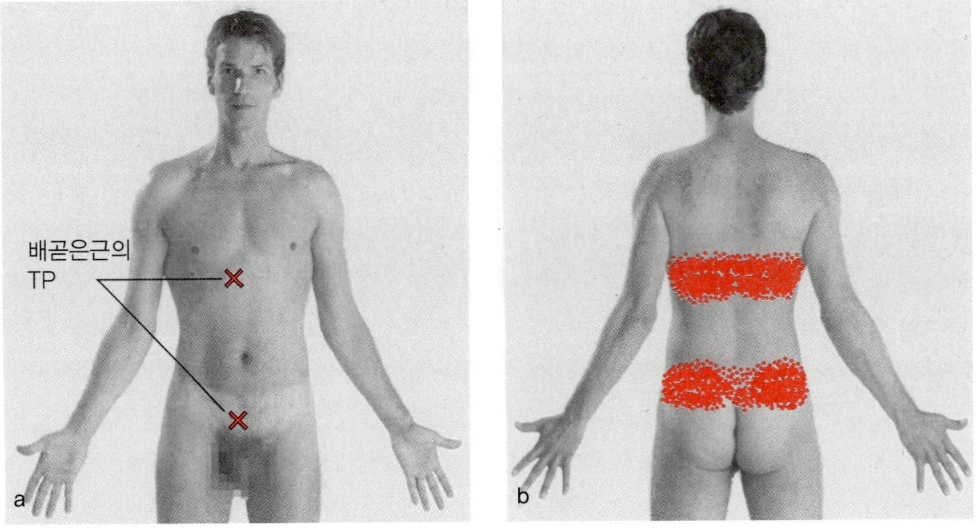

▶ 그림 12.22 a, b

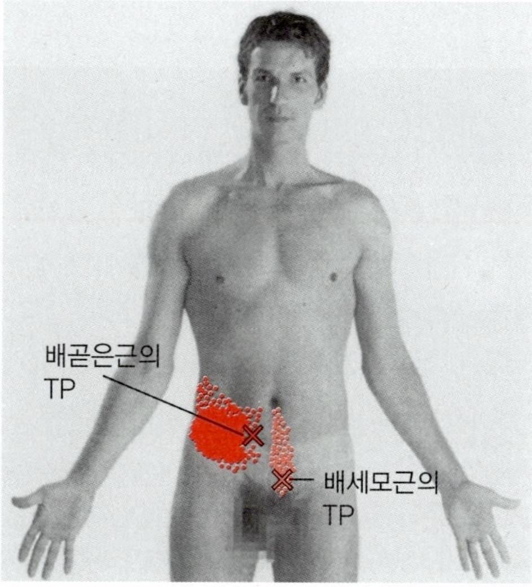

▶ 그림 12.23

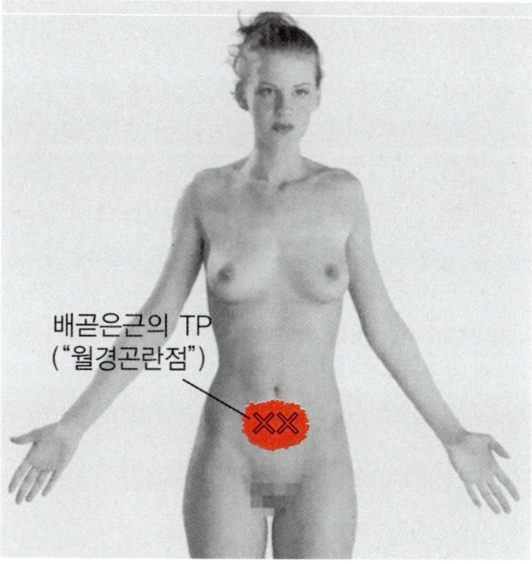

▶ 그림 12.24

12.9.2 정골치료적 진찰방법

문진

급성적인 과부하는 가령 가벼운 짐이라도 척주를 회전시켜 등에 부하가 걸리는 형태로 들어 올린 경우 등에 발생한다. 예 : 자동차의 트렁크에서부터 케이스에 들어간 음료를 꺼낸다. 또한 아침에 옷을 갈아입는 일상의 동작에 의한 일도 매우 많다. 돌기사이관절에 급성 기능장애가 일어나 분절의 배근육군이 반사성의 과다긴장에 이르기 때문에 통증유발점이 발생한다.

마찬가지로 극단적인 복근훈련, 평소에 하지 않는 스포츠도 급성 · 만성적인 과부하의 원인이 된다. 앉은 채로 책상에서의 작업으로 복장뼈결합에 부하가 걸리는 자세를 취하고 있어도 통증유발점이 발생한다.

소견

통증유발점을 압박하여 통증을 유발한다. 동시에 근육을 신장하면 통증이 보다 명백해진다. 통증이 상당히 급성인 경우, 근육을 신장하는 것만으로도 유발이 된다.

검사와 기법

신장과 통증유발점의 압박촉진 (▶ **그림 12.25**)

참고

인간에게는 "운동기관"이 있다. 그러나 일의 세계에서는 많은 사람이 앉은 채로 일해야 한다. 척주의 만성적인 과부하를 피하려면 앉아서 지내는 매일에 대해서 움직여 균형을 잡는 것이 필요하다. 산다는 것은 움직이는 것이다.

척주가 심하게 후만을 한 "나쁜" 자세를 계속하고 있으면 복근군이 단축한다. 이 근육이 머리 위 작업, 배드민턴 등에서 단번에 신장위치가 된 경우, 상당히 높은 확률로 급성적인 과부하가 발생한다. 이것은 최초에 근육통으로서 느껴진다. 그 후, 일상의 동작으로부터 복근의 신장력이 상실되어 통증유발점이 발생한다.
편한 호흡을 할 수 있게 하는 대단히 중요한 근육군이다.

관련되는 내장

- 간
- 쓸개
- 위
- 이자(췌장)
- 지라(비장)
- 십이지장

- 빈창자, 돌창자
- 잘록창자
- 콩팥
- 자궁
- 난소

급성복증(acute abdomen)에서는 배벽이 경화한다. 이것은 분절의 내장 체성반사로서 설명할 수 있다. 같은 분절에 속하는 내장의 복막자극에 대해서 복근은 과다긴장의 고정으로 반응한다.

내장질환이 치유된 후도 복근의 통증유발점이 반복해서 발생한다.

기법

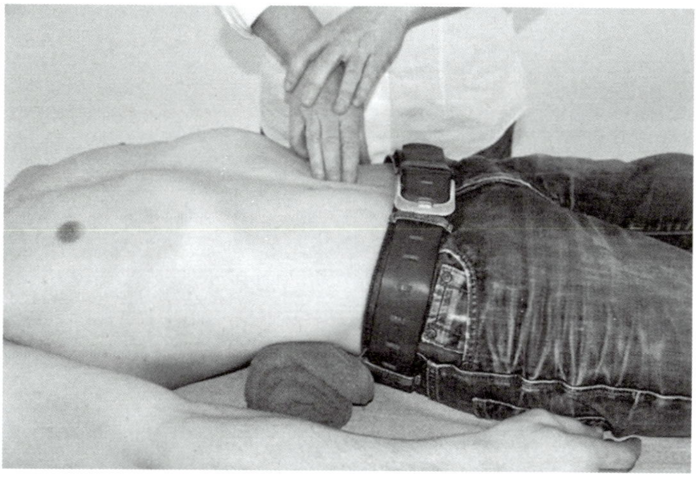

▶ **그림 12.25** 억제와 심부마찰로 통증유발점을 치료한다.
허리뼈의 부분에 타월을 놓는 등, 척주가 전만을 하는 형태로 눕혀서 근육을 프리-스트레칭을 한다.

12.10 통증 가이드

▶ 표 12.1 및 ▶ 그림 12.26

▶ 표 12.1 몸통 배쪽의 통증

근육	빈도	페이지
큰가슴근	매우 높다	▶ p.217
작은가슴근	매우 높다	▶ p.222
빗장밑근	높다	▶ p.226
배곧은근	높다	▶ p.252
배바깥빗근	높다	▶ p.252
배속빗근	높다	▶ p.252
목갈비근군	낮다	▶ p.86
복장근	낮다	▶ p.230
위뒤톱니근	낮다	▶ p.234
배세모근	낮다	▶ p.252
앞톱니근	낮다	▶ p.242

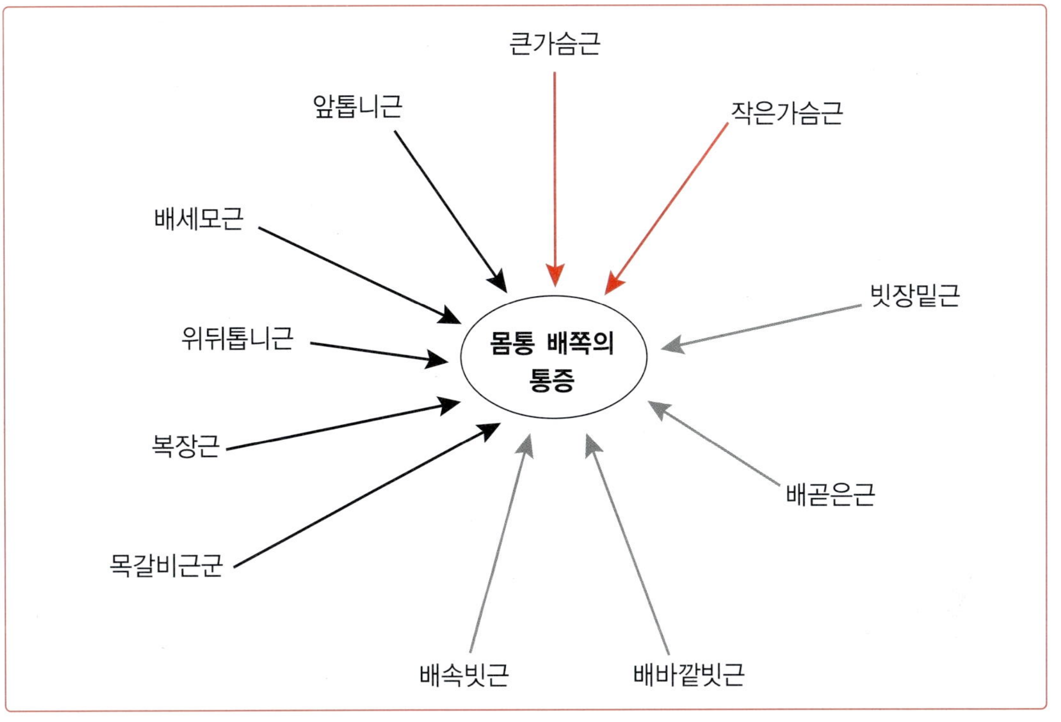

▶ 그림 12.26 몸통 배쪽의 통증

그림의 화살표 : ➡ = 매우 높다. ➡ = 높다, ➡ = 낮다.

13 하부몸통의 통증

13.1
허리네모근 (요방형근)

▶ 그림 13.1, ▶ 그림 13.2

13.1.1 해부학과 연관통증

이는곳

제12갈비뼈의 아래모서리

닿는곳

- 제1-4허리뼈의 갈비돌기 (늑골돌기)
- 엉덩허리인대 (장요인대)
- 엉덩뼈능선의 뒤 1/3

기능

- 몸통의 옆굽힘
- 호흡 중에 제12갈비뼈를 고정

신경지배

Th12-L3의 척수신경 앞가지

통증유발점의 위치

촉진하기 쉽게 하려면 둥글게 감은 타월을 허리부분에 놓고 환자를 반대쪽이 아래가 되는 형태로 눕히면, 촉진하는 근육이 아닌 쪽에서 척주 옆굽힘이 일어난다. 위로 되어있는 팔을 최대로 벌림을 하고 위의 다리를 폄, 아래의 다리는 가볍게 굽히면 목적으로 하는 옆굽힘은 강화된다. 통증유발점을 찾으려면 아래의 근육부위를 촉진한다.

- 엉덩뼈능선의 위쪽과 척주세움근의 가쪽이 만드는 각
- 엉덩뼈능선을 따라서
- 제12갈비뼈와 척주세움근이 만드는 각

얕은 층의 통증유발점은 근육의 가쪽부분에서 발견되고, 제12갈비뼈의 아래쪽이나 엉덩뼈능선의 위쪽에 있다.

깊은 층의 통증유발점은 엉덩뼈능선의 위쪽이고, 항상 제4 · 5허리뼈의 갈비돌기사이, 또는 제3허리뼈의 갈비돌기와 같은 높이에서 근육의 안쪽부분에서 발견된다.

연관통증

- 머리쪽 · 얕은 층의 통증유발점 : 엉덩뼈능선을 따라간다. 샅굴부위와 하복부 가쪽에 도달하는 일도 있다.
- 꼬리쪽 · 얕은 층의 통증유발점 : 돌기(전자)의 주위. 일부는 넙다리의 가쪽으로 뻗는다.
- 머리쪽 · 깊은 층의 통증유발점 : 엉치엉덩관절부분으로
- 꼬리쪽 · 깊은 층의 통증유발점 : 볼기부분의 꼬리쪽

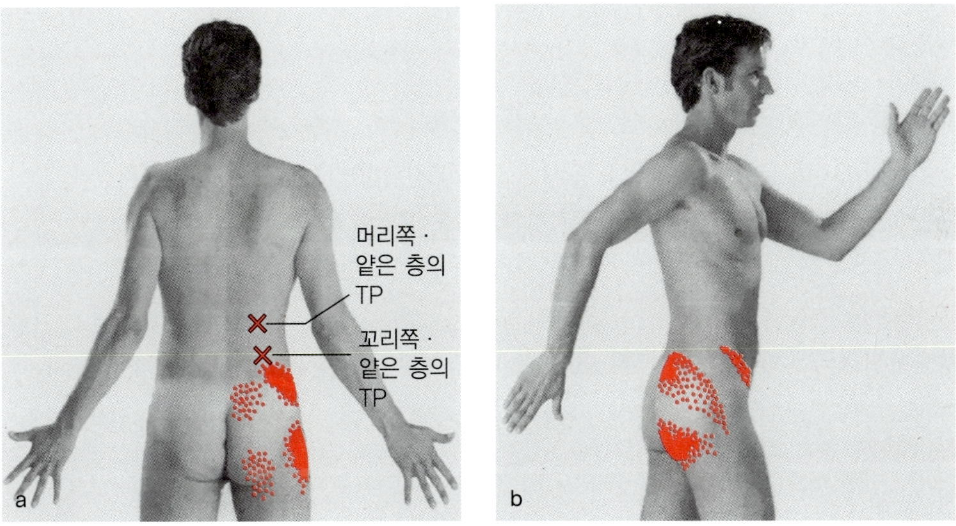

▶ 그림 13.1 a, b

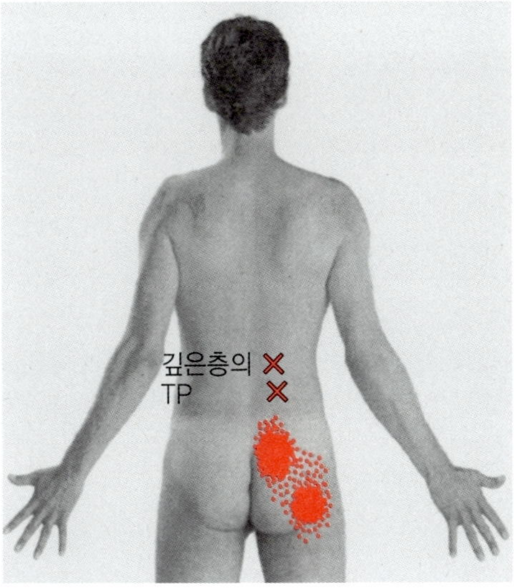

▶ 그림 13.2

13.1.2 정골치료적 진찰방법

문진

급성적인 과부하는 가벼운 짐이라도 등에 부하가 걸리는 형태로 들어 올린 경우 등에 발생한다. 척주가 완전히 굽고 경우에 따라서는 돌림(회전)도 더해지거나 팔이 완전히 펴진 상태이다.
예 : 자동차의 트렁크에서부터 케이스에 들어간 음료를 꺼낸다. 또한 아침에 옷을 갈아입는 일상의 동작에 의한 일도 매우 많다. 돌기사이관절에 급성 기능장애가 일어나 분절의 등근육군이 반사성의 과다긴장에 이르기 때문에 통증유발점이 발생한다.

만성적인 과부하는 개인용 컴퓨터작업이나 장시간의 비행기 이동 등, 동일한 자세나 동작의 지속에 의한 일이 많다.

소견

통증유발점을 압박하여 통증을 유발한다. 동시에 근육을 신장하면 통증이 보다 명백해진다. 통증이 상당히 급성인 경우, 근육을 신장하는 것만으로도 유발이 된다.

검사와 기법

신장과 통증유발점의 압박촉진 (▶ **그림 13.3**)

관련되는 내장

- 빈창자, 돌창자
- 잘록창자
- 콩팥
- 방광
- 자궁, 부속기관, 전립샘

기법

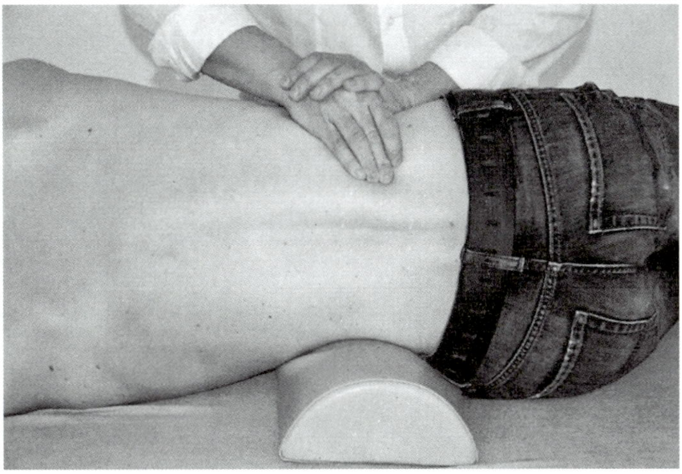

▶ **그림 13.3** 억제와 심부마찰로 통증유발점을 치료한다.
반대쪽으로 옆굽힘을 하는 형태로 눕혀 근육을 프리-스트레칭을 한다.

13.2 엉덩허리근 (장요근)

▶ 그림 13.4, 해부도 ▶ 그림 16.27, ▶ p.441

13.2.1 해부학과 연관통증

엉덩근 (장골근)

이는곳

엉덩뼈오목

닿는곳

넙다리뼈의 작은돌기 (소전자)

기능

- 엉덩관절의 굽힘
- 엉덩관절의 가쪽돌림과 안쪽돌림

신경지배

넙다리신경 (대퇴신경) (L2-3)

통증유발점의 위치/연관통증

작은허리근(소요근)을 참조

큰허리근 (대요근)

이는곳

- 제1-5허리뼈의 가로돌기
- 제12등뼈몸통-제5허리뼈몸통과, 제12등뼈몸통에서부터 아래쪽의 척추원반

닿는곳

넙다리뼈의 작은돌기

기능

- 엉덩관절의 굽힘
- 엉덩관절의 가쪽돌림과 안쪽돌림
- 엉덩관절의 벌림
- 허리뼈의 폄과 옆굽힘

신경지배

L1-L2의 척수신경 앞가지

통증유발점의 위치/연관통증

작은허리근을 참조

작은허리근 (소요근)

이는곳

제12등뼈-제1허리뼈. 척추원반을 포함한다.

닿는곳

엉덩근막 (장골근막)

기능

몸통의 굽힘 (약하다)

신경지배

L1의 척수신경 앞가지

통증유발점의 위치

- TP 1 : 넙다리삼각(대퇴삼각) 가쪽의 경계
- TP 2 : 엉덩뼈오목에서 위앞엉덩뼈가시(상전장골극)와 같은 높이
- TP 3 : 배곧은근의 가쪽과 배꼽의 아래쪽을, 우선은 신중하게 뒤쪽으로, 다음은 안쪽으로 촉진하고 큰허리근을 척주로 향해서 압축한다.

연관통증

- 주로 허리뼈의 같은 쪽을 척주를 따라서 엉치엉덩관절까지, 볼기부분의 상부 · 중부까지
- 샅굴부위, 넙다리의 앞 안쪽

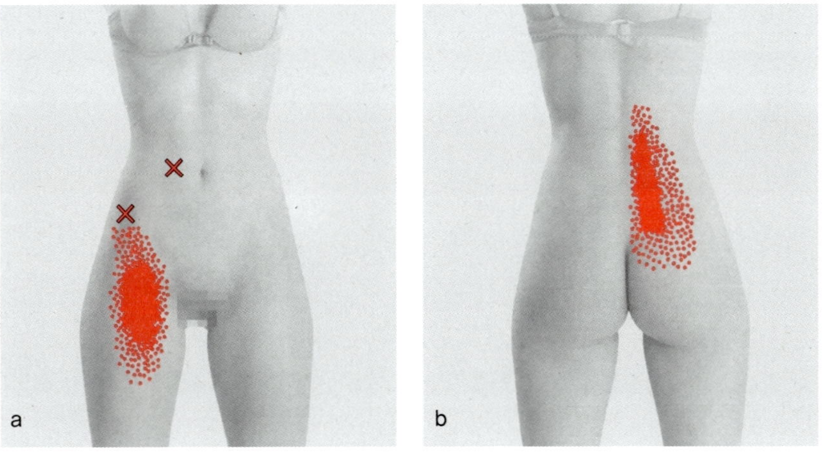

▶ 그림 13.4 a, b

13.2.2 정골치료적 진찰방법

문진

이 근육에서도 앉은 채로의 생활이 통증유발점의 발생에 크게 관계하고 있다. 허리굽힘근의 신장력이 상실되면 단축이 만성화된다. 이 근육을 갑자기 연장시키면 급성적인 과부하가 된다. 또는 단축상태의 근육은 기능부전에 빠지고 그 이상의 부하에 견딜 수 없기 때문에 만성적인 과부하가 된다.

엉덩관절증은 허리굽힘근에 항상 과부하가 걸리는 관절질환이다. 스포츠 종류에서는 축구가 엉덩허리부위에 급성 통증유발점이 생기기 쉽다. 이것은 시합 중에 부하가 걸린 근육을 신장하는데, 대부분 훈련에서 충분한 신장을 유지하고 있지 않기 때문이다.
이 근육이 단축이 되면 허리와 골반 동작이 굳어진다.

소견

통증유발점을 압박하여 통증을 유발한다. 동시에 근육을 신장하면 통증이 보다 명백해진다.
통증이 상당히 급성인 경우, 근육을 신장하는 것만으로도 유발이 된다.

검사와 기법

신장과 통증유발점의 압박촉진 (▶ **그림 13.5**)

관련되는 내장

- 잘록창자
- 콩팥
- 방광
- 자궁, 부속기관, 전립샘

기법

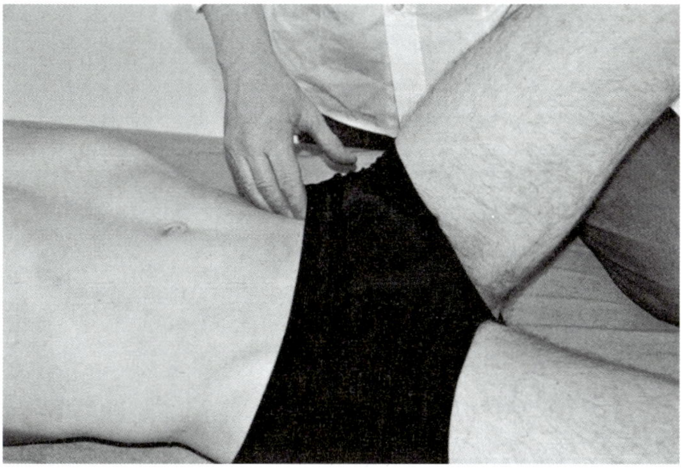

▶ **그림 13.5** 억제를 동반하여 엉덩근의 통증유발점을 치료한다. 다리를 펴서 처치하면 근육을 촉진하기 쉽다.
다리의 폄에서 프리-스트레칭을 한다.

13.3 골반바닥근육 (골반저근)

▶ 그림 13.6

13.3.1 해부학과 연관통증

속폐쇄근 (내폐쇄근)

이는곳

- 폐쇄막의 내면
- 폐쇄구멍 모서리의 안 꼬리쪽

닿는곳

돌기오목 (전자와)

기능

- 엉덩관절의 안정
- 엉덩관절의 가쪽돌림

신경지배

폐쇄신경 (L5–S2)

통증유발점의 위치/연관통증

꼬리근(미골근)을 참조

바깥항문조임근 (외항문괄약근)

이는곳

고리모양의 조임근

닿는곳

항문 주위의 피하 · 표층 · 깊은 층의 결합조직

기능

항문관을 닫다 (배변 억제)

신경지배

음부신경 (S2–4)

통증유발점의 위치/연관통증

꼬리근을 참조

항문올림근 (항문거근)

이는곳

- 두덩뼈의 뒷면
- 항문올림근의 힘줄활 (건궁)
- 궁둥뼈가시 (좌골극)

닿는곳

- 항문꼬리인대 (항문미골인대)
- 곧창자(직장)에 대해서 걸이붕대모양

기능

- 골반바닥의 보강
- 배설 억제의 유지

신경지배

S3-4의 척수신경 앞가지

통증유발점의 위치/연관통증

꼬리근을 참조

꼬리근 (미골근)

이는곳

- 엉치가시인대 (천극인대)
- 궁둥뼈가시

닿는곳

- 항문꼬리인대
- 꼬리뼈

기능

골반바닥의 보강

신경지배

S4–5의 척수신경 앞가지

통증유발점의 위치

곧창자, 질, 골반바닥을 촉진하면 발견할 수 있다.

연관통증

- 꼬리뼈
- 엉치뼈의 꼬리쪽
- 항문부위
- 넙다리의 등쪽 (속폐쇄근)

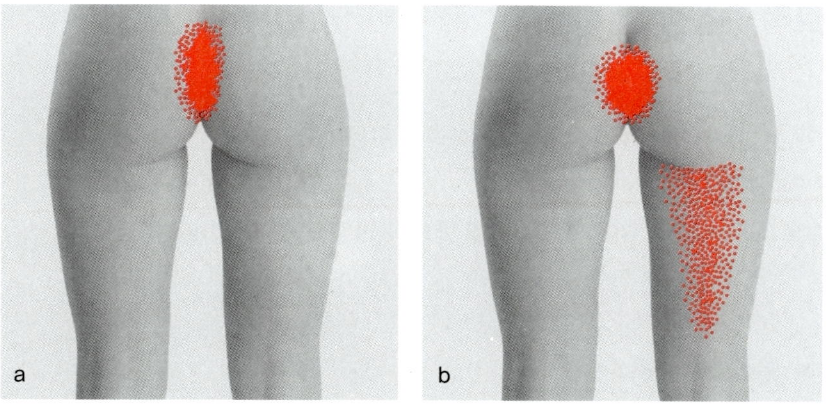

▶ 그림 13.6 a, b

13.3.2 정골치료적 진찰방법

문진

꼬리뼈로부터 넘어지면 꼬리뼈의 가동범위 제한만이 아니라 골반바닥근육에 반사성의 과다긴장이 일어난다.

출산 시의 회음절개는 치유가 느린 일이 있어 통증유발점의 기점(출발점)이 된다.

소견

통증유발점을 압박하여 통증을 유발한다.

검사와 기법

압박촉진 (▶ **그림 13.7**)

참고

작은 골반의 기관, V.A. 장애를 가지고 있는 방광, 가라앉거나 아플 때 폐색 속 고혈압과 반응.

관련되는 내장

- 곧창자
- 방광
- 자궁, 부속기관, 전립샘

기법

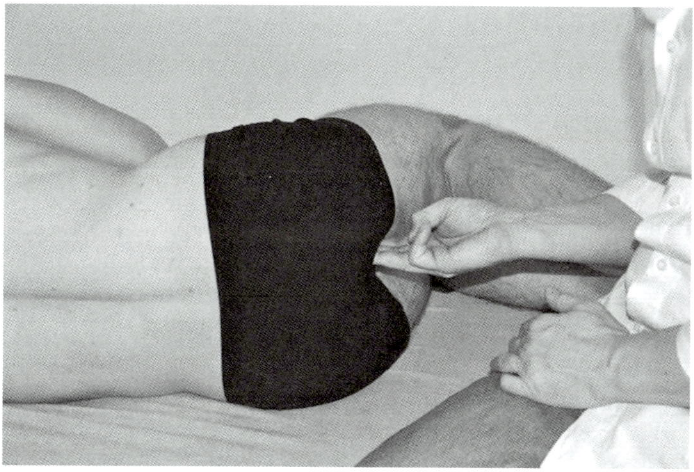

▶ **그림 13.7** 억제를 동반하여 통증유발점을 치료한다.

13.4 큰볼기근 (대둔근)

▶ 그림 13.8, ▶ 그림 13.9
해부도 ▶ 그림 16.28, ▶ p.441

13.4.1 해부학과 연관통증

이는곳

- 엉덩뼈날개(장골익)의 바깥면에서 뒤볼기근선의 뒤쪽
- 엉덩뼈능선의 뒤 1/3
- 등허리근막
- 엉치뼈
- 엉치결절인대 (천결절인대)
- 꼬리뼈

닿는곳

- 넙다리뼈의 볼기근 거친면
- 엉덩정강근막띠 (장경인대) (정강뼈의 가쪽관절융기로 뻗는다)

기능

- 엉덩관절의 폄
- 엉덩관절의 가쪽돌림

신경지배

아래볼기신경 (하둔신경) (L5–S2)

통증유발점의 위치

진찰하는 쪽을 위로 한 옆으로 누운 자세에서 양 다리를 가볍게 굽히면 촉진하기 쉽다.

- **TP** 1 : 엉치뼈에 부착하는 근육의 닿는곳에서부터 멀지 않은 볼기고랑(둔구)의 거의 위 끝
- **TP** 2 : 궁둥뼈결절(좌골결절)의 약간 머리 쪽 (▶ **그림** 16.28)
- **TP** 3 : 근육의 안 꼬리쪽의 경계(볼기고랑의 꼬리쪽 끝). 손가락으로 집어서 촉진하면 찾기 쉽다.

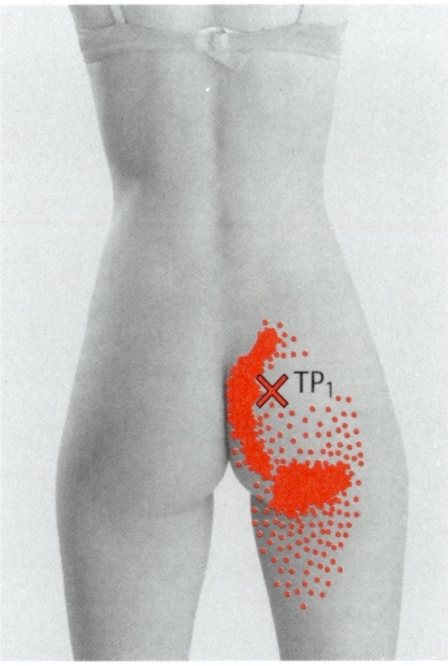

▶ 그림 13.8

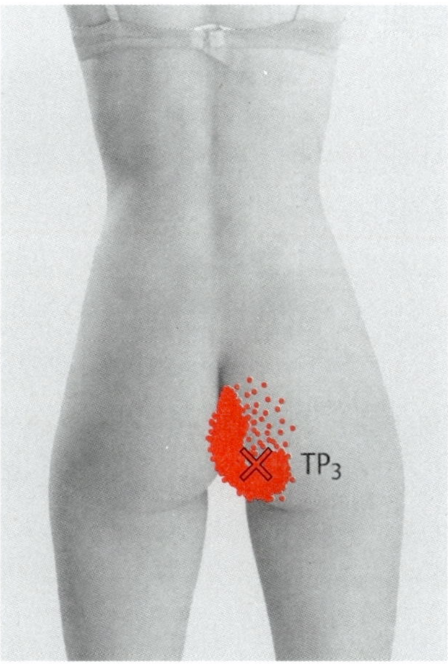

▶ 그림 13.9

연관통증

- TP 1 : 엉치엉덩결절에서부터 볼기고랑을 따라서 근육의 꼬리쪽부분, 넙다리 뒤쪽이 시작되는 부근으로
- TP 2 : 근육 전체. 특히 엉치뼈의 꼬리쪽, 엉덩뼈능선의 아래쪽의 가쪽부분, 볼기부분의 꼬리쪽. 통증은 일부가 깊은 층에서 일어나고 작은볼기근의 통증처럼 느껴진다. 꼬리뼈의 연관통증은 없다.
- TP 3 : 꼬리뼈, 근육의 안 꼬리쪽부분

13.4.2 정골치료적 진찰방법

문진

볼기부위로부터의 넘어짐, 장시간의 등산(평소에 하지 않는 경우), 스쿼시나 테니스 등 멎었다 가는(stop-and-go) 움직임을 신속하게 시행하는 스포츠가 통증유발점의 유발요인이 될 수 있다.

소견

통증유발점을 압박하여 통증을 유발한다. 동시에 근육을 신장하면 통증이 보다 명백해진다. 통증이 상당히 급성인 경우, 근육을 신장하는 것만으로 유발이 된다.

검사와 기법

신장과 통증유발점의 압박촉진 (▶ **그림13.10**)

참고

넙다리의 등쪽이나 가쪽으로 넓어지는 볼기부위의 통증은 일일의 작업에서 흔히 일어나는 증상이다. 원인이 되는 근육은 많지만 대개는 작고 짧은 근육이다. 이러한 근육은 일상의 동작에서는 충분히 신장되지 않는다. 이에 반해서 큰 근육인 큰볼기근은 저절로 "치유되는" 경우가 많다.

관련되는 내장

- 심장/순환계

기법

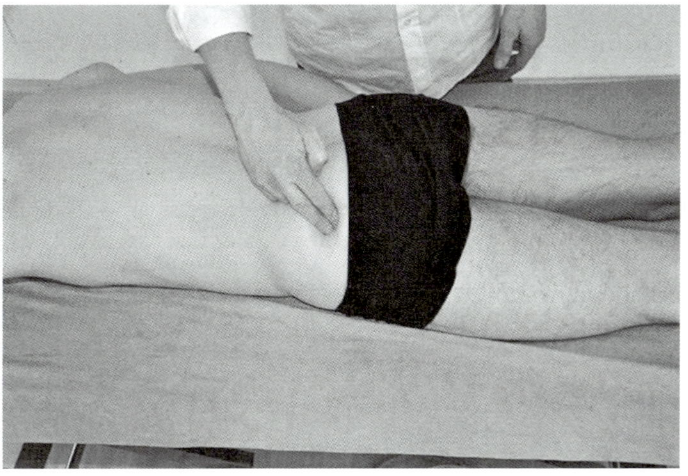

▶ **그림 13.10** 억제와 심부마찰로 통증유발점을 치료한다.

13.5
중간볼기근 (중둔근)

▶ 그림 13.11, ▶ 그림 13.12
해부도 ▶ 그림 16.28, ▶ p.441

13.5.1 해부학과 연관통증

이는곳
엉덩뼈의 바깥면 (앞볼기근선과 뒤볼기근선의 사이)

닿는곳
큰돌기 (대전자) (등 바깥쪽)

기능
- 엉덩관절의 벌림
- 엉덩관절의 안쪽돌림 (배쪽 · 가쪽부분)
- 엉덩관절의 가쪽돌림 (등쪽 · 안쪽부분)
- 보행의 유각기에서 골반을 수평으로 안정

신경지배
위볼기신경 (상둔신경) (L4–S1)

통증유발점의 위치
반대쪽을 아래로 한 옆으로 누운 자세에서 양 다리를 굽혀서 촉진한다.
- **TP 1** : 뒤쪽의 힘살에서 엉덩뼈능선에서부터 멀지 않은 아래쪽, 엉치엉덩관절의 부근
- **TP 2** : 엉덩뼈능선의 거의 중앙의 바로 아래쪽
- **TP 3** : 마찬가지로 엉덩뼈능선의 바로 아래쪽에 발견되지만 조금 더 배쪽의 위앞엉덩뼈가시 가까이

연관통증
- **TP 1** : 엉덩뼈능선의 뒷부분에서부터 엉치엉덩관절과 엉치뼈를 지나서 볼기부위 전체로
- **TP 2** : 볼기부위의 가쪽부분과 중부를 지나서 넙다리의 뒤쪽과 가쪽 몸쪽까지
- **TP 3** : 엉덩뼈능선과 허리부위 하부를 따라서, 특히 엉치뼈로

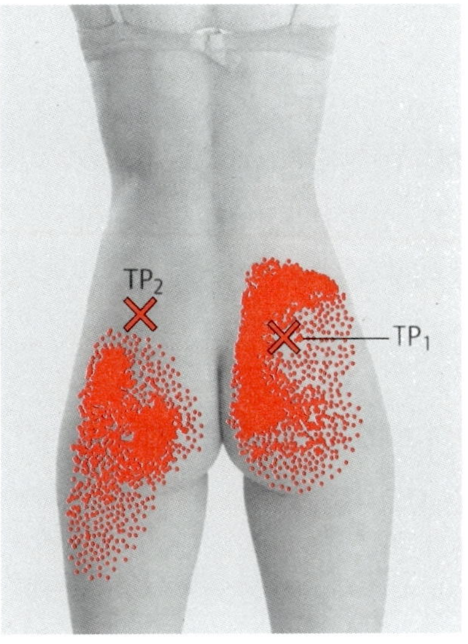

▶ 그림 13.11

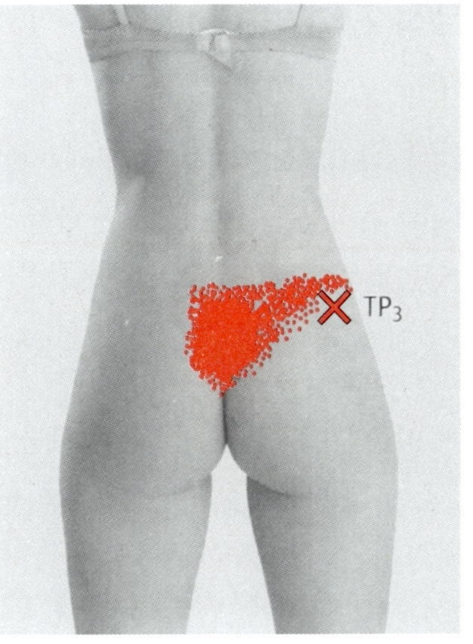

▶ 그림 13.12

13.5.2 정골치료적 진찰방법

문진

볼기부위로부터의 넘어짐, 장시간의 등산(평소에 하지 않는 경우), 스쿼시나 테니스 등 멎었다가는(stop-and-go) 움직임을 신속하게 시행하는 스포츠가 통증유발점의 유발요인이 될 수 있다. 엉덩관절증이 있으면 작은볼기근(소둔근)은 항상 과부하를 받는다.

소견

통증유발점을 압박하여 통증을 유발한다. 동시에 근육을 신장하면 통증이 보다 명백해진다. 통증이 상당히 급성인 경우, 근육을 신장하는 것만으로 유발이 된다.

검사와 기법

신장과 통증유발점의 압박촉진 (▶ **그림13.13**)

참고

넙다리의 등쪽이나 가쪽으로 넓어지는 볼기부위의 통증은 일일의 작업에서 흔히 일어나는 증상이다. 원인이 되는 근육은 많지만 대개는 작고 짧은 근육이다. 이러한 근육은 일상의 동작에서는 충분히 신장되지 않는다. 작은 볼기근육은 거의 모든 사람에서 과다긴장이 발견되는 근육이다. 신체를 잘 움직이는 사람에서도 이 근육은 충분히 신장되어 있지 않다. 이 때문에 대부분 통증유발점이 존재한다.

관련되는 내장

- 심장/순환계

기법

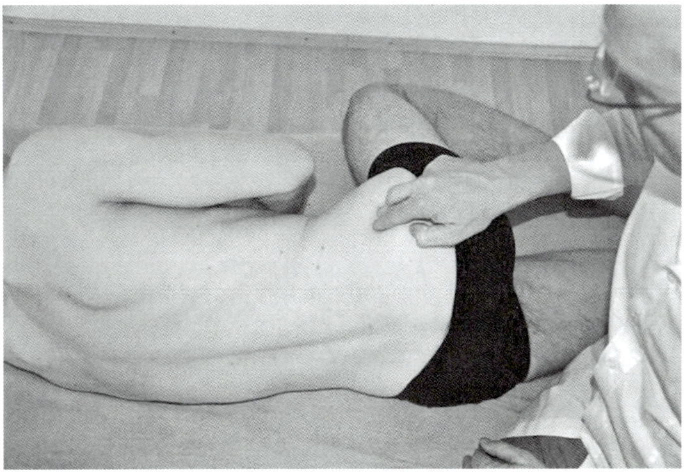

▶ **그림 13.13** 억제와 심부마찰로 통증유발점을 치료한다.
같은 쪽의 다리를 굽힘 · 모음을 하여 눕히고 근육을 프리-스트레칭을 한다.

13.6
작은볼기근 (소둔근)

▶ 그림 13.14, ▶ 그림 13.15
해부도 ▶ 그림 16.29, ▶ p.442

13.6.1 해부학과 연관통증

이는곳
엉덩뼈의 바깥면 (앞볼기근선과 뒤볼기근선의 사이)

닿는곳
큰돌기 (대전자) (배쪽)

기능
- 엉덩관절의 벌림
- 엉덩관절의 안쪽돌림 (배쪽 · 가쪽부분)
- 보행의 유각기에서 골반을 수평으로 안정

신경지배
위볼기신경 (상둔신경) (L4–S1)

통증유발점의 위치
- 앞쪽의 통증유발점 : 위앞엉덩뼈가기와 같은 높이이지만 중간볼기근의 TP보다 조금 더 엉덩뼈능선의 아래쪽
- 뒤쪽의 통증유발점 : 이는곳의 위모서리 전체

연관통증
- 앞쪽의 통증유발점 : 볼기부위의 하부 · 가쪽부분, 넙다리의 가쪽, 무릎과 종아리에 투사된다.
- 뒤쪽의 통증유발점 : 볼기부위 전체에서 특히 꼬리 안쪽. 그리고 넙다리 뒤쪽, 오금(슬와), 종아리의 몸쪽 1/3을 뻗는다.

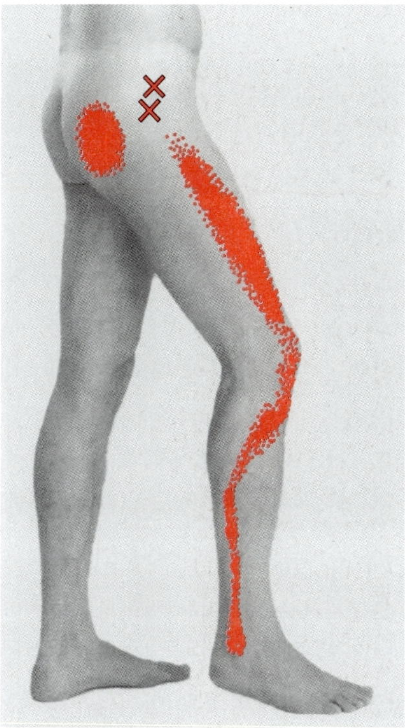

▶ 그림 13.14

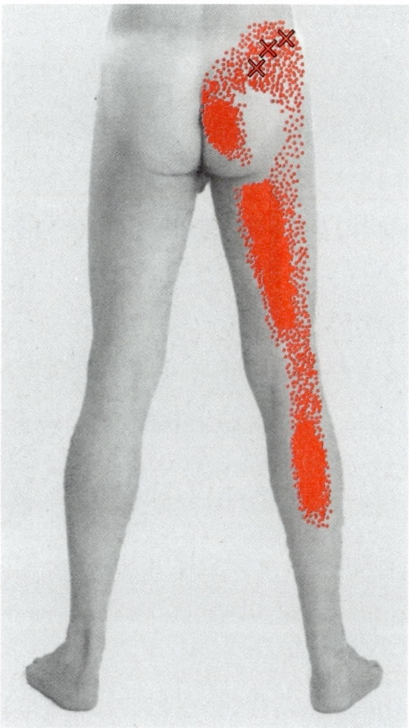

▶ 그림 13.15

13.6.2 정골치료적 진찰방법

문진

볼기부위로부터의 넘어짐, 장시간의 등산(평소에 하지 않는 경우), 스쿼시나 테니스 등 멎었다 가는(stop-and-go) 움직임을 신속하게 시행하는 스포츠가 통증유발점의 유발요인이 될 수 있다. 엉덩관절증이 있으면 작은볼기근은 항상 과부하를 받는다.

소견

통증유발점을 압박하여 통증을 유발한다. 동시에 근육을 신장하면 통증이 보다 명백해진다. 통증이 상당히 급성인 경우, 근육을 신장하는 것만으로 유발이 된다.

검사와 기법

신장과 통증유발점의 압박촉진 (▶ **그림13.16**)

참고

넙다리의 등쪽이나 가쪽으로 넓어지는 볼기부위의 통증은 일일의 작업에서 흔히 일어나는 증상이다. 원인이 되는 근육은 많지만 대개는 작고 짧은 근육이다. 이러한 근육은 일상의 동작에서는 충분히 신장되지 않는다. 작은 볼기근육은 거의 모든 사람에서 과다긴장이 발견되는 근육이다. 신체를 잘 움직이는 사람에서도 이 근육은 충분히 신장되어 있지 않다. 이 때문에 대부분 통증유발점이 존재한다.

기법

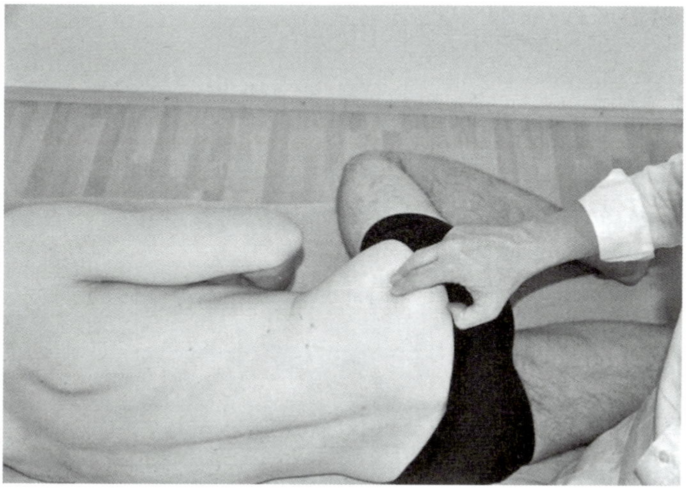

▶ **그림 13.16** 억제와 심부마찰로 통증유발점을 치료한다.
같은 쪽의 다리를 굽힘 · 모음을 하여 눕히고 근육을 프리-스트레칭을 한다.

13.7 궁둥구멍근 (이상근)

▶ 그림 13.17
해부도 ▶ 그림 16.29, ▶ p.442

13.7.1 해부학과 연관통증

이는곳

제2–4 앞엉치뼈구멍(전천골공)부분의 엉치뼈 앞면

닿는곳

큰돌기

기능

- 엉덩관절의 가쪽돌림
- 허리가 90° 굽힘의 경우, 엉덩관절의 안쪽돌림
- 허리가 90° 굽힘의 경우, 엉덩관절의 벌림

신경지배

S1–2의 척수신경 앞가지

통증유발점의 위치

그 위치를 찾는 보조선으로서 엉치뼈가 엉덩뼈에 접하는 점과 큰돌기의 몸쪽 끝을 연결한다. 거의 이 선상에 궁둥구멍근의 위모서리가 있다.

- **TP** 1 : 상기의 선을 3등분하고 중간 1/3과 가쪽 1/3의 이행부분에서부터 약간 가쪽에 있다.
- **TP** 2 : 선의 안쪽 끝에 위치한다.

연관통증

- 엉치엉덩관절
- 볼기부위 전체
- 넙다리의 등쪽 2/3

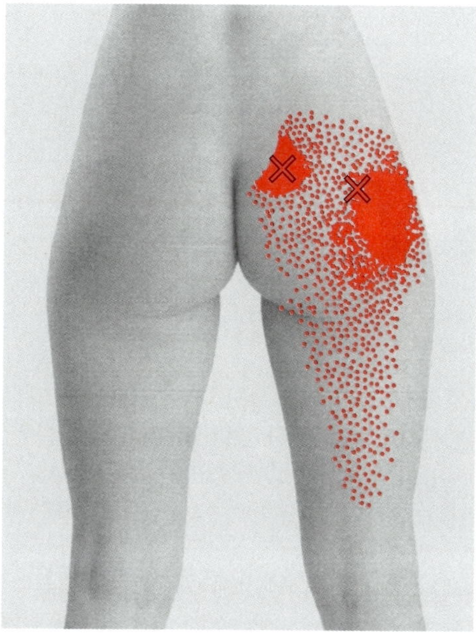

▶ 그림 13.17

13.7.2 정골치료적 진찰방법

문진

볼기부위로부터의 넘어짐, 장시간의 등산(평소에 하지 않는 경우), 스쿼시나 테니스 등 멎었다 가는(stop-and-go) 움직임을 신속하게 시행하는 스포츠가 통증유발점의 유발요인이 될 수 있다.

장시간, 자동차를 운전하면 액셀러레이터를 밟는 발에 과부하가 걸린다. 특히 궁둥구멍근의 부하가 된다.

소견

통증유발점을 압박하여 통증을 유발한다. 동시에 근육을 신장하면 통증이 보다 명백해진다. 통증이 상당히 급성인 경우, 근육을 신장하는 것만으로 유발이 된다.

검사와 기법

신장과 통증유발점의 압박촉진 (▶ **그림 13.18**)

참고

넙다리의 등쪽이나 가쪽으로 넓어지는 볼기부위의 통증은 일일의 작업에서 흔히 일어나는 증상이다. 원인이 되는 근육은 많지만 대개는 작고 짧은 근육이다. 이러한 근육은 일상의 동작에서는 충분히 신장되지 않는다.

관련되는 내장

- 방광
- 구불주름창자 (S상결장)
- 곧창자 (직장)
- 자궁, 난소, 부속기관, 전립샘
- 심장/순환계

기법

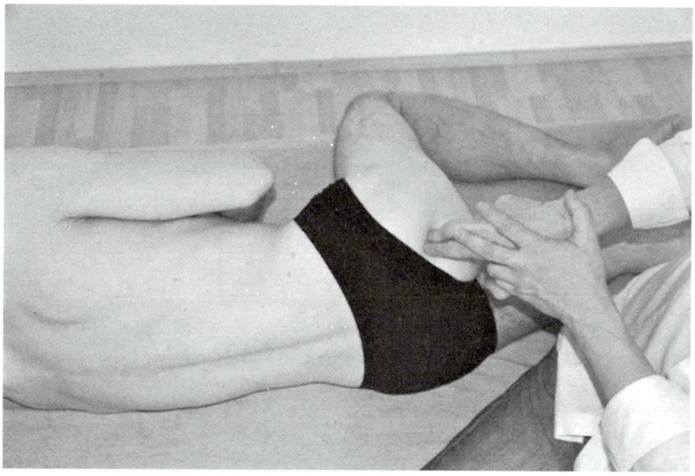

▶ **그림 13.18** 억제와 심부마찰로 통증유발점을 치료한다.
같은 쪽의 다리를 굽힘 · 모음을 하여 눕히고 근육을 프리-스트레칭을 한다.

13.8 통증 가이드

▶ 표 13.1, ▶ 표 13.2, ▶ 표 13.3 및 ▶ 그림 13.19, ▶ 그림 13.20, ▶ 그림 13.21

▶ 표 13.1 등허리통증

근육	빈도	페이지
척주세움근	매우 높다	▶ p.246
허리네모근	매우 높다	▶ p.262
배곧은근	높다	▶ p.252
엉덩허리근	높다	▶ p.266
아래뒤톱니근	낮다	▶ p.238

▶ 표 13.2 엉치엉덩관절 · 볼기부위의 통증

근육	빈도	페이지
중간볼기근	매우 높다	▶ p.280
작은볼기근	매우 높다	▶ p.284
궁둥구멍근	매우 높다	▶ p.288
척주세움근	높다	▶ p.246
허리네모근	높다	▶ p.262
속폐쇄근	높다	▶ p.270
바깥항문조임근	높다	▶ p.270
항문올림근	높다	▶ p.271
꼬리근	높다	▶ p.272
큰볼기근	높다	▶ p.276
가자미근	낮다	▶ p.362
넙다리네갈래근	낮다	▶ p.308

▶ **표 13.3** 골반바닥 · 꼬리뼈의 통증

근육	빈도	페이지
바깥항문조임근	매우 높다	▶ p.270
항문올림근	매우 높다	▶ p.271
꼬리근	매우 높다	▶ p.272
작은볼기근	높다	▶ p.284
속폐쇄근	낮다	▶ p.270
큰볼기근	낮다	▶ p.276
가장긴근	낮다	▶ p.247
가시근	낮다	▶ p.248

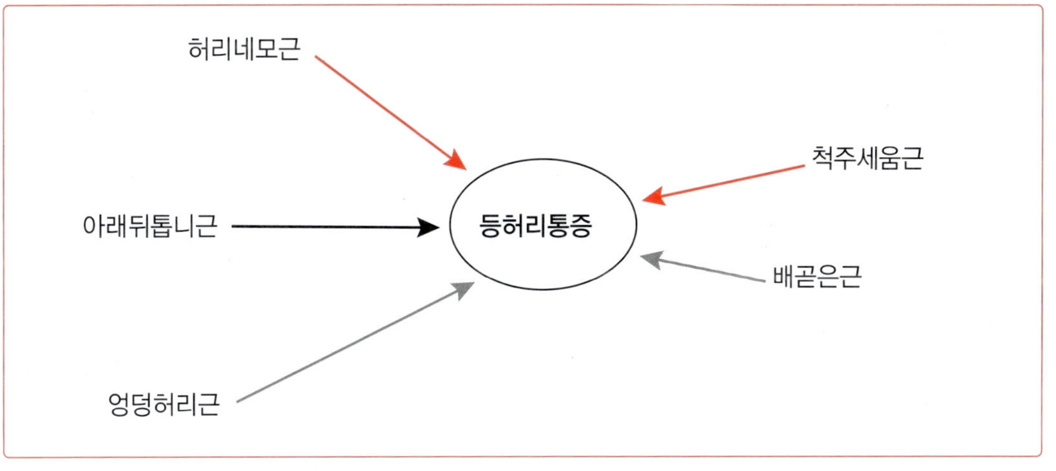

▶ **그림 13.19** 등허리통증

그림의 화살표 : ➡ = 매우 높다. ➡ = 높다, ➡ = 낮다.

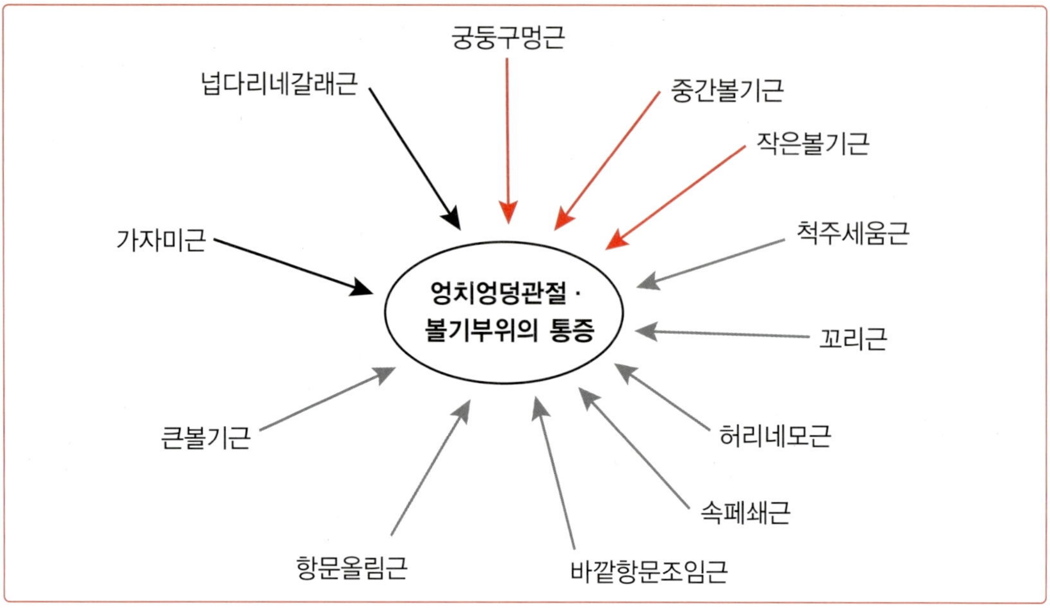

▶ **그림 13.20** 엉치엉덩관절 · 불기부위의 통증

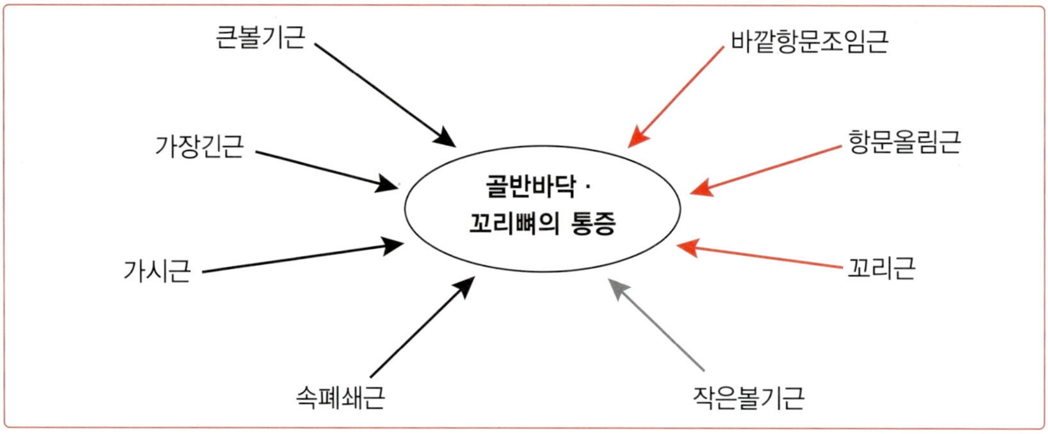

▶ **그림 13.21** 골반바닥 · 꼬리뼈의 통증

그림의 화살표 : ➡ = 매우 높다. ➡ = 높다, ➡ = 낮다.

14 허리, 넙다리, 무릎의 통증

14.1 넙다리근막긴장근 (대퇴근막장근)

▶ **그림 14.1**
해부도 ▶ **그림 16.30**, ▶ p.443

14.1.1 해부학과 연관통증

이는곳

엉덩뼈결절과 위앞엉덩뼈가시 사이의 엉덩뼈능선 (바깥 면)

닿는곳

엉덩정강근막띠를 거쳐 정강뼈의 가쪽관절융기의 앞면

기능

- 엉덩관절의 벌림
- 폄 때의 무릎의 안정

신경지배

위볼기신경 (L4–S1)

통증유발점의 위치

근육의 앞 모서리에서 몸쪽 1/3

연관통증

- 엉덩관절
- 넙다리의 앞 가쪽, 경우에 따라서 무릎까지

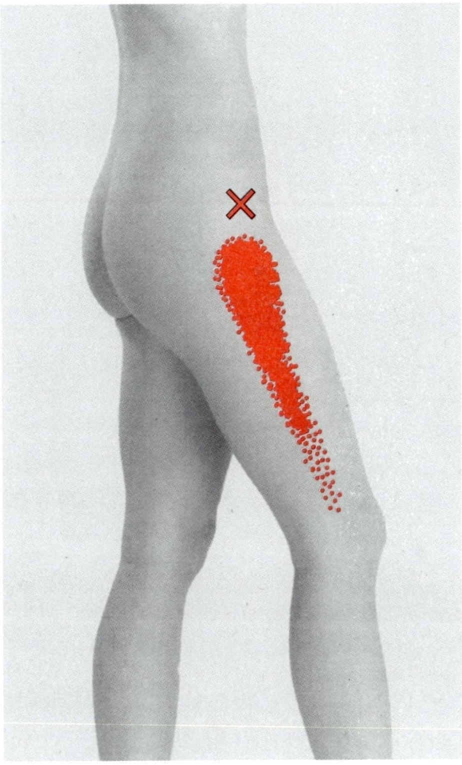

▶ 그림 14.1

14.1.2 정골치료적 진찰방법

문진

엉덩관절증이 있으면 모든 허리 굽힘근이 시간과 함께 단축한다. 기능부전이 일어나고 급성 또는 만성적인 과부하가 걸린다. 몸 쪽에서부터의 넘어짐은 특히, 이 근육에 손상을 준다.

소견

통증유발점을 압박하여 통증을 유발한다. 동시에 근육을 신장하면 통증이 보다 명백해진다. 통증이 상당히 급성인 경우, 근육을 신장하는 것만으로 유발이 된다.

검사와 기법

신장과 통증유발점의 압박촉진 (▶ **그림 14.2**)

참고

넙다리의 등쪽이나 가쪽으로 넓어지는 볼기부위의 통증은 일일의 작업에서 흔히 일어나는 증상이다. 원인이 되는 근육은 많지만 대개는 작고 짧은 근육이다. 이러한 근육은 일상의 동작에서는 충분히 신장되지 않는다.

관련되는 내장

큰창자 (대장)

기법

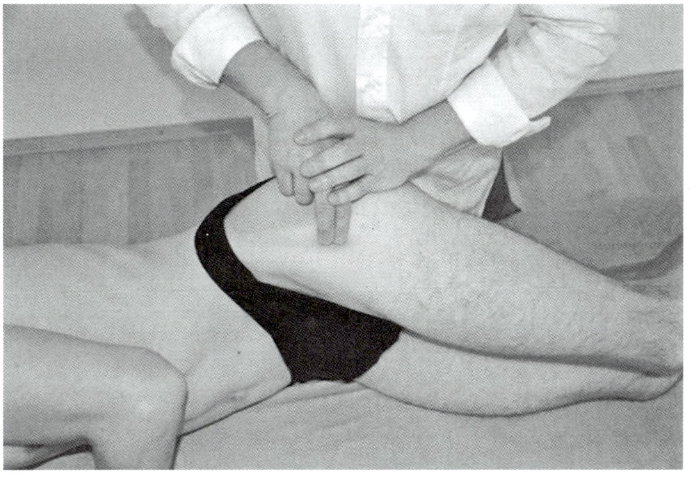

▶ **그림 14.2** 억제와 심부마찰로 통증유발점을 치료한다.
같은 쪽의 다리를 모음을 하여 눕히고 근육을 프리-스트레칭을 한다.

14.2
넙다리빗근 (봉공근)

▶ **그림** 14.3
해부도 ▶ **그림** 16.30, ▶ p.443

14.2.1 해부학과 연관통증

이는곳
위앞엉덩뼈가시의 약간 아래쪽

닿는곳
정강뼈 거친면, 안쪽모서리

기능
- 엉덩관절의 굽힘
- 엉덩관절의 벌림
- 엉덩관절의 가쪽돌림
- 무릎관절의 굽힘
- 무릎관절의 안쪽돌림

신경지배
넙다리신경 (L3-4)

통증유발점의 위치
근육이 뻗는 부위에서 몸쪽에서부터 먼쪽으로 TP 1-3이 있다.

연관통증
넙다리의 배쪽과 안쪽 (근육이 뻗는 부위)

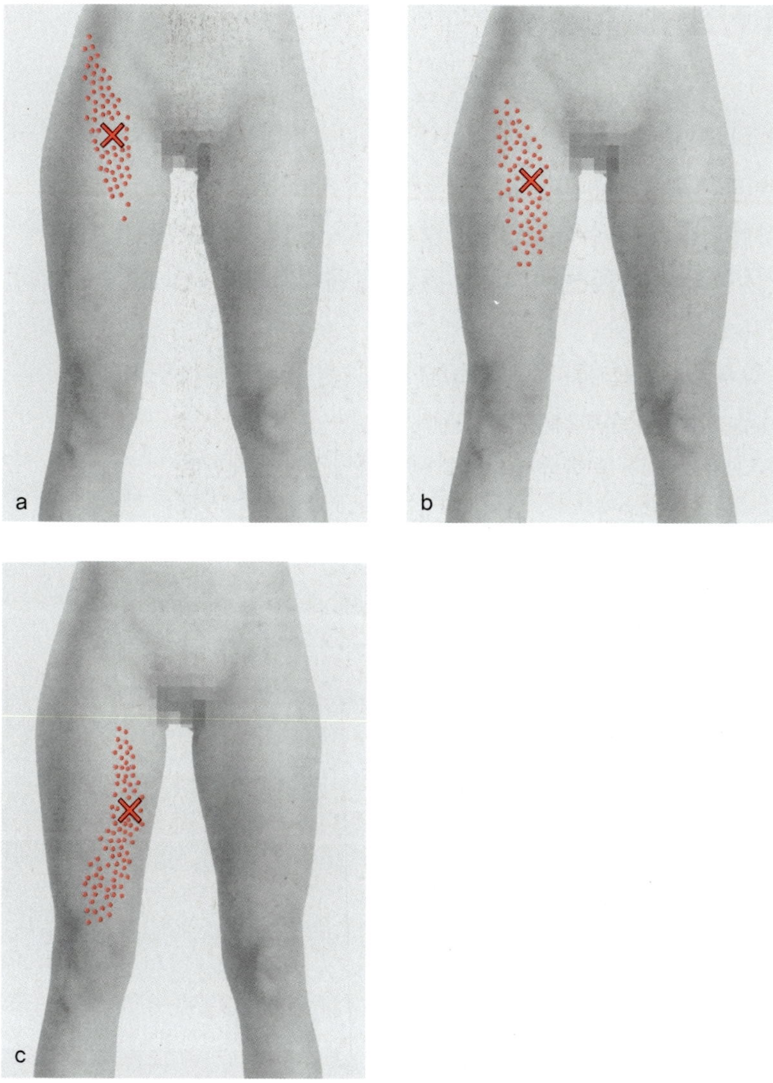

▶ 그림 14.3 a–c

14.2.2 정골치료적 진찰방법

문진

허리의 벌림위치나 앞으로 내디딘 몸의 자세로 넘어지거나 넘어질 것처럼 되면 모음근군에 급성의 과부하가 걸린다. 이러한 외상의 손상은 짧은 모음근 쪽이 크다.

모음근은 어느 것도 일상생활에서는 충분히 신장되지 않기 때문에 결과적으로 단축해버린다. 이 근육군을 많이 사용(근력훈련, 승마)하거나, 갑자기 신장(몇 번이나)하면 급성 또는 만성적인 과부하가 된다.

축구는 모음근의 과부하증후군을 일으키기 쉬운 스포츠이다. 슈팅 동작에는 모음근의 활동이 반드시 필요하고 훈련에서의 신장이 충분하지 않다.

엉덩관절증이 있는 경우, 모음근이 항상 단축하여 있고 통증유발점이 존재한다.

소견

통증유발점을 압박하여 통증을 유발한다. 동시에 근육을 신장하면 통증이 보다 명백해진다. 통증이 상당히 급성인 경우, 근육을 신장하는 것만으로 유발이 된다.

검사와 기법

신장과 통증유발점의 압박촉진 (▶ **그림 14.4**)

관련되는 내장

콩팥위샘 (부신, adrenal gland)

기법

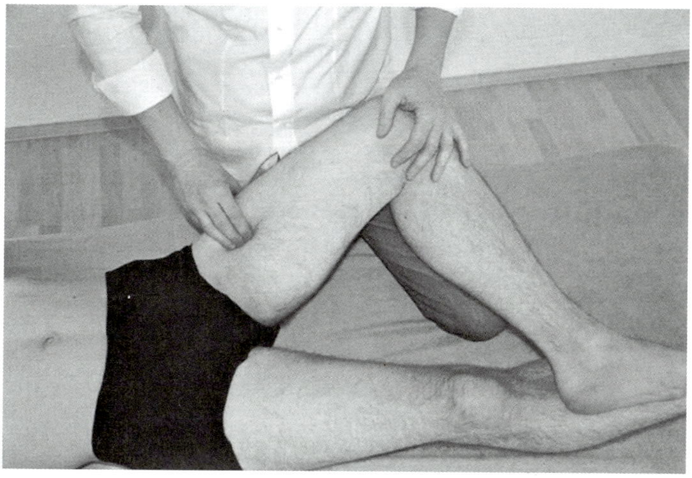

▶ **그림 14.4** 억제, 횡단 스트레칭 또는 심부마찰로 통증유발점을 치료한다.

14.3
두덩근 (치골근)

▶ **그림 14.15**
해부도 ▶ **그림 16.30**, ▶ p.443

14.3.1 해부학과 연관통증

이는곳

- 두덩빗 (치골즐)
- 두덩뼈위가지 (치골상지)

닿는곳

큰돌기의 아래쪽의 두덩근선 (치골근선)

기능

- 엉덩관절의 굽힘
- 엉덩관절의 모음
- 엉덩관절의 안쪽돌림

신경지배

- 넙다리신경 (L2–3)
- 때로는 폐쇄신경도 (L2–3)

통증유발점의 위치

두덩뼈위가지의 먼쪽

연관통증

샅고랑인대의 바로 아래쪽에서 샅굴부위에 깊은 통증

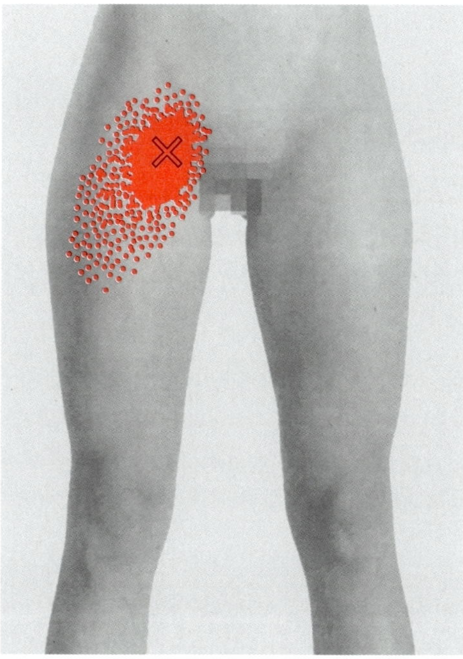

▶ 그림 14.5

14.3.2 정골치료적 진찰방법

문진

허리의 벌림위치나 앞으로 내디딘 몸의 자세로 넘어지거나 넘어질 것처럼 되면 모음근군에 급성의 과부하가 걸린다. 이러한 외상의 손상은 짧은 모음근 쪽이 크다.

모음근은 어느 것도 일상생활에서는 충분히 신장되지 않기 때문에 결과적으로 단축해버린다. 이 근육군을 많이 사용(근력훈련, 승마)하거나, 갑자기 신장(몇 번이나)하면 급성 또는 만성적인 과부하가 된다.

축구는 모음근의 과부하증후군을 일으키기 쉬운 스포츠이다. 슈팅 동작에는 모음근의 활동이 반드시 필요하고 훈련에서의 신장이 충분하지 않다.

엉덩관절증이 있는 경우, 모음근이 항상 단축하여 있고 통증유발점이 존재한다.

소견

통증유발점을 압박하여 통증을 유발한다. 동시에 근육을 신장하면 통증이 보다 명백해진다. 통증이 상당히 급성인 경우, 근육을 신장하는 것만으로 유발이 된다.

검사와 기법

신장과 통증유발점의 압박촉진 (▶ **그림 14.6**)

관련되는 내장

- 방광
- 자궁, 부속기관, 전립샘
- 심장/순환계

기법

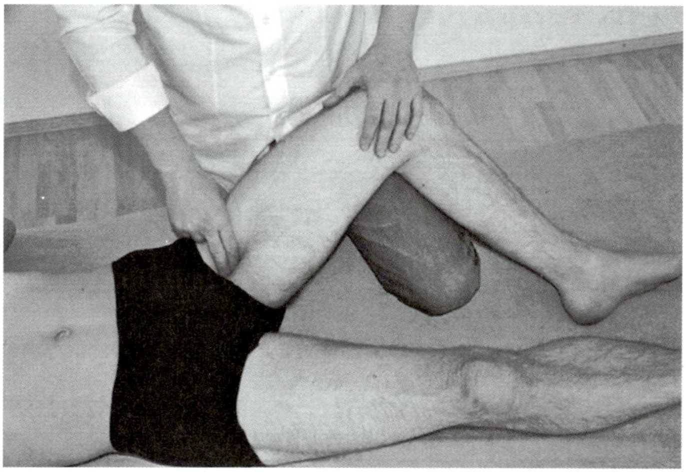

▶ **그림 14.6** 억제(inhibition)를 동반하여 근육을 치료한다. 넙다리동맥(대퇴동맥)은 두덩근의 위를 가로지르기 때문에 동맥의 양쪽에 이 근육을 촉진할 수 있다.

14.4
넙다리네갈래근 (대퇴사두근)

▶ 그림 14.7, ▶ 그림 14.8, ▶ 그림 14.9
해부도 ▶ 그림 16.30, ▶ p.443

14.4.1 이는곳

넙다리곧은근 (대퇴직근)

이는곳

- 아래앞엉덩뼈가시
- 엉덩뼈, 볼기뼈절구(관골구)의 머리쪽

가쪽넓은근 (외측광근)

이는곳

- 돌기사이선(전자간선)의 상부
- 큰돌기
- 거친선(조선)의 가쪽입술 (외측순)
- 가쪽관절융기위선 (외측과상선)
- 가쪽넙다리근사이 중격

안쪽넓은근 (내측광근)

이는곳

- 돌기사이선의 하부
- 거친선의 안쪽입술(내측순)
- 두덩근선
- 안쪽넙다리근사이 중격

중간넓은근 (중간광근)

이는곳

넙다리뼈의 앞면과 바깥면 (관절융기부분에서부터 손의 폭 정도 위쪽까지)

14.4.2 해부학과 연관통증

넙다리곧은근, 가쪽넓은근, 안쪽넓은근, 중간넓은근

닿는곳

- 넙다리네갈래근힘줄을 거쳐 무릎뼈
- 무릎인대를 거쳐 정강뼈거친면

기능

- 무릎관절의 폄
- 넙다리곧은근은 허리의 굽힘도

신경지배

넙다리신경 (L3-4)

통증유발점의 위치

- 넙다리곧은근의 통증유발점 : 아래앞엉덩뼈가시의 약간 꼬리쪽
- 안쪽넓은근의 통증유발점 : 근육의 안쪽모서리. TP 1은 먼쪽에서 무릎뼈의 약간 위쪽, TP 2는 넙다리의 거의 중앙에 있다 (▶ **그림 16.30**).
- 중간넓은근의 통증유발점 : 근육이 깊은 층에 위치하여 손가락에 의한 진찰이 곤란하기 때문에 촉진하기 어렵다. 힘살의 몸쪽에 있으나 넙다리곧은근의 TP보다 먼쪽이다. 이 TP에 접근하려면 넙다리곧은근의 가쪽모서리의 몸쪽에서부터 넙다리의 깊은 층을 촉진한다.
- 가쪽넓은근의 통증유발점 : 넙다리의 깊은 층에 있기 때문에 촉진이 어렵다. 힘살 전체에 분포하고 넙다리뼈를 향해서 근육을 압박한 경우만 전형적인 연관통증이 나타난다.

연관통증

- 넙다리곧은근의 통증유발점 :
  - 무릎관절
  - 무릎뼈의 주위
  - 넙다리의 안쪽
- 안쪽넓은근의 통증유발점 : 무릎부위(TP 1) · 넙다리부위(TP 2)의 배쪽 안쪽,
  ▶ **그림 16.30**
- 중간넓은근의 통증유발점 : 넙다리의 배쪽 전체, 특히 넙다리 중앙에 집중.
- 가쪽넓은근의 통증유발점 : 넙다리 · 무릎부위의 가쪽

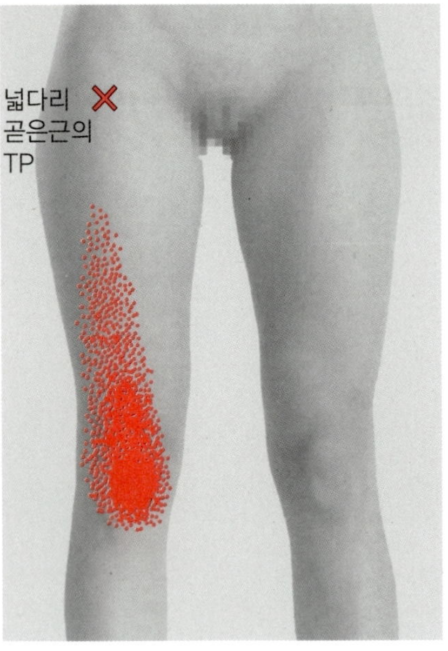

▶ 그림 14.7

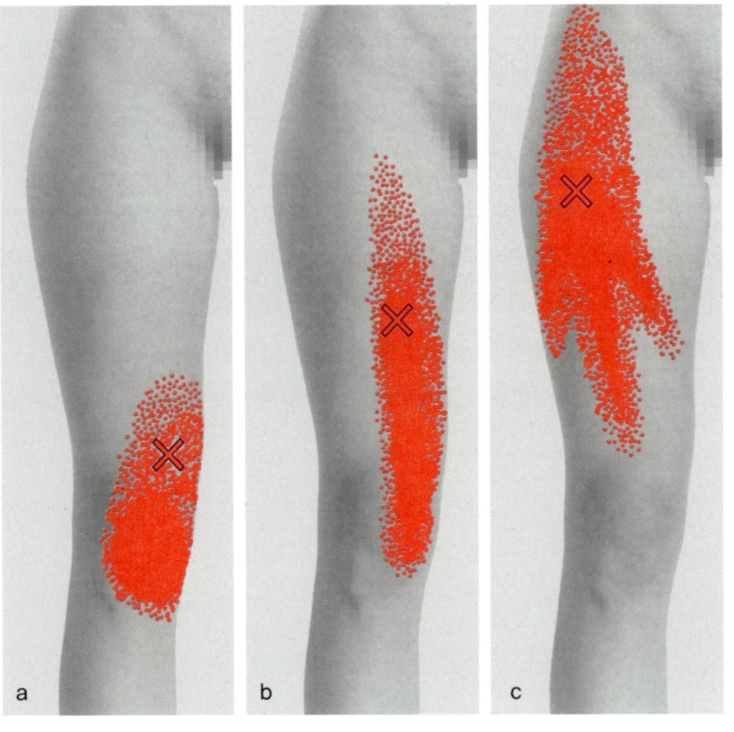

▶ 그림 14.8 a–c

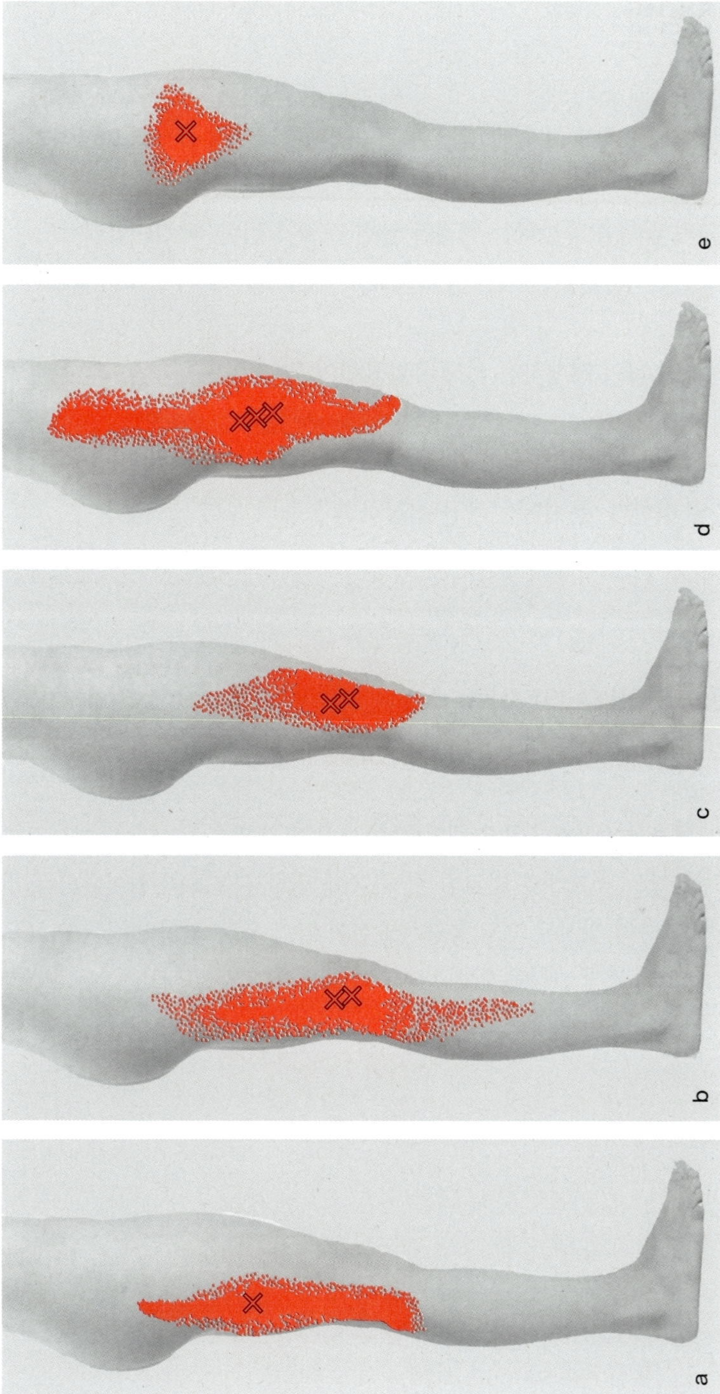

▶ 그림 14.9 a–e

14.4.3 정골치료적 진찰방법

문진

앞으로 발을 내디딘 자세에서 넘어지거나 넘어질 것 같으면 넙다리네갈래근에 급성의 과부하가 걸린다.

엉덩관절증이 있는 경우, 무릎의 굽힘을 동반하는 허리를 굽힌 자세가 된다. 파킨슨병에서도 마찬가지의 것이 일어난다. 그렇다면 넙다리네갈래근이 지지해야 하기 때문에 과부하가 걸려 통증유발점이 발생한다.

장시간의 등산을 훈련이나 지팡이 없이 시행하는 것도 유발요인이 된다.

소견

통증유발점을 압박하여 통증을 유발한다. 동시에 근육을 신장하면 통증이 보다 명백해진다. 통증이 상당히 급성인 경우, 근육을 신장하는 것만으로 유발이 된다.

검사와 기법

신장과 통증유발점의 압박촉진 (▶ **그림 14.10**)

참고

넙다리네갈래근은 큰 근육이고 일부는 2관절근이기 때문에 일상의 동작에서 급성적인 과부하가 제거되는 일이 많다. 평소에 하지 않는 스포츠로 과로한 이 근육에 심한 근육통이 일어난다는 것은 누구나가 알고 있으나 드물게 통증이 진정된 후도 통증유발점이 남아 있는 것이 발견된다. 허리 · 무릎의 굽힘 구축(contracture)을 동반하는 만성질환에 주의할 필요가 있다.

관련되는 내장

작은창자 (소장)

기법

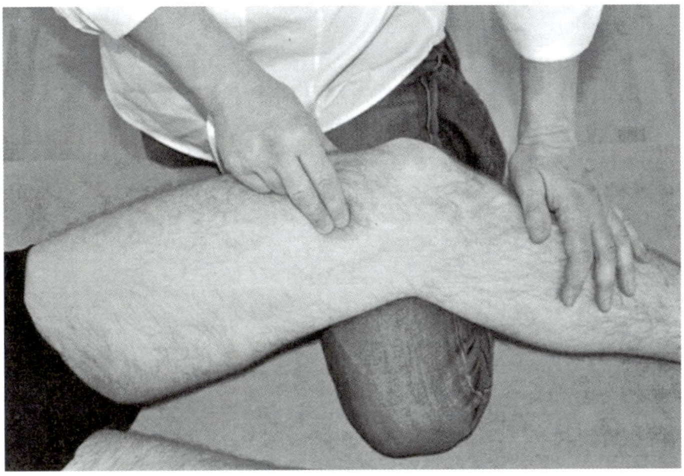

▶ **그림 14.10** 억제를 동반한 심부마찰로 안쪽넓은근의 통증유발점을 치료한다.

14.5
두덩정강근 (박근)

▶ 그림 14.11
해부도 ▶ 그림 16.30, ▶ p.443

14.5.1 해부학과 연관통증

이는곳
두덩뼈아래가지 (치골하지) (바깥면)

닿는곳
정강뼈의 앞면 (넙다리빗근의 아래쪽)

기능
- 엉덩관절의 모음
- 무릎관절의 굽힘
- 무릎관절의 안쪽돌림 (무릎을 굽힐 때)

신경지배
폐쇄신경 (L2–3)

통증유발점의 위치
힘살의 중간 1/3

연관통증
넙다리의 안쪽면

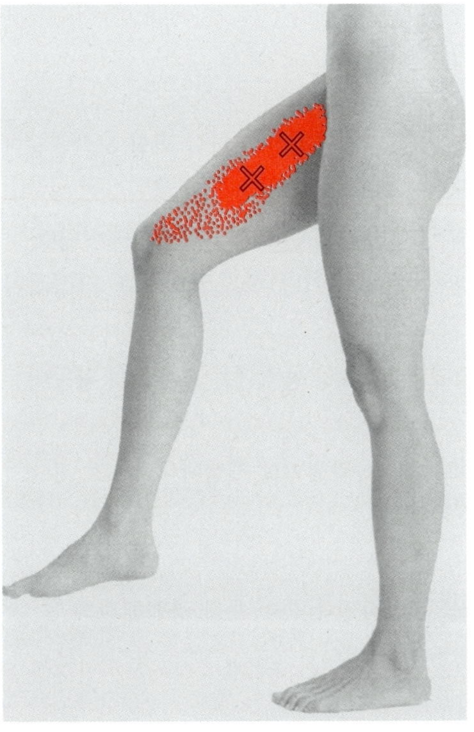

▶ 그림 14.11

14.5.2 정골치료적 진찰방법

문진

허리의 벌림위치나 발을 앞으로 내디딘 몸의 자세로 넘어지거나 넘어질 것처럼 되면 모음근군에 급성의 과부하가 걸린다. 이러한 외상의 손상은 짧은 모음근 쪽이 크다.

모음근은 어느 것도 일상생활에서는 충분히 신장되지 않기 때문에 결과적으로 단축해버린다. 이 근육군을 많이 사용(근력훈련, 승마)하거나, 갑자기 신장(몇 번이나)하면 급성 또는 만성적인 과부하가 된다.

축구는 모음근의 과부하증후군을 일으키기 쉬운 스포츠이다. 슈팅 동작에는 모음근의 활동이 반드시 필요하고 훈련에서의 신장이 충분하지 않다.

엉덩관절증이 있는 경우, 모음근이 항상 단축하여 있고 통증유발점이 존재한다.

소견

통증유발점을 압박하여 통증을 유발한다. 동시에 근육을 신장하면 통증이 보다 명백해진다. 통증이 상당히 급성인 경우, 근육을 신장하는 것만으로 유발이 된다.

검사와 기법

신장과 통증유발점의 압박촉진 (▶ **그림 14.12**)

관련되는 내장

- 자궁, 부속기관
- 전립샘
- 방광
- 심장/순환계
- 콩팥위샘 (부신)
- 색식샘

기법

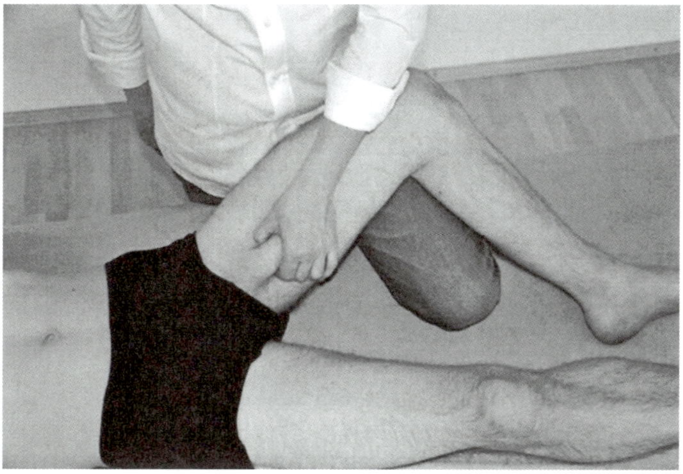

▶ **그림 14.12** 억제나 횡단 스트레칭 및 집게촉진으로 통증유발점을 치료한다.

14.6 긴모음근 (장내전근)

▶ **그림 14.13**

해부도 ▶ **그림 16.30**, ▶ p.443

14.6.1 해부학과 연관통증

이는곳

- 두덩뼈몸통 (치골체)
- 두덩뼈결절 (치골결절) (아래쪽, 안쪽)

닿는곳

거친선의 안쪽선 (내측순) (먼쪽 2/3)

기능

- 엉덩관절의 모음
- 엉덩관절의 안쪽돌림

신경지배

폐쇄신경 (L2–3)

통증유발점의 위치

허리의 굽힘 · 벌림에서 근육을 예비로 긴장하면 촉진하기 쉽다. 환자는 바로 누운 자세로 한다. TP는 근육의 몸쪽 1/2에 있다.

연관통증

- 샅굴부위
- 넙다리의 배쪽 안쪽
- 무릎뼈 위
- 정강뼈모서리를 따라서

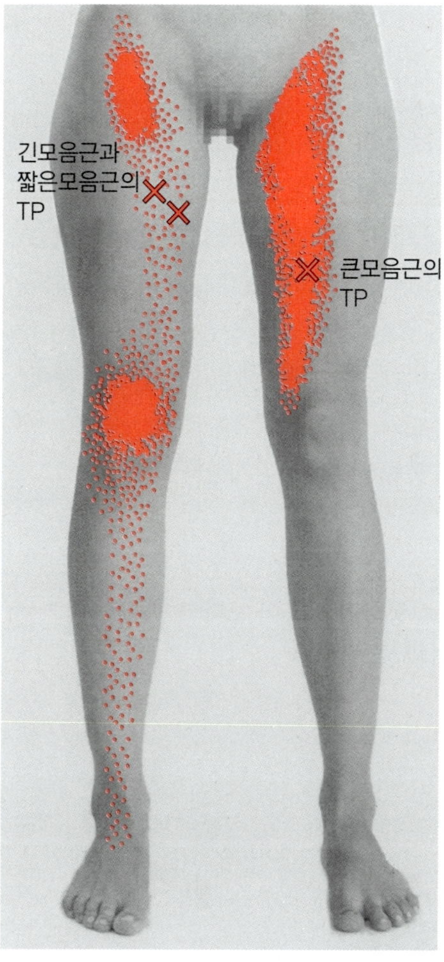

▶ 그림 14.13

14.6.2 정골치료적 진찰방법

문진

허리의 벌림위치나 발을 앞으로 내디딘 몸의 자세로 넘어지거나 넘어질 것처럼 되면 모음근군에 급성의 과부하가 걸린다. 이러한 외상의 손상은 짧은 모음근 쪽이 크다.

모음근은 어느 것도 일상생활에서는 충분히 신장되지 않기 때문에 결과적으로 단축해버린다. 이 근육군을 많이 사용(근력훈련, 승마)하거나, 갑자기 신장(몇 번이나)하면 급성 또는 만성적인 과부하가 된다.

축구는 모음근의 과부하증후군을 일으키기 쉬운 스포츠이다. 슈팅 동작에는 모음근의 활동이 반드시 필요하고 훈련에서의 신장이 충분하지 않다.

엉덩관절증이 있는 경우, 모음근이 항상 단축하여 있고 통증유발점이 존재한다.

소견

통증유발점을 압박하여 통증을 유발한다. 동시에 근육을 신장하면 통증이 보다 명백해진다. 통증이 상당히 급성인 경우, 근육을 신장하는 것만으로 유발이 된다.

검사와 기법

신장과 통증유발점의 압박촉진 (▶ **그림 14.14**)

관련되는 내장

- 자궁, 부속기관
- 전립샘
- 정소
- 방광
- 심장/순환계

기법

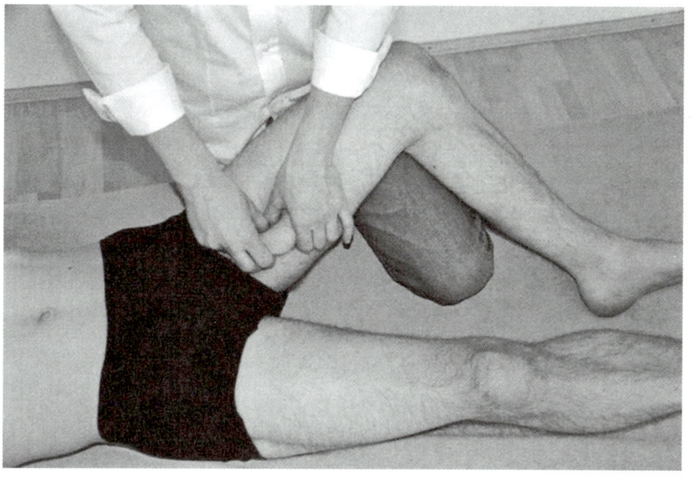

▶ **그림 14.14** 억제 또는 횡단 스트레칭 및 집게촉진으로 통증유발점을 치료한다.

14.7
짧은모음근 (단내전근)

▶ 그림 14.15
해부도 ▶ 그림 16.31, ▶ p.444

14.7.1 해부학과 연관통증

이는곳
두덩뼈아래가지(치골하지)와 두덩뼈몸통

닿는곳
거친선 (몸쪽 1/3)

기능
엉덩관절의 모음

신경지배
폐쇄신경 (L2–3)

통증유발점의 위치
허리의 굽힘 · 벌림에서 근육을 예비로 긴장하면 촉진하기 쉽다. 환자는 바로 누운 자세로 한다. TP는 근육의 몸쪽 1/2에 있다.

연관통증
- 샅굴부위
- 넙다리의 배쪽 안쪽
- 무릎뼈 위
- 정강뼈모서리를 따라서

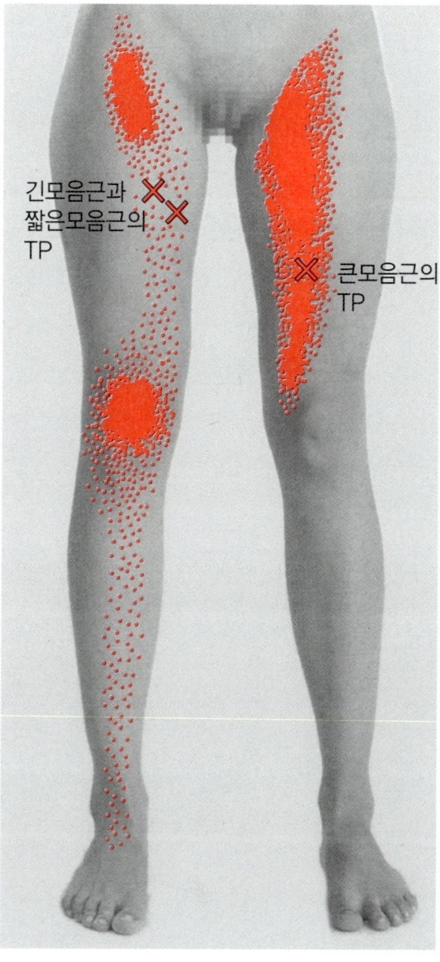

▶ 그림 14.15

14.7.2 정골치료적 진찰방법

문진

허리의 벌림위치나 발을 앞으로 내디딘 몸의 자세로 넘어지거나 넘어질 것처럼 되면 모음근군에 급성의 과부하가 걸린다. 이러한 외상의 손상은 짧은 모음근 쪽이 크다.

모음근은 어느 것도 일상생활에서는 충분히 신장되지 않기 때문에 결과적으로 단축해버린다. 이 근육군을 많이 사용(근력훈련, 승마)하거나, 갑자기 신장(몇 번이나)하면 급성 또는 만성적인 과부하가 된다.

축구는 모음근의 과부하증후군을 일으키기 쉬운 스포츠이다. 슈팅 동작에는 모음근의 활동이 반드시 필요하고 훈련에서의 신장이 충분하지 않다.

엉덩관절증이 있는 경우, 모음근이 항상 단축하여 있고 통증유발점이 존재한다.

소견

통증유발점을 압박하여 통증을 유발한다. 동시에 근육을 신장하면 통증이 보다 명백해진다. 통증이 상당히 급성인 경우, 근육을 신장하는 것만으로 유발이 된다.

검사와 기법

신장과 통증유발점의 압박촉진 (▶ **그림 14.16**)

관련되는 내장

- 자궁, 부속기관
- 전립샘
- 정소
- 방광
- 심장/순환계

기법

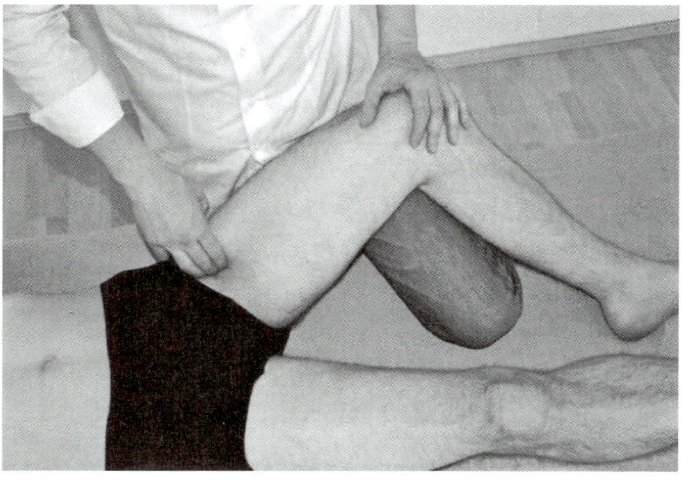

▶ **그림 14.16** 억제를 동반하여 통증유발점을 치료한다.

14.8 큰모음근 (대내전근)

▶ **그림 14.17**
해부도 ▶ **그림 16.31**, ▶ p.444

14.8.1 해부학과 연관통증

이는곳

- 궁둥뼈가지 (좌골지)
- 두덩뼈아래가지
- 궁둥뼈결절 (좌골결절)

닿는곳

- 거친선, 볼기근육 거친면까지
- 넙다리뼈의 모음근결절

기능

- 엉덩관절의 폄
- 엉덩관절의 모음
- 엉덩관절의 안쪽돌림

신경지배

- 폐쇄신경 (L2–4)
- 정강신경 (경골신경) (L4–S3)

통증유발점의 위치

- TP 1 : 근육의 중앙, 거친선에 부착하는 닿는곳의 부근 (▶ **그림 16.31**)
- TP 2 : 궁둥뼈와 두덩뼈에 부착하는 이는곳의 부근 (▶ **그림 16.31**)

연관통증

- TP 1 : 샅굴부위, 넙다리의 배쪽 안쪽. 무릎까지는 가지 않는다.
- TP 2 : 두덩뼈, 질, 곧창자, 방광 또는 작은 골반에 또 다른 미만성 통증

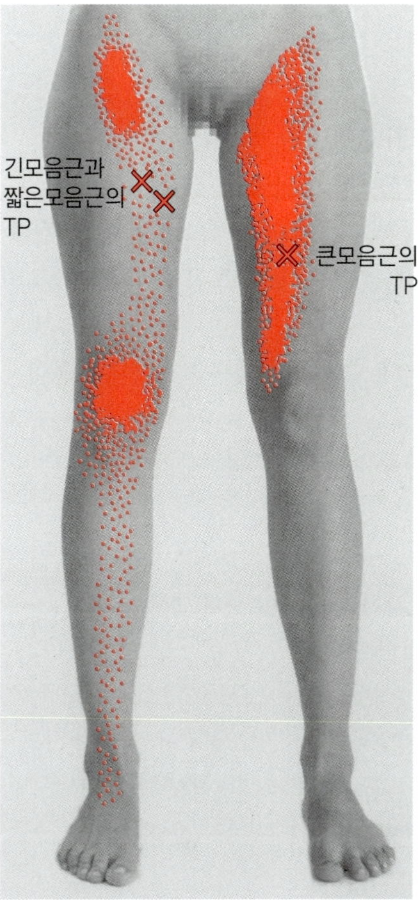

▶ 그림 14.17

14.8.2 정골치료적 진찰방법

문진

허리의 벌림위치나 발을 앞으로 내디딘 몸의 자세로 넘어지거나 넘어질 것처럼 되면 모음근군에 급성의 과부하가 걸린다. 이러한 외상의 손상은 짧은 모음근 쪽이 크다.

모음근은 어느 것도 일상생활에서는 충분히 신장되지 않기 때문에 결과적으로 단축해버린다. 이 근육군을 많이 사용(근력훈련, 승마)하거나, 갑자기 신장(몇 번이나)하면 급성 또는 만성적인 과부하가 된다.

축구는 모음근의 과부하증후군을 일으키기 쉬운 스포츠이다. 슈팅 동작에는 모음근의 활동이 반드시 필요하고 훈련에서의 신장이 충분하지 않다.

엉덩관절증이 있는 경우, 모음근이 항상 단축하여 있고 통증유발점이 존재한다.

소견

통증유발점을 압박하여 통증을 유발한다. 동시에 근육을 신장하면 통증이 보다 명백해진다. 통증이 상당히 급성인 경우, 근육을 신장하는 것만으로 유발이 된다.

검사와 기법

신장과 통증유발점의 압박촉진 (▶ **그림 14.18**)

관련되는 내장

- 자궁, 부속기관
- 전립샘
- 방광
- 심장/순환계

기법

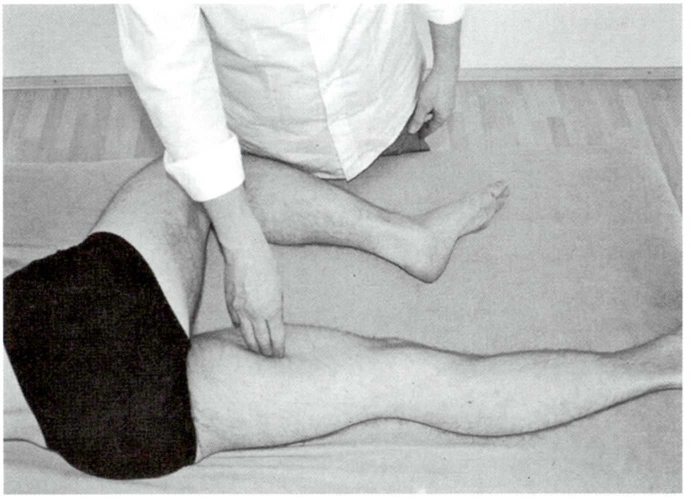

▶ **그림 14.18** 억제와 심부마찰로 통증유발점을 치료한다.

14.9 넙다리두갈래근 (대퇴이두근)

▶ **그림 14.19**
해부도 ▶ **그림 16.32**, ▶ p.445

14.9.1 해부학과 연관통증

이는곳

- 궁둥뼈결절 (뒷면)
- 거친선의 가쪽선 (외측순) (중간 1/3)

닿는곳

- 종아리뼈머리끝 (비골두첨)
- 넙다리뼈의 가쪽관절융기위선 (외측과상선)
- 가쪽곁인대 (외측측부인대)
- 정강뼈의 가쪽관절융기

기능

- 엉덩관절의 폄
- 무릎관절의 굽힘
- 무릎관절의 가쪽돌림

신경지배

정강신경과 종아리신경 (비골신경) (L4–S3)

통증유발점의 위치

넙다리의 뒤 가쪽의 중간 1/3에 다수 발견된다.

연관통증

- 오금 (주된 통증)
- 종아리의 몸쪽 · 뒤 가쪽
- 넙다리의 뒤 가쪽. 볼기고랑(둔구)까지 가지 않는다.

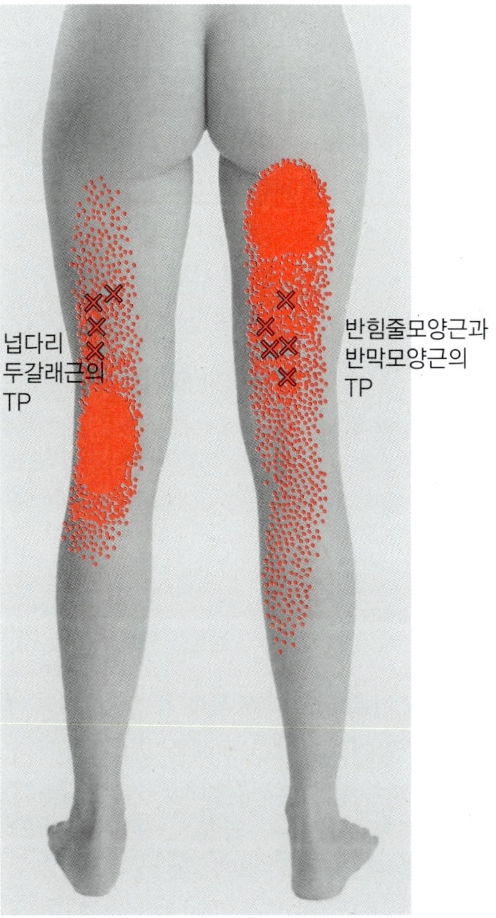

▶ 그림 14.19

14.9.2 정골치료적 진찰방법

문진

발을 앞으로 내디딘 몸의 자세에서 넘어지거나 넘어질 것 같이 되는, 또는 스쿼시, 축구, 테니스 등 멎었다 가는(stop-and-go) 움직임을 신속하게 시행하는 스포츠를 하면 통증유발점의 유발요인이 될 수 있다.

소견

통증유발점을 압박하여 통증을 유발한다. 동시에 근육을 신장하면 통증이 보다 명백해진다. 통증이 상당히 급성인 경우, 근육을 신장하는 것만으로 유발이 된다.

검사와 기법

신장과 통증유발점의 압박촉진 (▶ **그림 14.20**)

참고

앉아서 하는 생활양식에 의해서 뒤넙다리근(hamstrings)도 단축하고 수축 시의 기능부전과 강한 신장저항이 일어난다. 이 때문에 만성의 통증유발점이 발견되는 경우가 매우 많다.

관련되는 내장

곧창자

기법

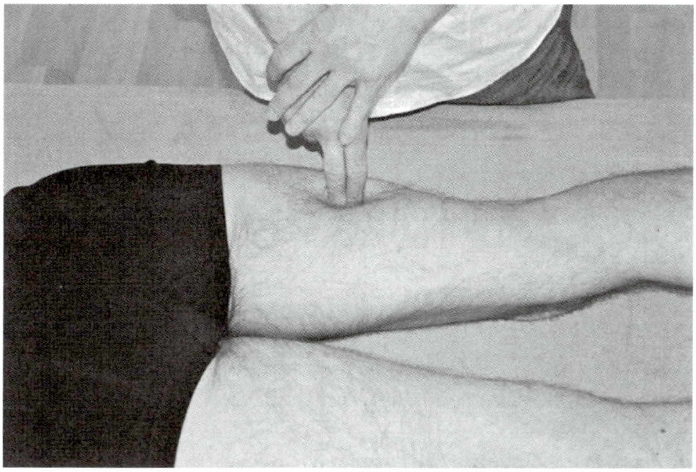

▶ **그림 14.20** 억제와 심부마찰로 통증유발점을 치료한다.

14.10 반힘줄모양근 (반건양근), 반막모양근 (반막양근)

▶ 그림 14.21
해부도 ▶ 그림 16.32, ▶ p.445

14.10.1 해부학과 연관통증

이는곳

궁둥뼈결절 (뒷면)

닿는곳

- 반힘줄모양근 : 정강뼈의 안쪽면 (두덩정강근의 아래쪽)
- 반막모양근 : 정강뼈의 안쪽관절융기, 빗오금인대 (사슬와인대), 오금근(슬와근)의 근막

기능

- 엉덩관절의 폄
- 무릎관절의 굽힘
- 무릎관절의 안쪽돌림

신경지배

정강신경 (L5–S1)

통증유발점의 위치

넙다리의 뒤 안쪽의 중간 1/3에 다수 발견된다.

연관통증

- 볼기부위 · 볼기고랑의 꼬리쪽 끝 (주된 통증)
- 넙다리의 뒤 안쪽
- 오금 · 장딴지(비복)의 안쪽 1/2

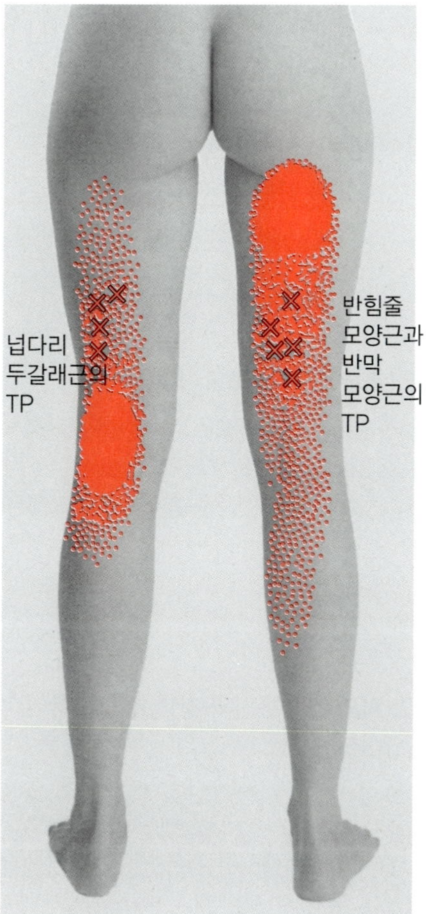

▶ 그림 14.21

14.10.2 정골치료적 진찰방법

문진

발을 앞으로 내디딘 몸의 자세에서 넘어지거나 넘어질 것 같이 되는, 또는 스쿼시, 축구, 테니스 등 멎었다 가는(stop-and-go) 움직임을 신속하게 시행하는 스포츠를 하면 통증유발점의 유발요인이 될 수 있다.

소견

통증유발점을 압박하여 통증을 유발한다. 동시에 근육을 신장하면 통증이 보다 명백해진다. 통증이 상당히 급성인 경우, 근육을 신장하는 것만으로 유발이 된다.

검사와 기법

신장과 통증유발점의 압박촉진 (▶ **그림 14.22**)

참고

앉아서 하는 생활양식에 의해서 뒤넙다리근도 단축하고 수축 시의 기능부전과 강한 신장저항이 일어난다. 이 때문에 만성의 통증유발점이 발견되는 경우가 매우 많다.

관련되는 내장

곧창자

기법

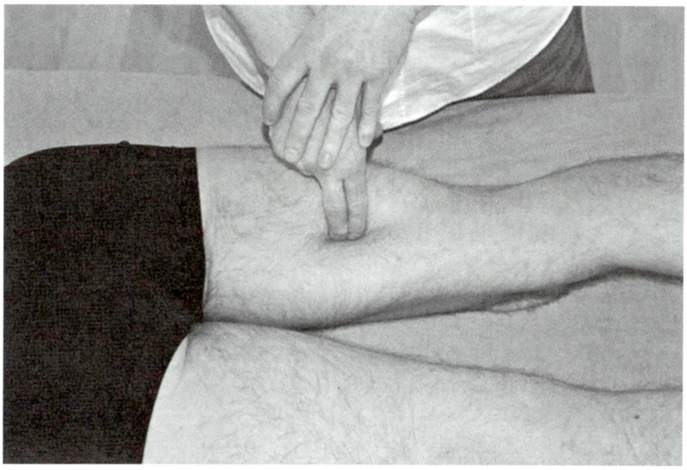

▶ **그림 14.22** 억제와 심부마찰로 통증유발점을 치료한다.

14.11
오금근 (슬와근)

▶ 그림 14.23
해부도 ▶ 그림 16.33, ▶ p.446

14.11.1 해부학과 연관통증

이는곳

- 넙다리뼈의 가쪽위관절융기
- 무릎관절주머니로 연결되다.
- 가쪽반달(뒤각)과 결합

닿는곳

정강뼈의 뒷면 (가자미근선의 위쪽, 정강뼈관절융기부분의 아래쪽)

기능

- 무릎관절의 안쪽돌림
- 가쪽반달을 뒤쪽으로 당기다

신경지배

정강신경 (L5–S1)

통증유발점의 위치

닿는곳의 몸쪽 1/2, 정강뼈의 부근

연관통증

오금

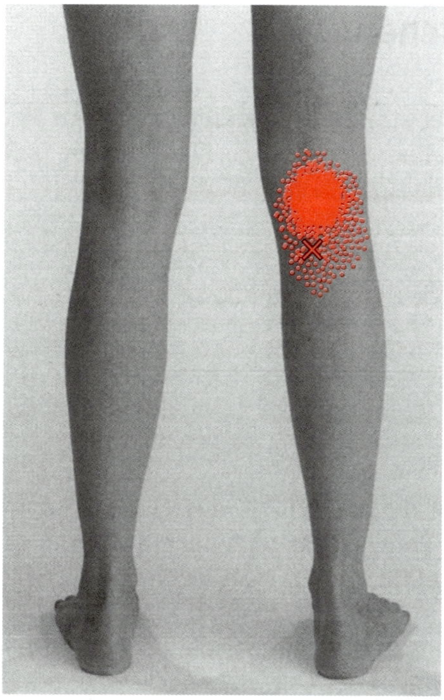

▶ 그림 14.23

14.11.2 정골치료적 진찰방법

문진

무릎을 갑자기 굽혀서(스키 등) 넘어지거나 넘어질 것 같아지는, 또는 스쿼시, 축구, 테니스 등 멎었다 가는(stop-and-go) 움직임을 신속하게 시행하는 스포츠를 하면 통증유발점의 유발요인이 될 수 있다.

소견

통증유발점을 압박하여 통증을 유발한다.

검사와 기법

압박촉진 (▶ **그림 14.24**)

참고

앉아서 하는 생활양식에 의해서 이 작은 근육도 단축하고 수축할 때의 기능부전과 강한 신장저항이 일어난다. 이 때문에 만성의 통증유발점이 발견되는 일이 매우 많다.

"발꿈치뼈돌기(종골극)"를 진단하는 경우는 일단 이 근육을 진찰하는 것이 좋다. 종아리의 림프 · 정맥의 유출경로는 오금을 지난다. 오금근은 이 유출에 무시할 수 없는 역할을 담당하고 있다. 오금근이 구축하면 혈류가 저해된다.

관련되는 내장

쓸개

기법

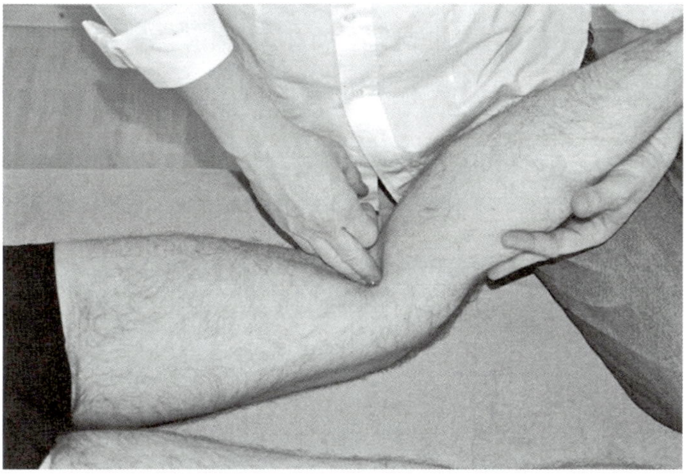

▶ **그림 14.24** 억제를 동반하여 근육을 치료한다.

14.12
통증 가이드

▶ 표 14.1, ▶ 표 14.2 및 ▶ 그림 14.25, ▶ 그림 14.26

▶ **표 14.1** 샅굴부위의 통증

근육	빈도	페이지
엉덩허리근	매우 높다	▶ p.266
긴모음근	매우 높다	▶ p.318
짧은모음근	매우 높다	▶ p.322
두덩근	매우 높다	▶ p.304
넙다리네갈래근	높다	▶ p.308
큰모음근	높다	▶ p.326
넙다리빗근	낮다	▶ p.300
배곧은근	낮다	▶ p.252

▶ **표 14.2** 넙다리 · 무릎의 통증

근육	빈도	페이지
중간볼기근, 작은볼기근	매우 높다	▶ p.280, ▶ p.284
궁둥구멍근	매우 높다	▶ p.288
넙다리근막긴장근	매우 높다	▶ p.296
넙다리두갈래근	매우 높다	▶ p.330
반힘줄모양근	매우 높다	▶ p.334
반막모양근	매우 높다	▶ p.334
오금근	매우 높다	▶ p.338
장딴지근	매우 높다	▶ p.358
가자미근	매우 높다	▶ p.362
넙다리네갈래근	높다	▶ p.308
긴모음근, 짧은모음근	높다	▶ p.318, ▶ p.322
큰모음근	높다	▶ p.326
속폐쇄근	낮다	▶ p.270
큰볼기근	낮다	▶ p.276
넙다리빗근	낮다	▶ p.300
두덩정강근	낮다	▶ p.314
발바닥근	낮다	▶ p.366

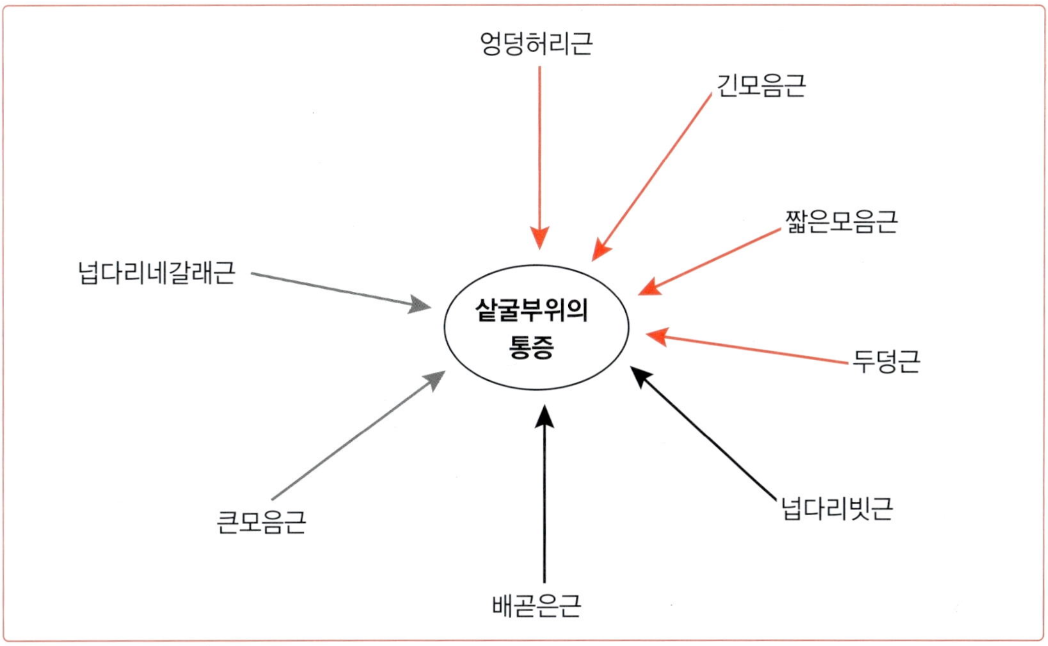

▶ **그림 14.25** 샅굴부위의 통증

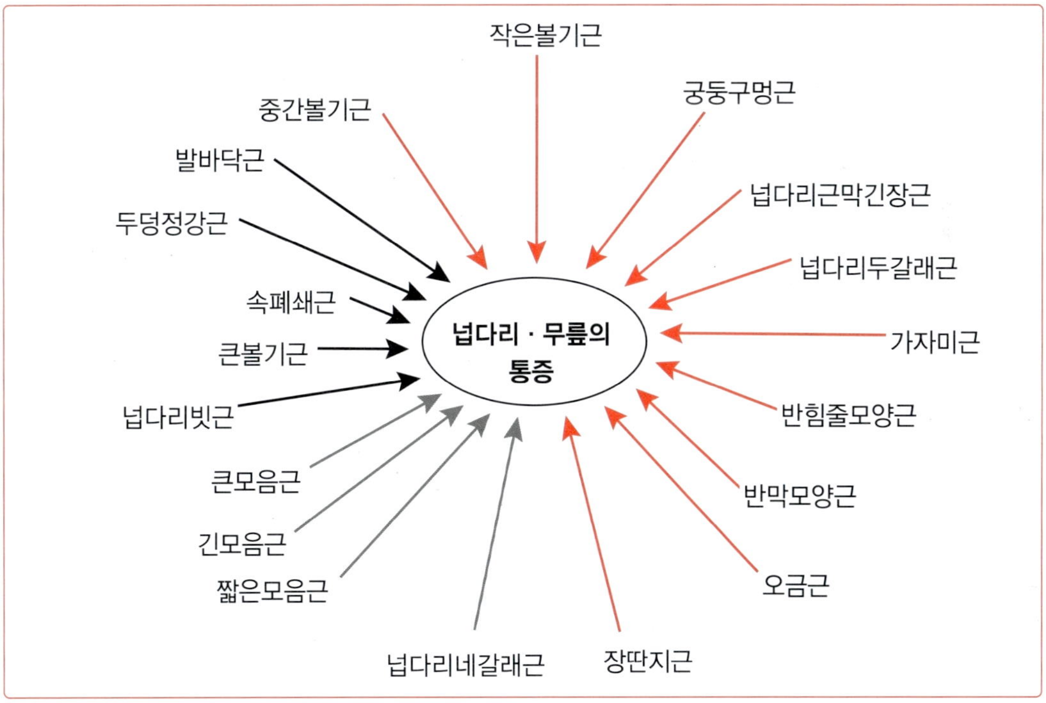

▶ **그림 14.26** 넙다리 · 무릎의 통증

그림의 화살표 : ➡ = 매우 높다. ➡ = 높다, ➡ = 낮다.

15 종아리, 복사뼈, 발의 통증

15.1 앞정강근 (전경골근)

▶ 그림 15.1
해부도 ▶ 그림 16.34, ▶ p.447

15.1.1 해부학과 연관통증

이는곳
- 정강뼈의 가쪽면 (몸쪽 1/2)
- 뼈사이막

닿는곳
- 안쪽쐐기뼈 (내측설상골) (바닥쪽 면)
- 제1발허리뼈바닥

기능
- 등쪽 폄
- 발의 내번 (inversion)
- 발의 세로아치의 유지

신경지배

깊은종아리신경 (심비골신경) (L4–5)

통증유발점의 위치

힘살의 위 1/3 (종아리의 몸쪽 1/3에서부터 중간 1/3의 이행부분)

연관통증
- 위발목관절(OSG, oberen Sprunggelenk)의 배쪽 안쪽
- 엄지발가락의 등쪽 · 안쪽
- 통증유발점의 앞 안쪽에서부터 종아리를 지나서 엄지발가락까지 가느다란 띠 모양으로 뻗는다.

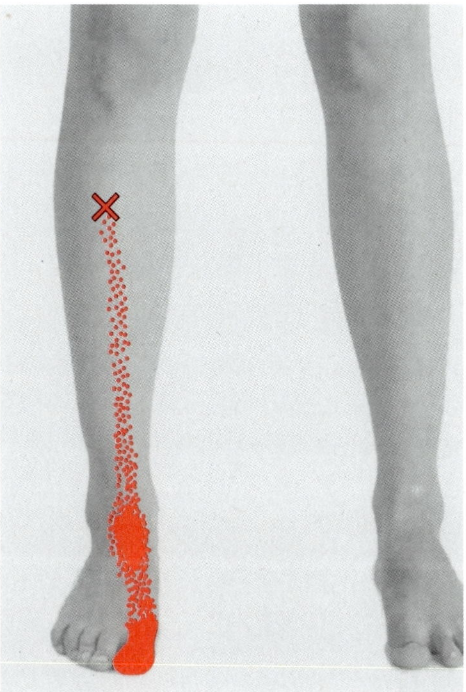

▶ 그림 15.1

15.1.2 정골치료적 진찰방법

문진

장딴지(비복)의 근육군이 단축하면 발등펴근은 신장된 위치에서부터 계속 작용하여 과부하를 받는다. 이 때문에 항상 양쪽의 근육군에 주의한다.

소견

통증유발점을 압박하여 통증을 유발한다. 동시에 근육을 신장하면 통증이 보다 명백해진다. 통증이 상당히 급성인 경우, 근육을 신장하는 것만으로도 유발이 된다.

검사와 기법

신장과 통증유발점의 압박촉진 (▶ **그림** 15.2)

기법

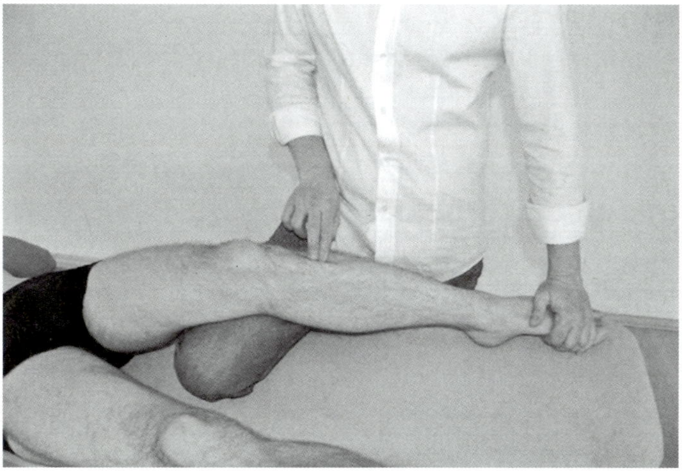

▶ **그림 15.2** 억제와 심부마찰로 근육을 치료한다.
바닥쪽굽힘과 외번(eversion)으로 근육을 프리-스트레칭을 한다.

15.2
뒤정강근 (후경골근)

▶ 그림 15.3
해부도 ▶ 그림 16.35, ▶ p.448

15.2.1 해부학과 연관통증

이는곳

정강뼈 · 종아리뼈의 뒷면 (안쪽능선, 뼈사이모서리, 뼈사이막의 사이)

닿는곳

- 발배뼈(주상골) 거친면
- 발목뼈(족근골) 전체 [목말뼈(거골) 이외]
- 발목뼈인대(족근인대)의 안쪽(세모인대 등)

기능

- 바닥쪽굽힘
- 발의 내반
- 발의 세로아치의 유지

신경지배

종아리신경 (L4–5)

통증유발점의 위치

정강뼈의 뒤모서리의 가쪽, 뼈사이막의 몸쪽 1/4, 가자미근을 통해서만 촉진이 가능하다.

연관통증

- 아킬레스힘줄 (주된 통증)
- 통증유발점에서부터 꼬리 쪽의 종아리 중앙으로 향하고 발꿈치와 발바닥을 지나서 제1–5발가락까지

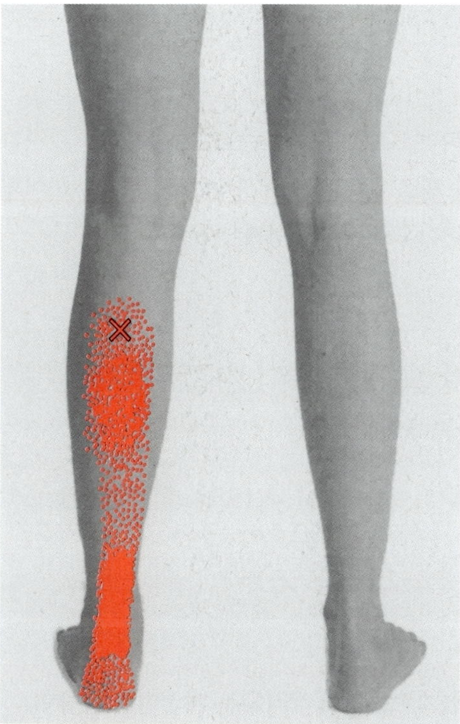

▶ 그림 15.3

15.2.2 정골치료적 진찰방법

문진

모든 바닥쪽굽힘근은 조깅, 도약하여 움직이는 일이 많은 스포츠(에어로빅스, 육상경기), 장시간의 하이킹(특히, 등산과 하산)에서 급성적인 과부하를 받을 수 있다. 만성적인 과부하는 하이힐을 계속해서 신거나 피트니스 클럽에서 장딴지근을 훈련함으로써 일어난다.

소견

통증유발점을 압박하여 통증을 유발한다. 동시에 근육을 신장하면 통증이 보다 명백해진다.
통증이 상당히 급성인 경우, 근육을 신장하는 것만으로도 유발이 된다.

검사와 기법

신장과 통증유발점의 압박촉진 (▶ **그림 15.4**)

참고

바닥쪽굽힘근이 단축하여 통증유발점이 있는 경우, 발꿈치뼈돌기라 생각되는 발꿈치의 통증이 증상으로서 흔히 나타난다.

기법

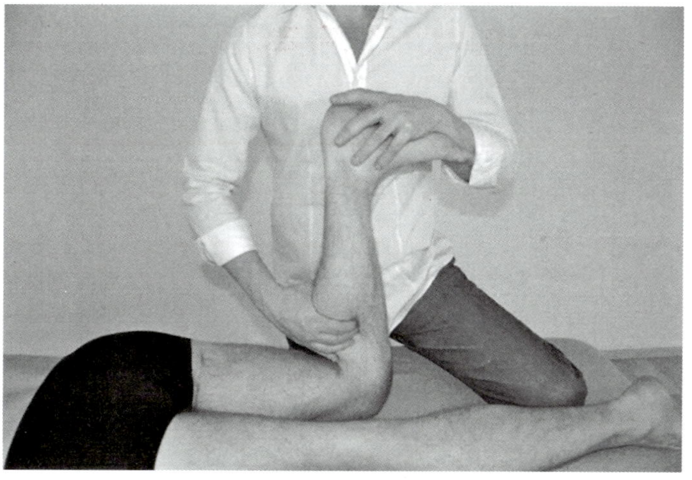

▶ **그림 15.4** 억제와 심부마찰로 통증유발점을 치료한다. 발의 등쪽 폄과 외번으로 근육을 프리-스트레칭을 한다.

15.3 긴종아리근 (장비골근), 짧은종아리근 (단비골근), 셋째종아리근 (제3비골근)

▶ 그림 15.5, ▶ 그림 15.6
해부도 ▶ 그림 16.34, ▶ p.447

15.3.1 해부학과 연관통증

긴종아리근

이는곳

- 정강뼈의 가쪽면 (몸쪽 2/3)
- 종아리뼈머리 (비골두)
- 정강종아리인대 (경비인대)

닿는곳

- 첫째발허리뼈바닥 (제1중족골저)
- 안쪽쐐기뼈 (내측설상골)

기능

- 바닥쪽굽힘
- 발의 외번
- 발의 가로아치의 유지

신경지배

얕은종아리신경 (천비골신경) (L5–S1)

통증유발점의 위치/연관통증

짧은종아리근을 참조, ▶ p.355

짧은종아리근

이는곳

정강뼈의 가쪽면 (먼쪽 2/3)

닿는곳

제5발허리뼈 거친면

기능

- 바닥쪽굽힘
- 발의 외번
- 발의 가로아치의 유지

신경지배

얕은종아리신경 (L5-S1)

통증유발점의 위치

- 긴종아리근의 통증유발점 : 종아리뼈몸통(비골체)의 위쪽에 있는 종아리뼈머리에서부터 2-4㎝ 먼쪽
- 짧은종아리근의 통증유발점 : 종아리의 중간 1/3에서부터 먼쪽 1/3의 경계이고 긴종아리근힘줄의 양쪽

연관통증

- 가쪽복사(외과). 그 머리쪽 · 꼬리쪽 · 뒤쪽도
- 종아리의 가쪽의 중간 1/3
- 발의 가쪽

셋째종아리근

이는곳

종아리뼈의 앞모서리 (먼쪽 1/3)

닿는곳

제5발허리뼈

기능

- 등쪽굽힘
- 발의 외번

신경지배

깊은종아리신경 (심비골신경) (L5–S1)

통증유발점의 위치

짧은종아리근의 통증유발점에서부터 약간 먼쪽에서 앞쪽

연관통증

- 위발목관절(OSG) · 발등의 배쪽가쪽
- 가쪽복사의 뒤쪽을 발꿈치의 가쪽으로 뻗다.

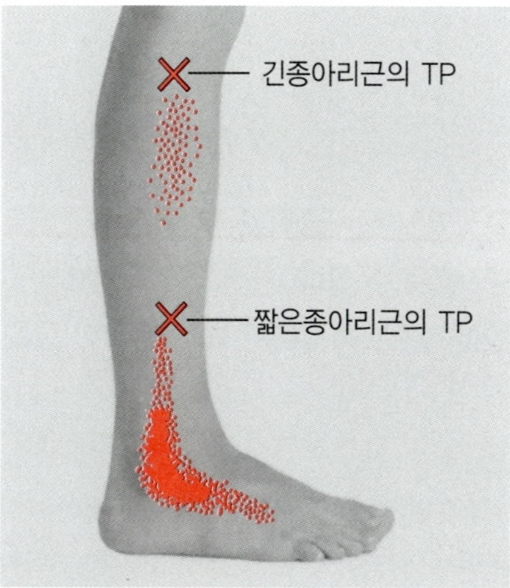

▶ 그림 15.5

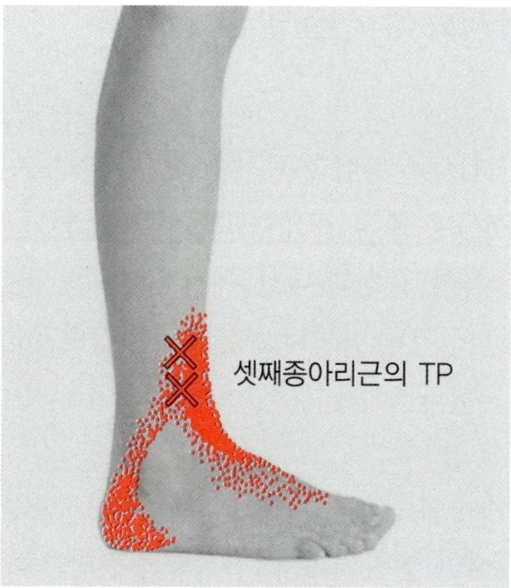

▶ 그림 15.6

15.3.2 정골치료적 진찰방법

문진

발의 내반에 의한 외상은 종아리근군에 급성의 부하를 준다.

모든 바닥쪽굽힘근은 조깅, 도약하여 움직이는 일이 많은 스포츠(에어로빅스, 육상경기), 장시간의 하이킹(특히, 등산과 하산)에서 급성적인 과부하를 받을 수 있다. 만성적인 과부하는 하이힐을 계속해서 신거나 피트니스 클럽에서 장딴지근을 훈련함으로써 일어난다.

소견

통증유발점을 압박하여 통증을 유발한다. 동시에 근육을 신장하면 통증이 보다 명백해진다. 통증이 상당히 급성인 경우, 근육을 신장하는 것만으로도 유발이 된다.

검사와 기법

신장과 통증유발점의 압박촉진 (▶ **그림 15.7**)

참고

바닥쪽굽힘근이 단축하여 통증유발점이 있는 경우, 발꿈치뼈돌기라 생각되는 발꿈치의 통증이 증상으로서 흔히 나타난다.

관련되는 내장

방광

기법

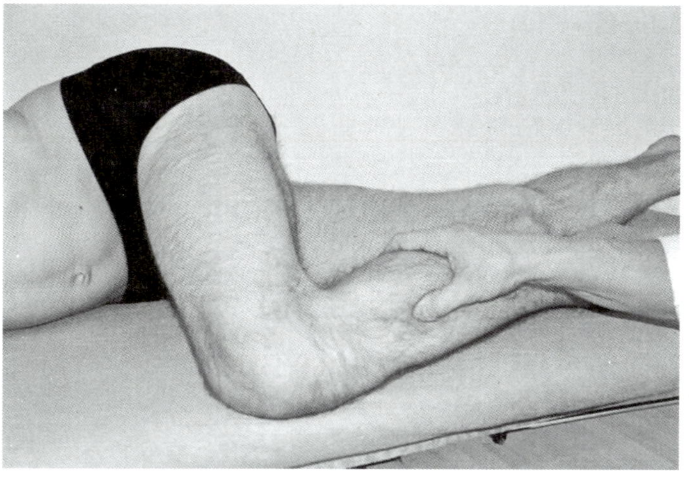

▶ **그림 15.7** 억제와 심부마찰로 긴종아리근을 치료한다. 바닥쪽굽힘을 하여 눕히고 근육을 프리-스트레칭을 한다. 다른 종아리근도 마찬가지의 시작자세에서 치료한다.

15.4
장딴지근 (비복근)

▶ 그림 15.8, ▶ 그림 15.9
해부도 ▶ 그림 16.33, ▶ p.446

15.4.1 해부학과 연관통증

이는곳
넙다리뼈의 안쪽관절융기와 가쪽관절융기

닿는곳
발꿈치뼈융기 (종골융기) (아킬레스힘줄을 경유하여)

기능
- 바닥쪽굽힘
- 무릎의 굽힘

신경지배
정강신경 (S1–2)

통증유발점의 위치
- **TP** 1 · 2 : 힘살 중앙의 약간 몸쪽, 장딴지근의 안쪽갈래과 가쪽갈래에 하나씩
- **TP** 3 · 4 : 안쪽갈래와 가쪽갈래에서 관절융기부분의 부근

연관통증
- **TP** 1 :
  - 발바닥의 안쪽
  - 종아리의 뒤 안쪽
  - 오금, 넙다리 뒤쪽의 일부
- **TP** 2–4 : 각각의 **TP**의 주위에서 국소적

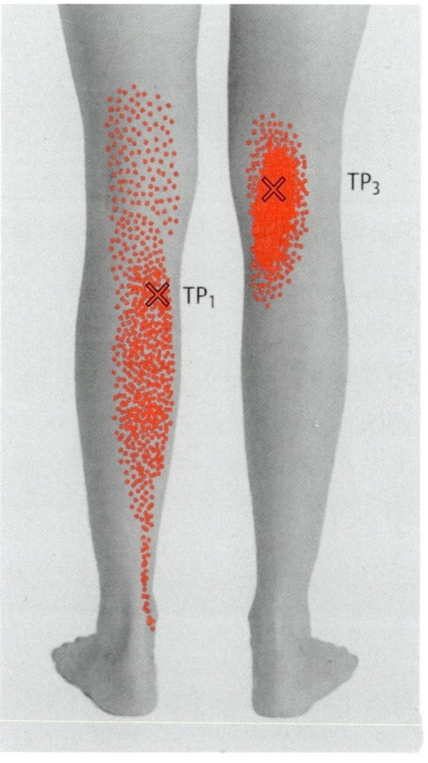

▶ 그림 15.8

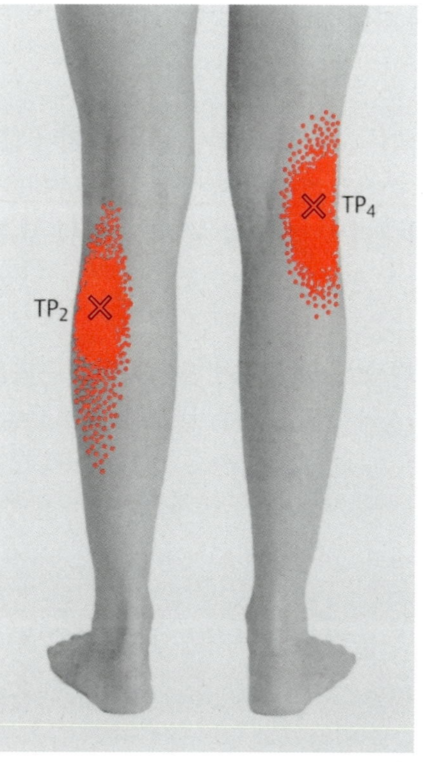

▶ 그림 15.9

15.4.2 정골치료적 진찰방법

문진

모든 바닥쪽굽힘근은 조깅, 도약하여 움직이는 일이 많은 스포츠(에어로빅스, 육상경기), 장시간의 하이킹(특히, 등산과 하산)에서 급성적인 과부하를 받을 수 있다. 만성적인 과부하는 하이힐을 계속해서 신거나 피트니스 클럽에서 장딴지근을 훈련함으로써 일어난다.

소견

통증유발점을 압박하여 통증을 유발한다. 동시에 근육을 신장하면 통증이 보다 명백해진다.
통증이 상당히 급성인 경우, 근육을 신장하는 것만으로도 유발이 된다.

검사와 기법

신장과 통증유발점의 압박촉진 (▶ **그림 15.10**)

참고

바닥쪽굽힘근이 단축하여 통증유발점이 있는 경우, 발꿈치뼈돌기라 생각되는 발꿈치의 통증이 증상으로서 흔히 나타난다.

기법

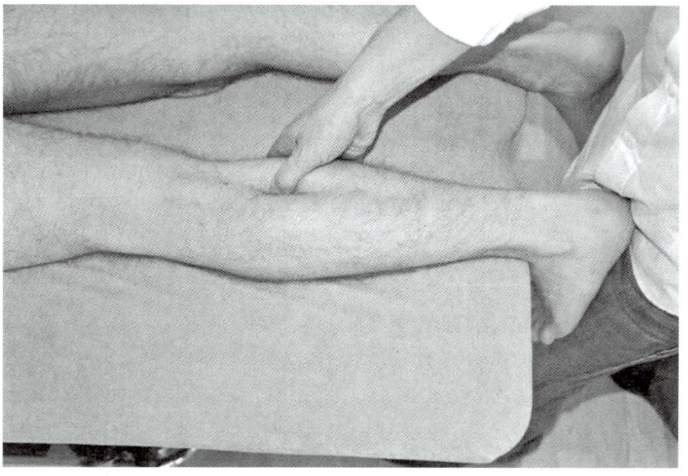

▶ **그림 15.10** 억제와 심부마찰로 통증유발점을 치료한다. 등쪽 폄을 하여 눕히고 근육을 프리-스트레칭을 한다.

15.5 가자미근

▶ 그림 15.11
해부도 ▶ 그림 16.33, ▶ p.446

15.5.1 해부학과 연관통증

이는곳

- 가자미근선
- 정강뼈의 뒷면 (중간 1/3)
- 종아리뼈목 (비골경), 종아리뼈의 뒷면 (몸쪽 1/4)

닿는곳

발꿈치뼈융기 (아킬레스힘줄을 경유하여)

기능

바닥쪽굽힘

신경지배

정강신경 (S1–2)

통증유발점의 위치

- TP 1 : 장딴지근머리에서부터 2–3㎝ 먼쪽, 중앙선의 약간 안쪽
- TP 2 : 종아리뼈머리의 부근 (장딴지의 가쪽)
- TP 3 : TP 1보다 몸쪽, 중앙선의 가쪽

연관통증

- TP 1 :
  - 아킬레스힘줄
  - 발꿈치의 뒤쪽과 바닥쪽
  - 발바닥
  - TP의 약간 몸쪽
- TP 2 : 장딴지의 위 1/2
- TP 3 : 엉치엉덩관절의 같은 쪽

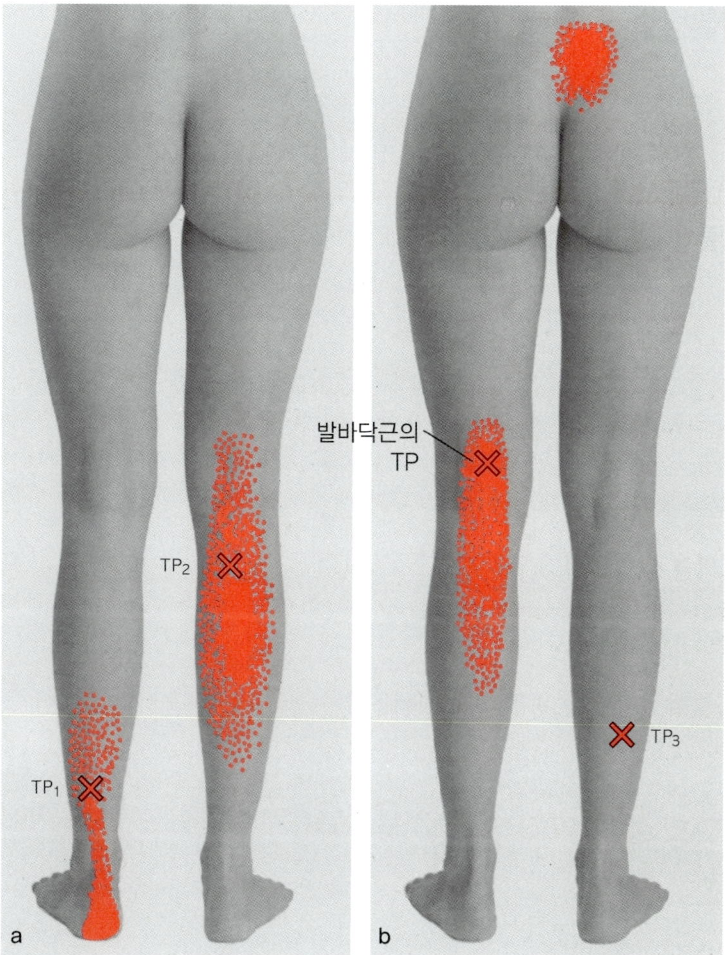

▶ 그림 15.11 a, b

15.5.2 정골치료적 진찰방법

문진

모든 바닥쪽굽힘근은 조깅, 도약하여 움직이는 일이 많은 스포츠(에어로빅스, 육상경기), 장시간의 하이킹(특히, 등산과 하산)에서 급성적인 과부하를 받을 수 있다. 만성적인 과부하는 하이힐을 계속해서 신거나 피트니스 클럽에서 장딴지근을 훈련함으로써 일어난다.

소견

통증유발점을 압박하여 통증을 유발한다. 동시에 근육을 신장하면 통증이 보다 명백해진다.
통증이 상당히 급성인 경우, 근육을 신장하는 것만으로도 유발이 된다.

검사와 기법

신장과 통증유발점의 압박촉진 (▶ **그림 15.12**)

참고

바닥쪽굽힘근이 단축하여 통증유발점이 있는 경우, 발꿈치뼈돌기라 생각되는 발꿈치의 통증이 증상으로서 흔히 나타난다.

기법

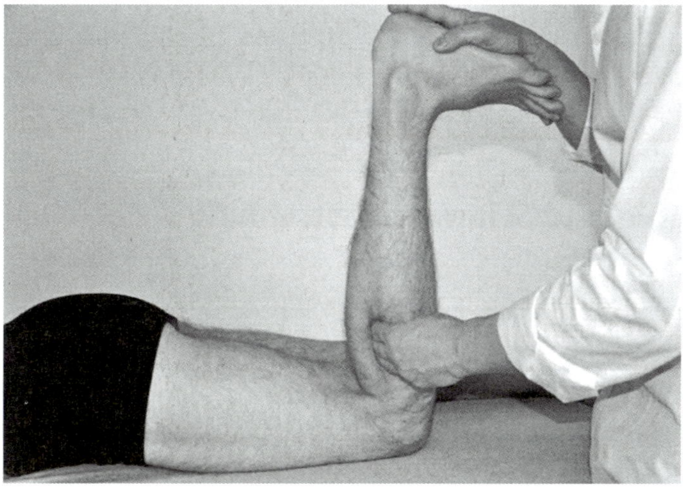

▶ **그림 15.12** 억제와 심부마찰로 통증유발점을 치료한다.
발을 등쪽 폄을 하는 형태로 같은 쪽의 다리를 눕히고 근육을 프리-스트레칭을 한다. 무릎을 굽히면 장딴지근이 이완하여 가자미근을 촉진하기 쉽다.

15.6
발바닥근 (족저근)

▶ 그림 15.13
해부도 ▶ 그림 16.33, ▶ p.446

15.6.1 해부학과 연관통증

이는곳
넙다리뼈의 가쪽위관절융기 (장딴지근머리의 몸쪽)

닿는곳
아킬레스힘줄 (안쪽, 장딴지근힘줄의 아래쪽)

기능
- 바닥쪽굽힘 (저굴)
- 무릎의 굽힘

신경지배
정강신경 (S1–2)

통증유발점의 위치
오금의 중앙

연관통증
오금과 장딴지를 종아리의 거의 중앙까지

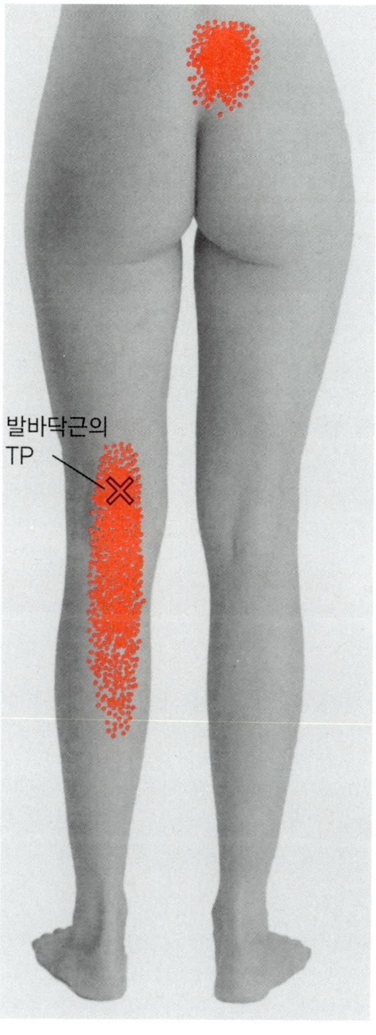

▶ 그림 15.13

15.6.2 정골치료적 진찰방법

문진

모든 바닥쪽굽힘근은 조깅, 도약하여 움직이는 일이 많은 스포츠(에어로빅스, 육상경기), 장시간의 하이킹(특히, 등산과 하산)에서 급성적인 과부하를 받을 수 있다. 만성적인 과부하는 하이힐을 계속해서 신거나 피트니스 클럽에서 장딴지근을 훈련함으로써 일어난다.

소견

통증유발점을 압박하여 통증을 유발한다. 동시에 근육을 신장하면 통증이 보다 명백해진다.
통증이 상당히 급성인 경우, 근육을 신장하는 것만으로도 유발이 된다.

검사와 기법

신장과 통증유발점의 압박촉진 (▶ **그림 15.14**)

참고

바닥쪽굽힘근이 단축하여 통증유발점이 있는 경우, 발꿈치뼈돌기라 생각되는 발꿈치의 통증이 증상으로서 흔히 나타난다.

기법

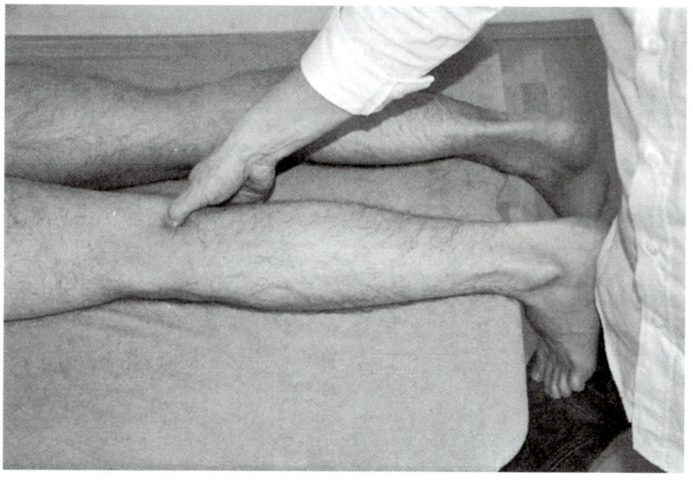

▶ **그림 15.14** 억제를 동반하여 근육을 치료한다.
무릎을 펴고 바닥쪽굽힘을 하여 눕히고 근육을 프리-스트레칭을 한다.

15.7 긴발가락폄근 (장지신근)

▶ 그림 15.15
해부도 ▶ 그림 16.36, ▶ p.448

15.7.1 해부학과 연관통증

이는곳

- 종아리뼈 (배쪽, 몸쪽 2/3)
- 뼈사이막
- 정강종아리관절 (경비관절)

닿는곳

제2–5발가락의 발가락등쪽널힘줄 (지배건막)

기능

발가락과 발의 등쪽 폄

신경지배

깊은종아리신경 (심비골신경) (L5–S1)

통증유발점의 위치

종아리뼈머리에서부터 8㎝ 정도 먼쪽, 긴종아리근과 앞정강근의 사이

연관통증

- 발등. 제2–4발가락을 포함한다.
- 종아리의 배쪽 (꼬리쪽 1/2)

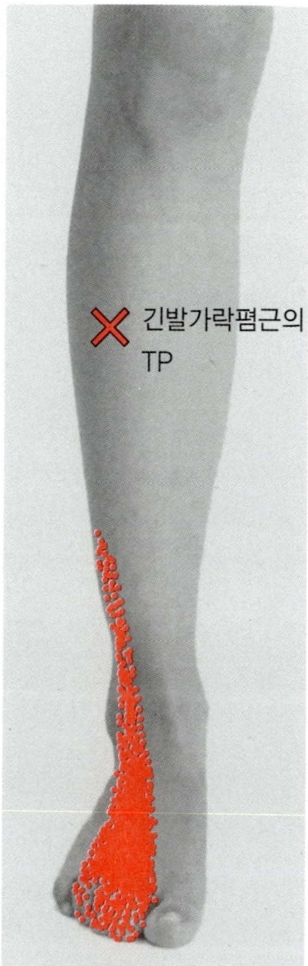

▶ 그림 15.15

15.7.2 정골치료적 진찰방법

문진

장딴지의 근육군이 단축하면 발등 폄근은 신장된 위치에서부터 계속 작동하여 과부하를 받는다. 이 때문에 항상 양쪽의 근육군에 주의한다.

소견

통증유발점을 압박하여 통증을 유발한다. 동시에 근육을 신장하면 통증이 보다 명백해진다. 통증이 상당히 급성인 경우, 근육을 신장하는 것만으로도 유발이 된다.

검사와 기법

신장과 통증유발점의 압박촉진 (▶ **그림 15.16**)

기법

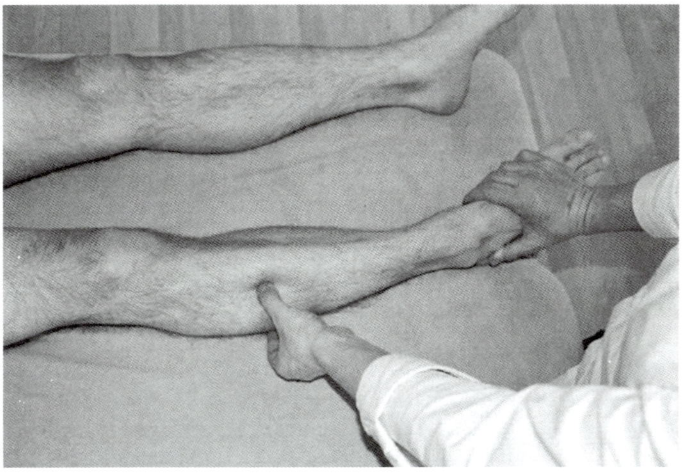

▶ **그림 15.16** 억제를 동반하여 근육을 치료한다. 바닥쪽굽힘을 하여 눕히고 근육을 프리-스트레칭을 한다. 발가락을 굽히면 프리-스트레칭을 더욱 강화할 수 있다.

15.8 긴엄지폄근 (장무지신근)

▶ 그림 15.17
해부도 ▶ 그림 16.36, ▶ p.448

15.8.1 해부학과 연관통증

이는곳
종아리뼈 (중간 앞부분)

닿는곳
엄지발가락의 끝마디뼈 바닥

기능
- 엄지발가락과 발의 등쪽 폄
- 발의 내반

신경지배
깊은종아리신경 (L5–S1)

통증유발점의 위치
종아리의 중간 1/3에서부터 꼬리쪽 1/3의 이행부분보다 약간 먼쪽, 종아리뼈의 배쪽.
긴발가락폄근과 앞정강근의 사이.

연관통증
발등의 제1발허리뼈부분과 엄지발가락. 통증유발점까지 가느다란 띠 모양으로 향하는 일도 있다.

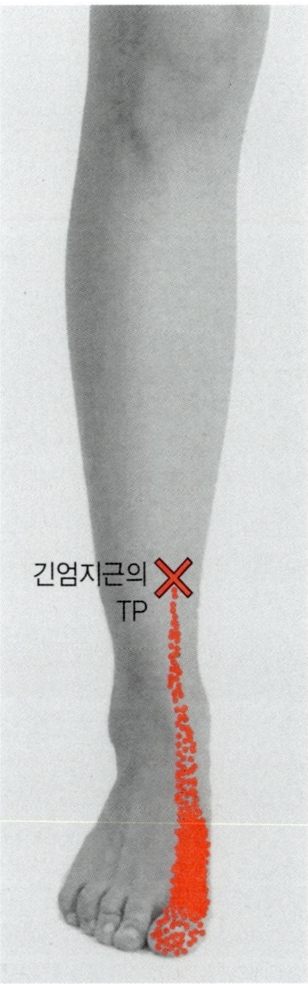

▶ 그림 15.17

15.8.2 정골치료적 진찰방법

문진

장딴지의 근육군이 단축하면 발등 폄근은 신장된 위치에서부터 계속 작동하여 과부하를 받는다. 이 때문에 항상 양쪽의 근육군에 주의한다.

소견

통증유발점을 압박하여 통증을 유발한다. 동시에 근육을 신장하면 통증이 보다 명백해진다. 통증이 상당히 급성인 경우, 근육을 신장하는 것만으로도 유발이 된다.

검사와 기법

신장과 통증유발점의 압박촉진 (▶ **그림 15.18**)

기법

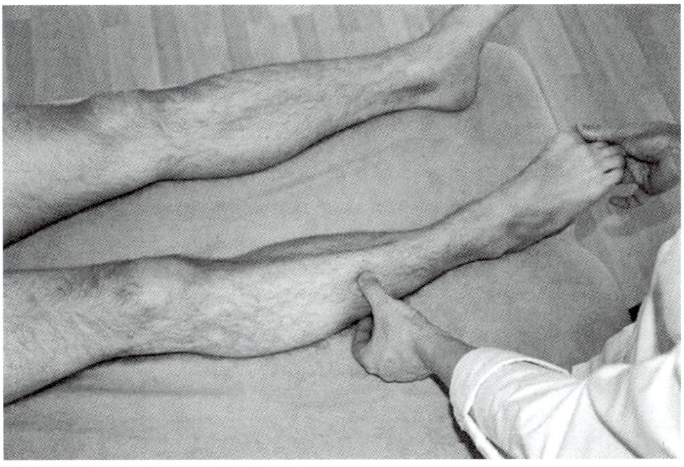

▶ **그림 15.18** 억제를 동반하여 근육을 치료한다.
바닥쪽굽힘과 엄지발가락의 굽힘을 하여 눕히고 근육을 프리-스트레칭을 한다.

15.9
긴발가락굽힘근

▶ 그림 15.19, ▶ 그림 15.20
해부도 ▶ 그림 16.35, ▶ p.448

15.9.1 해부학과 연관통증

이는곳

- 정강뼈의 뒷면 (가자미근선의 먼쪽)
- 종아리뼈[힘줄활(건궁)]을 경유하여)

닿는곳

제2-5발가락의 끝마디뼈 바닥

기능

- 발가락의 끝마디뼈의 굽힘
- 바닥쪽굽힘
- 발의 세로아치의 유지

신경지배

정강신경 (S1-2)

통증유발점의 위치

장딴지근 힘살의 안쪽을 밀어내면 정강뼈의 뒷면, 장딴지부분 안쪽의 몸쪽 1/3에 발견된다.

연관통증

- 발바닥(안 가쪽)을 제2-5발가락까지 (주된 통증)
- 가쪽복사와 장딴지부분 가쪽을 통증유발점까지

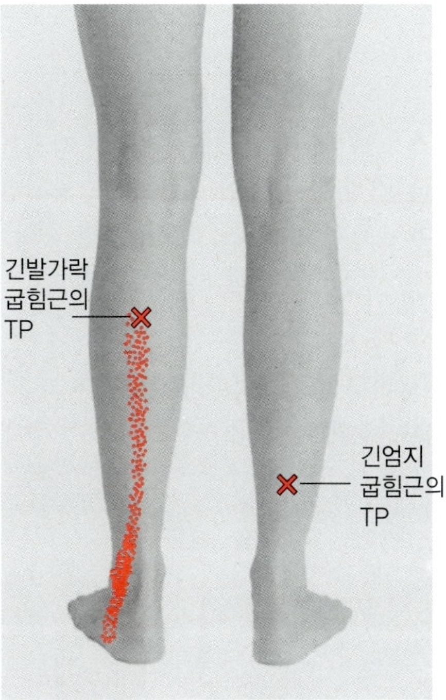

▶ 그림 15.19

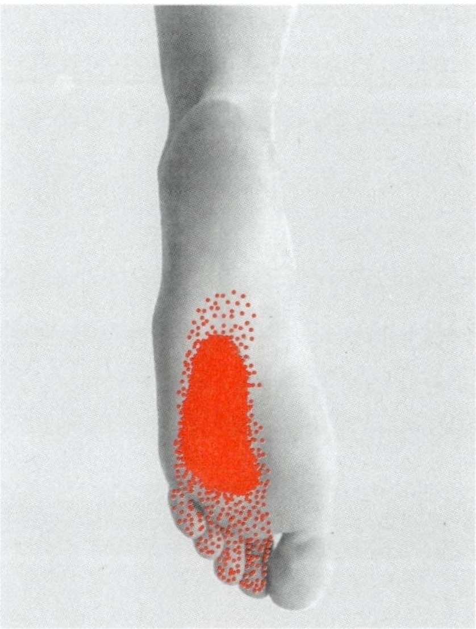

▶ 그림 15.20

15.9.2 정골치료적 진찰방법

문진

모든 바닥쪽굽힘근은 조깅, 도약하여 움직이는 일이 많은 스포츠(에어로빅스, 육상경기), 장시간의 하이킹(특히, 등산과 하산)에서 급성적인 과부하를 받을 수 있다. 만성적인 과부하는 하이힐을 계속해서 신거나 피트니스 클럽에서 장딴지근을 훈련함으로써 일어난다.

소견

통증유발점을 압박하여 통증을 유발한다. 동시에 근육을 신장하면 통증이 보다 명백해진다.
통증이 상당히 급성인 경우, 근육을 신장하는 것만으로도 유발이 된다.

검사와 기법

신장과 통증유발점의 압박촉진 (▶ **그림 15.21**)

참고

바닥쪽굽힘근이 단축하여 통증유발점이 있는 경우, 발꿈치뼈돌기라 생각되는 발꿈치의 통증이 증상으로서 흔히 나타난다.

기법

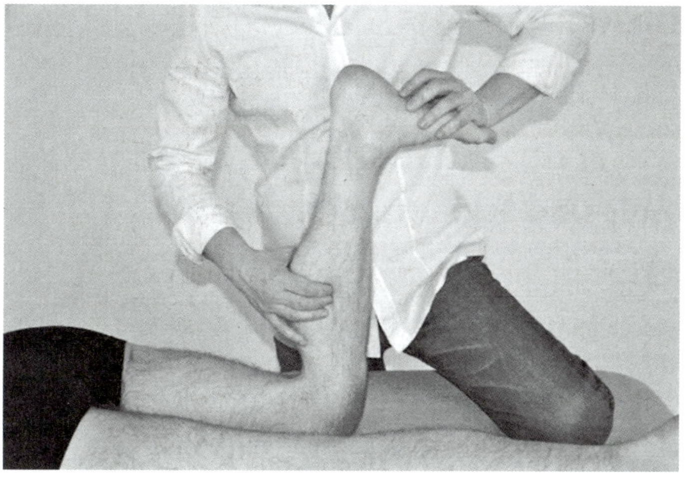

▶ **그림 15.21** 억제와 심부마찰로 근육을 치료한다. 발을 등쪽 폄을 하여 늡히고 근육을 프리-스트레칭을 한다. 발가락을 펴면 프리-스트레칭을 더욱 강화할 수 있다.

15.10
긴엄지굽힘근 (장무지굴근)

▶ 그림 15.22, ▶ 그림 15.23
해부도 ▶ 그림 16.35, ▶ p.448

15.10.1 해부학과 연관통증

이는곳

- 종아리뼈의 뒷면 (먼쪽 2/3)
- 근육사이 중격
- 긴발가락굽힘근의 널힘줄

닿는곳

- 엄지발가락의 끝마디뼈 바닥
- 긴발가락굽힘근의 힘줄 양쪽의 안쪽에 있는 섬유

기능

- 엄지발가락 첫마디뼈의 굽힘
- 바닥쪽굽힘
- 발의 세로아치의 유지

신경지배

정강신경 (S2–3)

통증유발점의 위치

종아리의 중간 1/3에서부터 꼬리쪽 1/3의 이행부분에서 종아리뼈의 등쪽 면 위에 있는 중앙선의 약간 가쪽. 얕은 층의 장딴지근군을 통해서 촉진한다.

연관통증

엄지발가락 · 제1발허리뼈의 바닥면

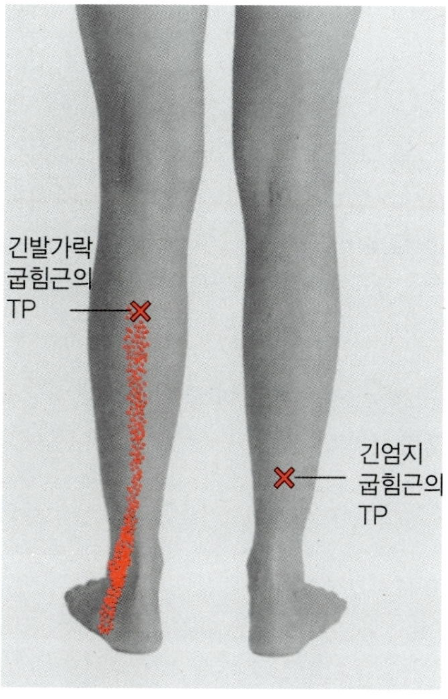

▶ 그림 15.22

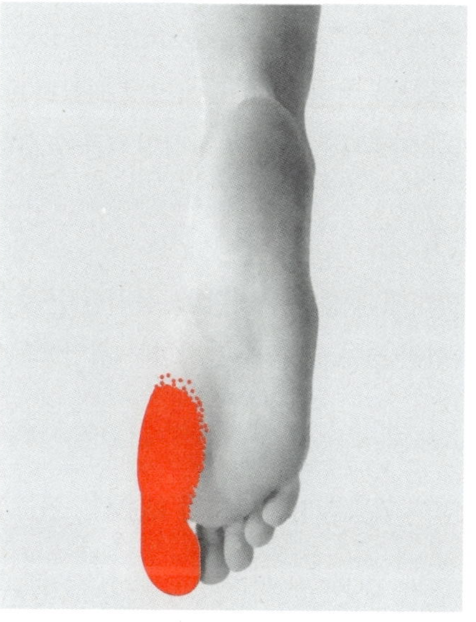

▶ 그림 15.23

15.10.2 정골치료적 진찰방법

문진

모든 바닥쪽굽힘근은 조깅, 도약하여 움직이는 일이 많은 스포츠(에어로빅스, 육상경기), 장시간의 하이킹(특히, 등산과 하산)에서 급성적인 과부하를 받을 수 있다. 만성적인 과부하는 하이힐을 계속해서 신거나 피트니스 클럽에서 장딴지근을 훈련함으로써 일어난다.

소견

통증유발점을 압박하여 통증을 유발한다. 동시에 근육을 신장하면 통증이 보다 명백해진다.
통증이 상당히 급성인 경우, 근육을 신장하는 것만으로도 유발이 된다.

검사와 기법

신장과 통증유발점의 압박촉진 (▶ **그림 15.24**)

참고

바닥쪽굽힘근이 단축하여 통증유발점이 있는 경우, 발꿈치뼈돌기라 생각되는 발꿈치의 통증이 증상으로서 흔히 나타난다.

기법

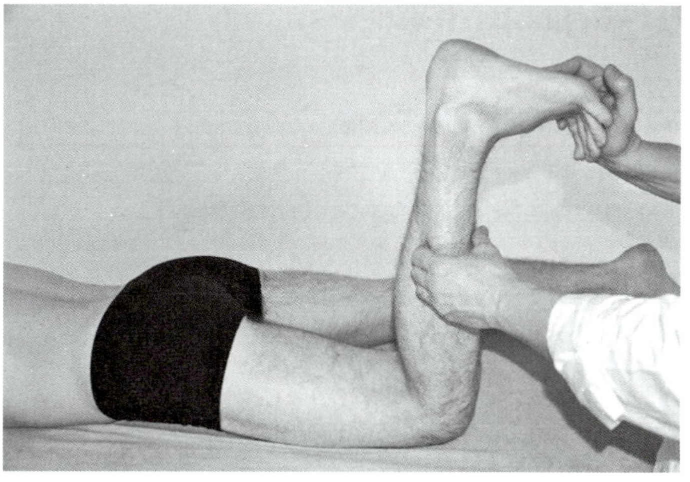

▶ **그림 15.24** 억제와 심부마찰로 근육을 치료한다.
발을 등쪽 폄을 하고 엄지발가락을 펴서 눕히고 근육을 프리-스트레칭을 한다.

15.11 짧은발가락폄근 (단지신근)

▶ 그림 15.25
해부도 ▶ 그림 16.36, ▶ p.448

15.11.1 해부학과 연관통증

이는곳

발꿈치뼈 (등쪽 면)

닿는곳

- 엄지발가락 첫마디뼈
- 제2–4발가락 (긴발가락폄근힘줄을 경유하여)

기능

발가락의 폄근

신경지배

깊은종아리신경 (L5–S1)

통증유발점의 위치

힘살의 위 1/3

연관통증

발등 안쪽의 발목관절(Sprunggelenk)에 가까운 부분

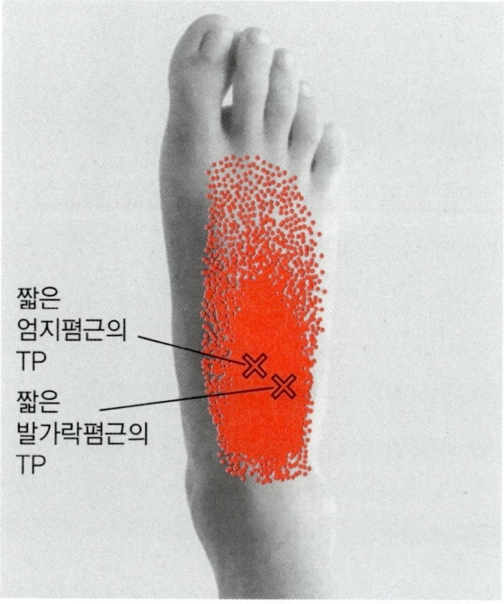

▶ 그림 15.25

15.11.2 정골치료적 진찰방법

문진

무거운 물건이 발 위에 떨어지면 이 외상이 통증유발점 발생의 원인이 되는 경우가 있다.

신발의 폭이 지나치게 좁거나 신발 끈을 지나치게 꽉 매면 발의 짧은 근육군의 허혈을 일으켜 만성적인 과부하가 된다. 지나치게 꽉 끼는 스키화도 이 점에서 문제이다.

소견

통증유발점을 압박하여 통증을 유발한다. 동시에 근육을 신장하면 통증이 보다 명백해진다. 통증이 상당히 급성인 경우, 근육을 신장하는 것만으로도 유발이 된다.

검사와 기법

신장과 통증유발점의 압박촉진 (▶ **그림 15.26**)

기법

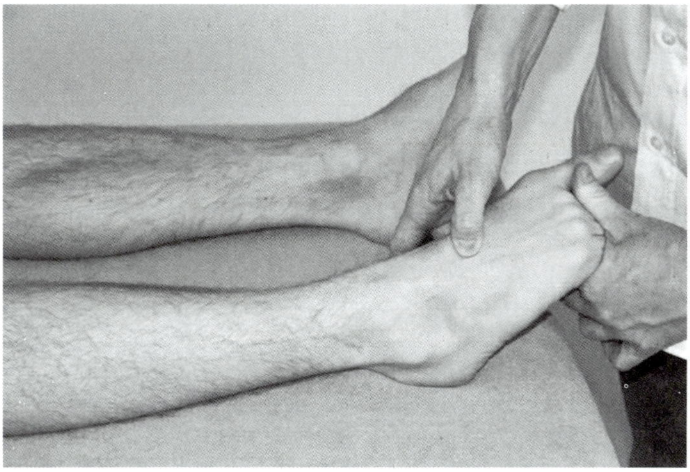

▶ **그림 15.26** 억제를 동반하여 근육을 치료한다.
발가락을 굽혀서 눕히고 근육을 프리-스트레칭을 한다.

15.12
짧은엄지폄근 (단무지신근)

▶ 그림 15.27
해부도 ▶ 그림 16.36, ▶ p.448

15.12.1 해부학과 연관통증

이는곳
발꿈치뼈의 등쪽 면

닿는곳
- 엄지발가락의 발가락등널힘줄 (지배건막)
- 엄지발가락의 첫마디뼈 바닥

기능
엄지발가락의 발허리발가락관절의 등쪽 폄

신경지배
깊은종아리신경 (L5–S1)

통증유발점의 위치
힘살의 위 1/3

연관통증
발등 안쪽의 발목관절에 가까운 부분

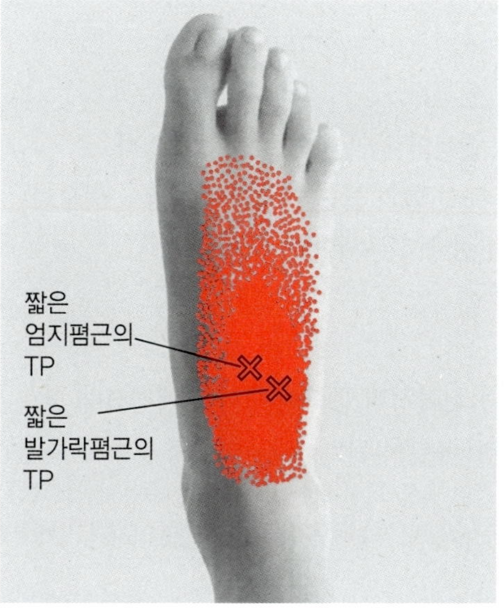

▶ 그림 15.27

15.12.2 정골치료적 진찰방법

문진

무거운 물건이 발 위에 떨어지면 이 외상이 통증유발점 발생의 원인이 되는 경우가 있다.

신발의 폭이 지나치게 좁거나 신발 끈을 지나치게 꽉 매면 발의 짧은 근육군의 허혈을 일으켜 만성적인 과부하가 된다. 지나치게 꽉 끼는 스키화도 이 점에서 문제이다.

소견

통증유발점을 압박하여 통증을 유발한다. 동시에 근육을 신장하면 통증이 보다 명백해진다. 통증이 상당히 급성인 경우, 근육을 신장하는 것만으로도 유발이 된다.

검사와 기법

신장과 통증유발점의 압박촉진 (▶ **그림 15.28**)

기법

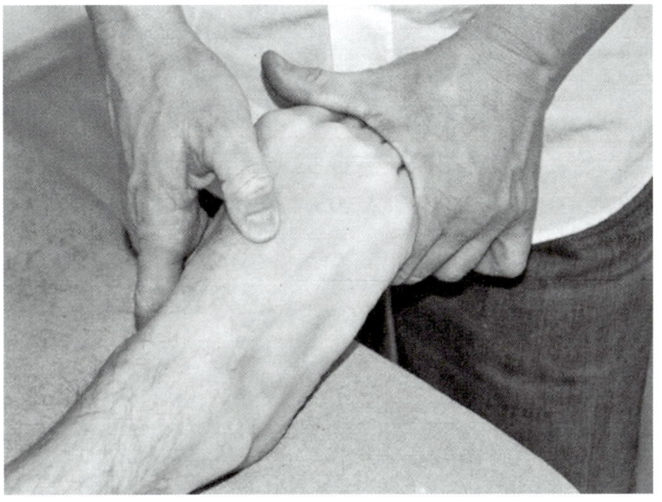

▶ **그림 15.28** 억제를 동반하여 근육을 치료한다. 발가락을 굽혀서 눕히고 근육을 프리-스트레칭을 한다.

15.13
엄지벌림근 (무지외전근)

▶ **그림 15.29**
해부도 ▶ **그림 16.37**, ▶ p.449

15.13.1 해부학과 연관통증

이는곳

- 발꿈치뼈융기안쪽돌기 (종골융기내측돌기)
- 굽힘근지지띠 (굴근지대)

닿는곳

엄지발가락의 첫마디뼈 (안쪽)

기능

- 엄지발가락의 벌림
- 바닥쪽굽힘

신경지배

안쪽발바닥신경 (내측족저신경) (S1–2)

통증유발점

힘살에서 발 안쪽모서리에 분포

연관통증

발꿈치의 안쪽과 발의 안쪽모서리

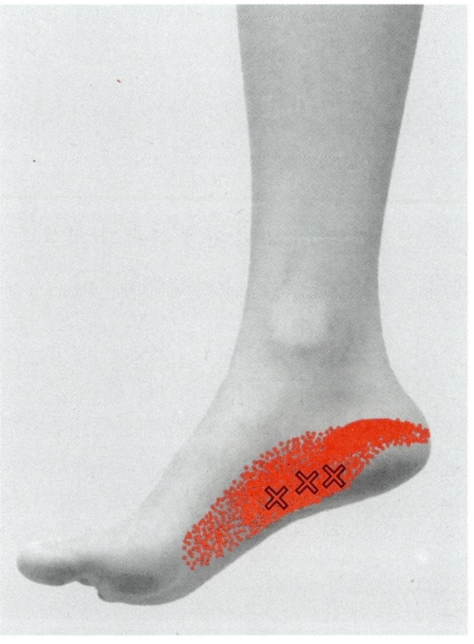

▶ 그림 15.29

15.13.2 정골치료적 진찰방법

문진

신발의 폭이 지나치게 좁으면 발의 짧은 근육의 허혈을 일으키고 만성적인 과부하가 된다. 지나치게 꽉 끼는 스키화도 이 점에서 문제이다.

신발을 벗을 수 없도록 발가락을 둥글게 하고 있으면 특히, 발가락의 굽힘 짧은 근육이 계속 작동하여 과부하가 된다. 발끝으로 착지하는 조깅, 발레, 단거리달리기 등, 발가락굽힘근이 과도하게 사용되는 스포츠에서도 마찬가지이다.

소견

통증유발점을 압박하여 통증을 유발한다. 동시에 근육을 신장하면 통증이 보다 명백해진다. 통증이 상당히 급성인 경우, 근육을 신장하는 것만으로도 유발이 된다.

검사와 기법

신장과 통증유발점의 압박촉진 (▶ **그림 15.30**)

참고

발가락굽힘근의 활동이 많은 스포츠를 하는 경우, 스트레칭 운동을 정확히 시행하는 것이 매우 중요하다. 만일 시행하지 않으면 스포츠를 하는 것이 어려워진다.

기법

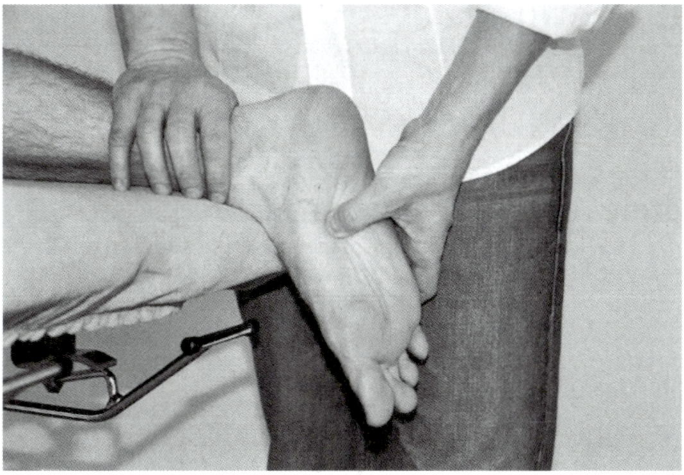

▶ **그림 15.30** 억제와 심부마찰로 근육을 치료한다.

15.14 짧은발가락굽힘근 (단지굴근)

▶ **그림 15.31**
해부도 ▶ **그림 16.37**, ▶ p.449

15.14.1 해부학과 연관통증

이는곳
발꿈치뼈융기 (바닥쪽)

닿는곳
제2–5발가락의 중간마디뼈 (힘줄이 갈린다)

기능
- 제2–5발가락의 굽힘
- 발 아치의 유지

신경지배
안쪽발바닥신경 (S1–2)

통증유발점의 위치
힘살에서 발바닥의 몸쪽 중간부분

연관통증
제2–4발허리뼈머리. 극히 드물게 주변에도.

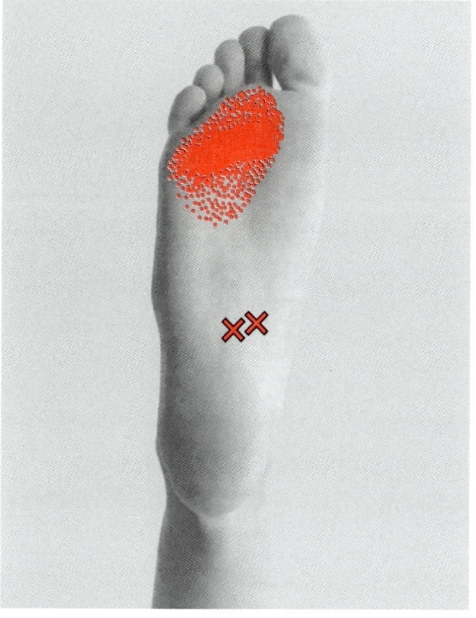

▶ 그림 15.31

15.14.2 정골치료적 진찰방법

문진

신발의 폭이 지나치게 좁으면 발의 짧은 근육의 허혈을 일으키고 만성적인 과부하가 된다. 지나치게 꽉 끼는 스키화도 이 점에서 문제이다.

신발을 벗을 수 없도록 발가락을 둥글게 하고 있으면 특히, 발가락의 굽힘 짧은 근육이 계속 작동하여 과부하가 된다. 발끝으로 착지하는 조깅, 발레, 단거리달리기 등, 발가락굽힘근이 과도하게 사용되는 스포츠에서도 마찬가지이다.

소견

통증유발점을 압박하여 통증을 유발한다. 동시에 근육을 신장하면 통증이 보다 명백해진다. 통증이 상당히 급성인 경우, 근육을 신장하는 것만으로도 유발이 된다.

검사와 기법

신장과 통증유발점의 압박촉진 (▶ **그림 15.32**)

참고

발가락굽힘근의 활동이 많은 스포츠를 하는 경우, 스트레칭 운동을 정확히 시행하는 것이 매우 중요하다. 만일 시행하지 않으면 스포츠를 하는 것이 어려워진다.

기법

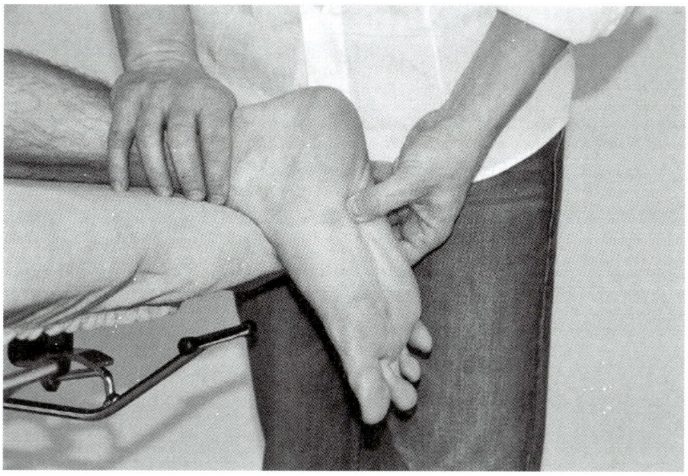

▶ **그림 15.32** 억제와 심부마찰로 근육을 치료한다.

15.15 새끼벌림근 (소지외전근)

▶ 그림 15.33
해부도 ▶ 그림 16.37, ▶ p.449

15.15.1 해부학과 연관통증

이는곳

발꿈치뼈융기의 안쪽돌기와 가쪽돌기

닿는곳

- 제5발가락의 첫마디뼈바닥 (가쪽)
- 제5발허리뼈

기능

- 제5발가락의 굽힘
- 제5발가락의 벌림
- 발의 세로아치의 유지

신경지배

가쪽발바닥신경 (S2–3)

통증유발점의 위치

힘살에서 발바닥의 가쪽모서리에 분포.

연관통증

제5발허리뼈머리. 극히 드물게 발바닥의 가쪽 면의 부분에도.

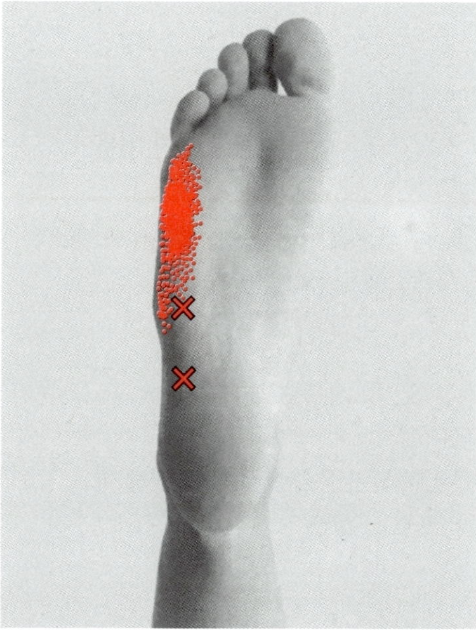

▶ 그림 15.33

15.15.2 정골치료적 진찰방법

문진

신발의 폭이 지나치게 좁으면 발의 짧은 근육의 허혈을 일으키고 만성적인 과부하가 된다. 지나치게 꽉 끼는 스키화도 이 점에서 문제이다.

신발을 벗을 수 없도록 발가락을 둥글게 하고 있으면 특히, 발가락의 굽힘 짧은 근육이 계속 작동하여 과부하가 된다. 발끝으로 착지하는 조깅, 발레, 단거리달리기 등, 발가락굽힘근이 과도하게 사용되는 스포츠에서도 마찬가지이다.

소견

통증유발점을 압박하여 통증을 유발한다. 동시에 근육을 신장하면 통증이 보다 명백해진다. 통증이 상당히 급성인 경우, 근육을 신장하는 것만으로도 유발이 된다.

검사와 기법

신장과 통증유발점의 압박촉진 (▶ **그림 15.34**)

참고

발가락굽힘근의 활동이 많은 스포츠를 하는 경우, 스트레칭 운동을 정확히 시행하는 것이 매우 중요하다. 만일 시행하지 않으면 스포츠를 하는 것이 어려워진다.

기법

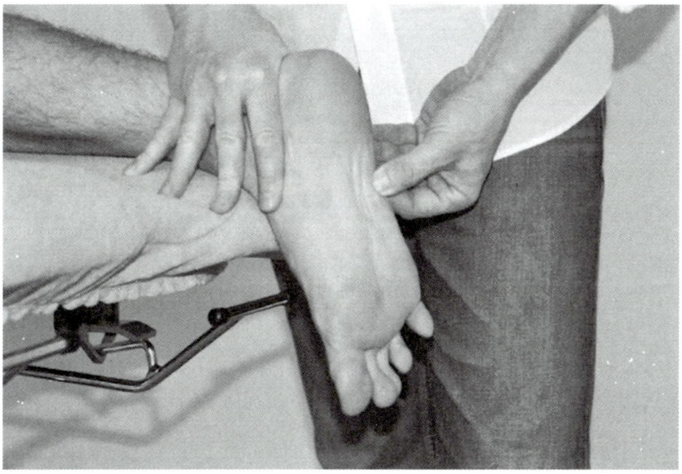

▶ **그림 15.34** 억제와 심부마찰로 근육을 치료한다.

15.16
발바닥네모근 (족저방형근)

▶ 그림 15.35
해부도 ▶ 그림 16.38, ▶ p.450

15.16.1 해부학과 연관통증

이는곳

발꿈치뼈의 안쪽 · 가쪽 모서리에서부터 2개의 머리에서

닿는곳

긴발가락굽힘근힘줄

기능

제2–5발가락의 굽힘 보조

신경지배

가쪽발바닥신경 (S2–3)

통증유발점의 위치

발꿈치의 바로 앞에서 발바닥널힘줄(족저건막)을 통해서 촉진이 가능하다.

연관통증

발꿈치의 바닥면

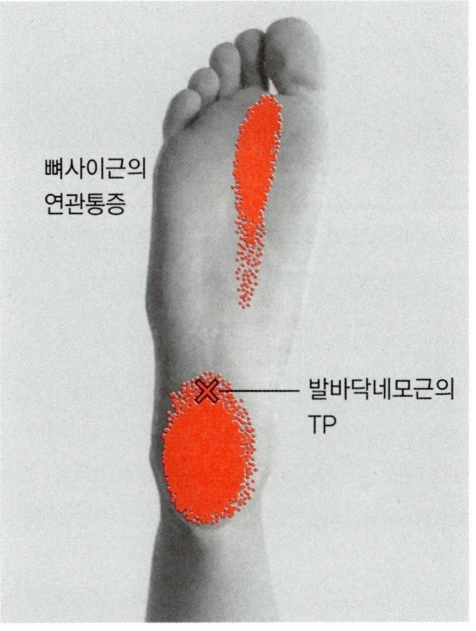

▶ 그림 15.35

15.16.2 정골치료적 진찰방법

문진

신발의 폭이 지나치게 좁으면 발의 짧은 근육의 허혈을 일으키고 만성적인 과부하가 된다. 지나치게 꽉 끼는 스키화도 이 점에서 문제이다.

신발을 벗을 수 없도록 발가락을 둥글게 하고 있으면 특히, 발가락의 굽힘 짧은 근육이 계속 작동하여 과부하가 된다. 발끝으로 착지하는 조깅, 발레, 단거리달리기 등, 발가락굽힘근이 과도하게 사용되는 스포츠에서도 마찬가지이다.

소견

통증유발점을 압박하여 통증을 유발한다. 동시에 근육을 신장하면 통증이 보다 명백해진다. 통증이 상당히 급성인 경우, 근육을 신장하는 것만으로도 유발이 된다.

검사와 기법

신장과 통증유발점의 압박촉진 (▶ **그림 15.36**)

참고

발가락굽힘근의 활동이 많은 스포츠를 하는 경우, 스트레칭 운동을 정확히 시행하는 것이 매우 중요하다. 만일 시행하지 않으면 스포츠를 하는 것이 어려워진다.

기법

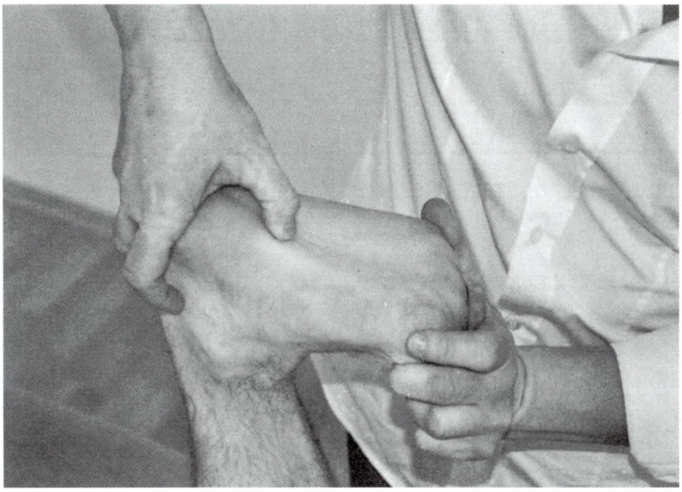

▶ **그림 15.36** 억제와 심부마찰로 근육을 치료한다. 발가락의 폄으로 프리-스트레칭을 한다.

15.17 등쪽뼈사이근 (배측골간근), 바닥쪽뼈사이근 (저측골간근)

▶ 그림 15.37, ▶ 그림 15.38
해부도 ▶ 그림 16.39, ▶ p.451

15.17.1 해부학과 연관통증

등쪽뼈사이근

이는곳

모든 발허리뼈의 내면에서부터 2개의 머리에서

닿는곳

- 첫마디뼈 (제2발가락 : 안족, 제2–4발가락 : 가쪽)
- 발가락의 발가락등널힘줄

기능

제2–4발가락의 벌림

신경지배

가쪽발바닥신경 (S2–3)

통증유발점의 위치/연관통증

바닥쪽뼈사이근을 참조

바닥쪽뼈사이근

이는곳

제3–5발허리뼈에서부터 하나의 머리에서

닿는곳

- 제3–5발가락의 첫마디뼈바닥
- 발가락의 발가락등널힘줄

기능

제3–5발가락의 모음

신경지배

가쪽발바닥신경 (S2–3)

통증유발점의 위치

발허리뼈 사이에서 바닥쪽과 등쪽에서부터 촉진이 가능하다

연관통증

발가락의 근육힘줄이 부착하는 쪽을 따라서 느껴진다. 통증은 등쪽으로 투사되는 일도, 바닥쪽으로 투사되는 일도 있다.

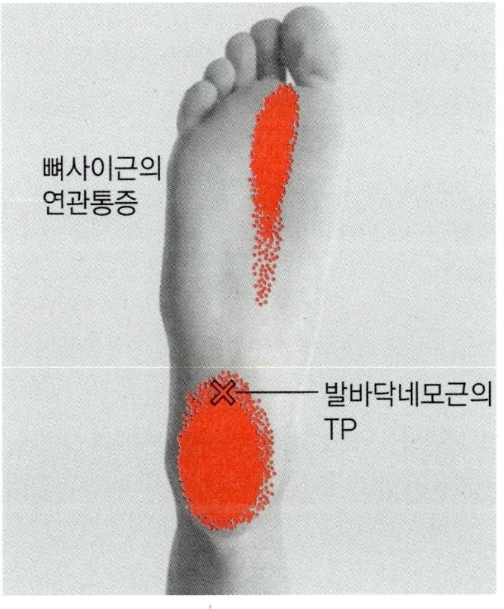

▶ 그림 15.37

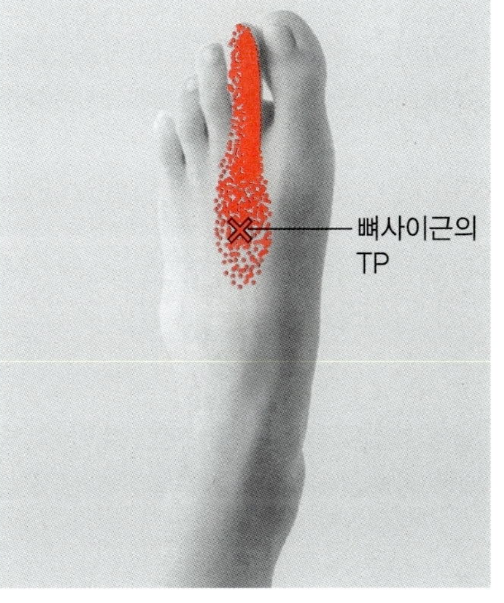

▶ 그림 15.38

15.17.2 정골치료적 진찰방법

문진

신발의 폭이 지나치게 좁으면 발의 짧은 근육의 허혈을 일으키고 만성적인 과부하가 된다. 지나치게 꽉 끼는 스키화도 이 점에서 문제이다.

신발을 벗을 수 없도록 발가락을 둥글게 하고 있으면 특히, 발가락의 굽힘 짧은 근육이 계속 작동하여 과부하가 된다. 발끝으로 착지하는 조깅, 발레, 단거리달리기 등, 발가락굽힘근이 과도하게 사용되는 스포츠에서도 마찬가지이다.

소견

통증유발점을 압박하여 통증을 유발한다. 동시에 근육을 신장하면 통증이 보다 명백해진다. 통증이 상당히 급성인 경우, 근육을 신장하는 것만으로도 유발이 된다.

검사와 기법

신장과 통증유발점의 압박촉진 (▶ **그림 15.39**, ▶ **그림 15.40**)

참고

발가락굽힘근의 활동이 많은 스포츠를 하는 경우, 스트레칭 운동을 정확히 시행하는 것이 매우 중요하다. 만일 시행하지 않으면 스포츠를 하는 것이 어려워진다.

기법

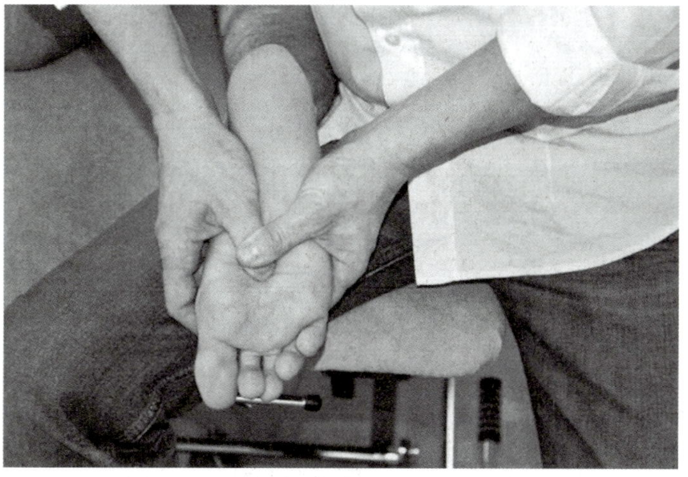

▶ **그림 15.39** 억제와 심부마찰로 바닥쪽뼈사이근을 치료한다.

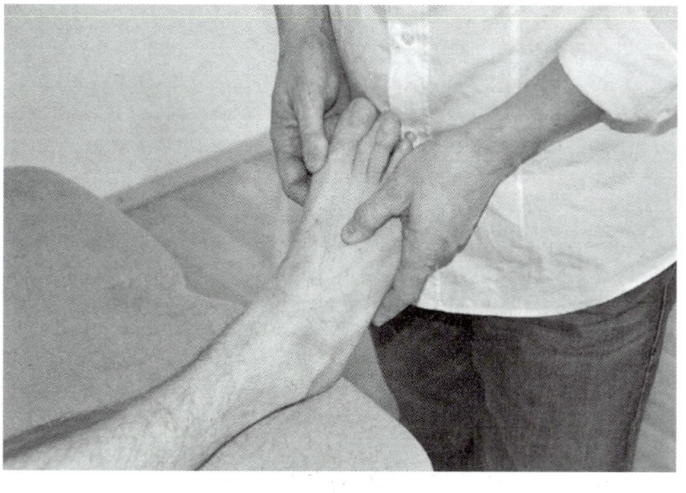

▶ **그림 15.40** 억제와 심부마찰로 등쪽뼈사이근을 치료한다.

15.18
엄지모음근 (무지내전근)

▶ 그림 15.41
해부학 ▶ 그림 16.39, ▶ p.451

15.18.1 해부학과 연관통증

이는곳

- 빗갈래 (사두) : 제2-4발허리뼈바닥
- 가로갈래 (횡두) : 제3-5발허리발가락관절의 관절주머니인대, 깊은가로발허리인대 (심횡중족인대)

닿는곳

- 종자뼈의 가쪽
- 엄지발가락의 첫마디뼈 (가쪽)

기능

- 엄지발가락의 모음
- 엄지발가락의 굽힘
- 발아치의 유지

신경지배

가쪽발바닥신경 (S2-3)

통증유발점의 위치

제1-4발허리뼈머리의 부분에서 널힘줄을 통해서 촉진이 가능하다.

연관통증

제1-4발허리뼈머리의 주위 일대

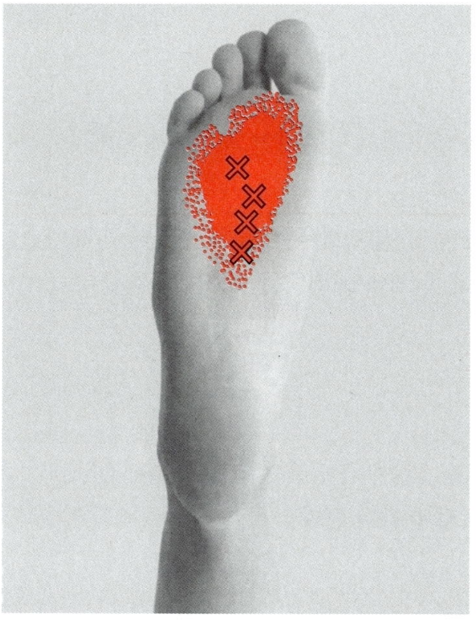

▶ 그림 15.41

15.18.2 정골치료적 진찰방법

문진

신발의 폭이 지나치게 좁으면 발의 짧은 근육의 허혈을 일으키고 만성적인 과부하가 된다. 지나치게 꽉 끼는 스키화도 이 점에서 문제이다.

신발을 벗을 수 없도록 발가락을 둥글게 하고 있으면 특히, 발가락의 굽힘 짧은 근육이 계속 작동하여 과부하가 된다. 발끝으로 착지하는 조깅, 발레, 단거리달리기 등, 발가락굽힘근이 과도하게 사용되는 스포츠에서도 마찬가지이다.

소견

통증유발점을 압박하여 통증을 유발한다. 동시에 근육을 신장하면 통증이 보다 명백해진다. 통증이 상당히 급성인 경우, 근육을 신장하는 것만으로도 유발이 된다.

검사와 기법

신장과 통증유발점의 압박촉진 (▶ **그림** 15.42)

참고

발가락굽힘근의 활동이 많은 스포츠를 하는 경우, 스트레칭 운동을 정확히 시행하는 것이 매우 중요하다. 만일 시행하지 않으면 스포츠를 하는 것이 어려워진다.

기법

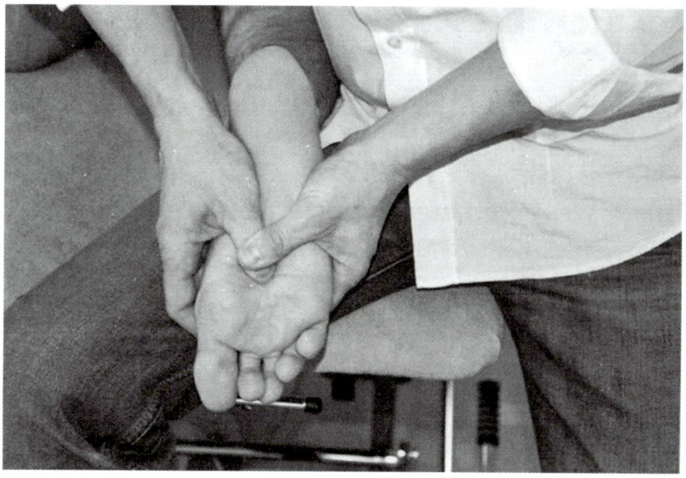

▶ **그림 15.42** 억제와 심부마찰로 엄지모음근을 치료한다.

15.19 짧은엄지굽힘근 (단무지굴근)

▶ **그림 15.43,** ▶ **그림 15.44**
해부도 ▶ **그림 16.39,** ▶ **p.451**

15.19.1 해부학과 연관통증

이는곳

- 입방뼈
- 제1–3쐐기뼈

닿는곳

엄지발가락의 발허리발가락관절바닥 (가쪽 · 안쪽의 힘줄이 각각 종자뼈를 경유하여 뻗다)

기능

- 엄지발가락의 굽힘
- 발 아치의 유지

신경지배

정강신경 (S2–3)

통증유발점의 위치

발의 안쪽모서리에서 제1발허리뼈머리의 약간 몸쪽

연관통증

제1발허리뼈머리 주위의 바닥쪽과 안쪽. 제1 · 2발가락에서도 느낀다.

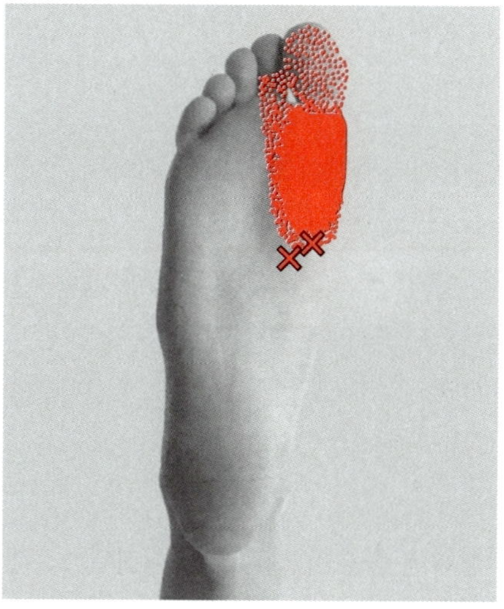

▶ 그림 15.43

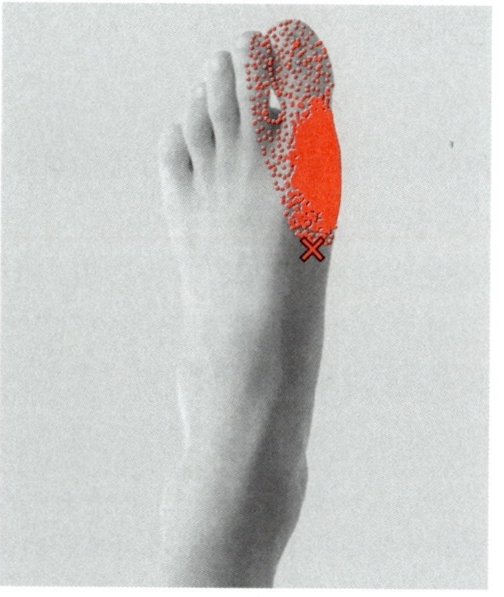

▶ 그림 15.44

15.19.2 정골치료적 진찰방법

문진

신발의 폭이 지나치게 좁으면 발의 짧은 근육의 허혈을 일으키고 만성적인 과부하가 된다. 지나치게 꽉 끼는 스키화도 이 점에서 문제이다.

신발을 벗을 수 없도록 발가락을 둥글게 하고 있으면 특히, 발가락의 굽힘 짧은 근육이 계속 작동하여 과부하가 된다. 발끝으로 착지하는 조깅, 발레, 단거리달리기 등, 발가락굽힘근이 과도하게 사용되는 스포츠에서도 마찬가지이다.

소견

통증유발점을 압박하여 통증을 유발한다. 동시에 근육을 신장하면 통증이 보다 명백해진다. 통증이 상당히 급성인 경우, 근육을 신장하는 것만으로도 유발이 된다.

검사와 기법

신장과 통증유발점의 압박촉진 (▶ **그림 15.45**)

참고

발가락굽힘근의 활동이 많은 스포츠를 하는 경우, 스트레칭 운동을 정확히 시행하는 것이 매우 중요하다. 만일 시행하지 않으면 스포츠를 하는 것이 어려워진다.

기법

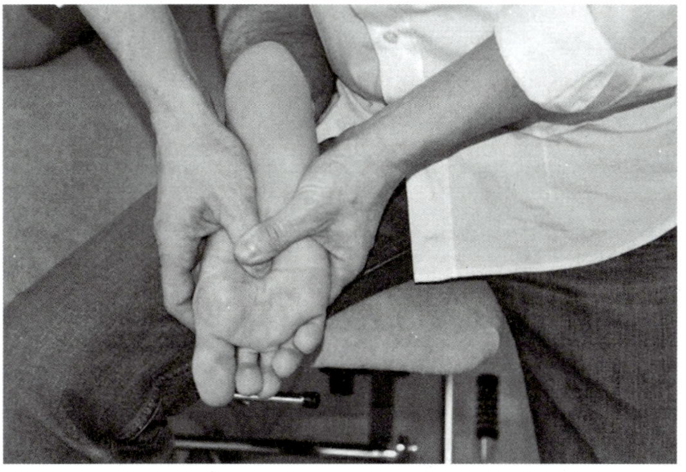

▶ **그림 15.45** 억제와 심부마찰로 짧은엄지굽힘근을 치료한다.

15.20 통증 가이드

▶ 표 15.1, ▶ 표 15.2 및 ▶ 그림 15.46, ▶ 그림 15.47

▶ 표 15.1 종아리의 통증

근육	빈도	페이지
장딴지근	매우 높다	▶ p.358
가자미근	매우 높다	▶ p.362
작은볼기근	높다	▶ p.284
앞정강근	높다	▶ p.344
뒤정강근	높다	▶ p.348
긴종아리근	높다	▶ p.352
짧은종아리근	높다	▶ p.352
긴발가락폄근	높다	▶ p.370
긴엄지폄근	높다	▶ p.374
넙다리네갈래근	낮다	▶ p.308
넙다리두갈래근	낮다	▶ p.330
반힘줄모양근	낮다	▶ p.334
반막모양근	낮다	▶ p.334
제3종아리근	낮다	▶ p.352
발바닥근	낮다	▶ p.366
긴발가락굽힘근	낮다	▶ p.378
긴엄지굽힘근	낮다	▶ p.382

▶ **표 15.2** 발의 통증

근육	빈도	페이지
짧은발가락폄근	높다	▶ p.386
엄지벌림근	높다	▶ p.394
짧은발가락굽힘근	높다	▶ p.398
새끼벌림근	높다	▶ p.402
발바닥네모근	높다	▶ p.406
엄지모음근	높다	▶ p.414
짧은엄지굽힘근	높다	▶ p.418
등쪽뼈사이근	높다	▶ p.410
바닥쪽뼈사이근	높다	▶ p.410
긴종아리근	낮다	▶ p.352
짧은종아리근	낮다	▶ p.352
제3종아리근	낮다	▶ p.352
긴발가락폄근	낮다	▶ p.370
긴엄지폄근	낮다	▶ p.374
긴발가락굽힘근	낮다	▶ p.378
긴엄지굽힘근	낮다	▶ p.382
앞정강근	낮다	▶ p.344

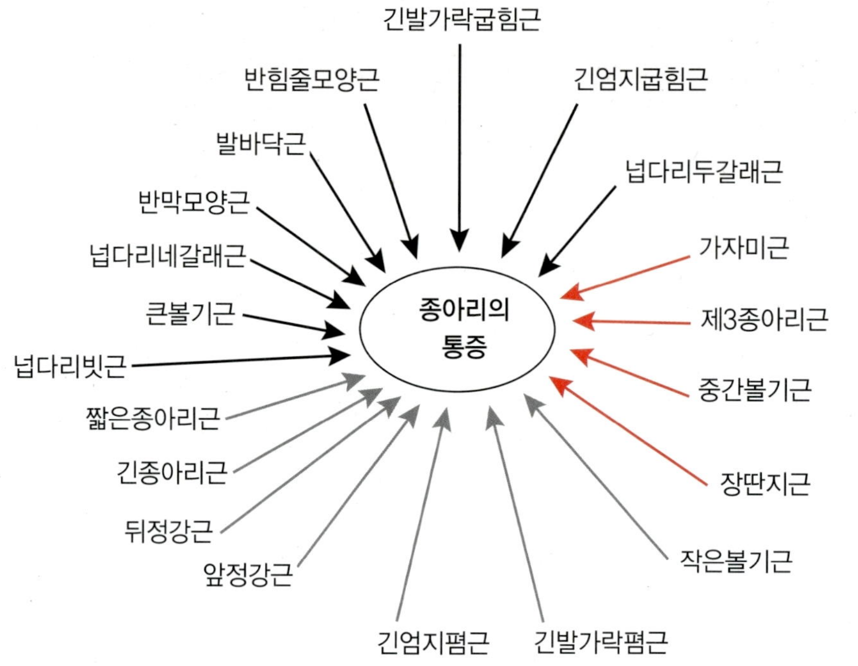

▶ **그림 15.46** 종아리의 통증

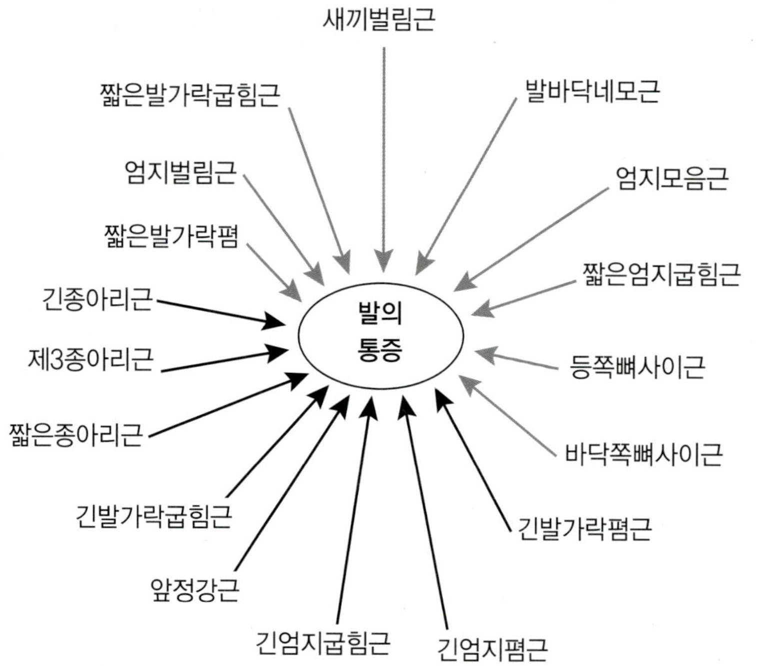

▶ **그림 15.47** 발의 통증

그림의 화살표 : ➡ = 매우 높다. ➡ = 높다, ➡ = 낮다.

16 해부도

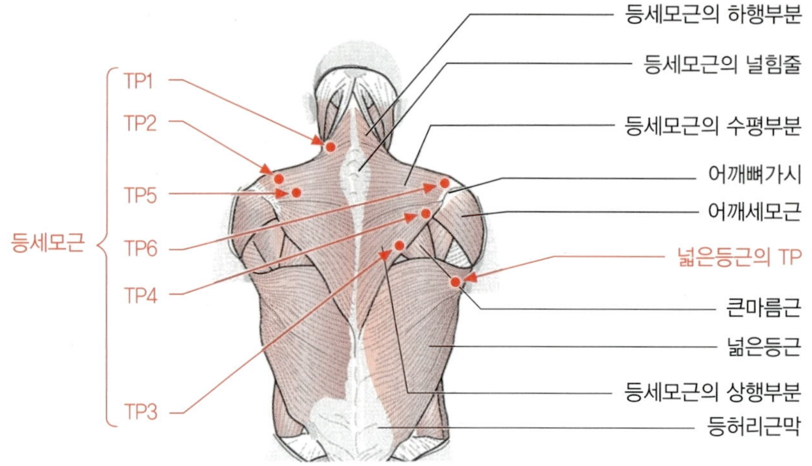

▶ 그림 16.1 등세모근 (▶ 9.1장), 넓은등근 (▶ 10.7장)

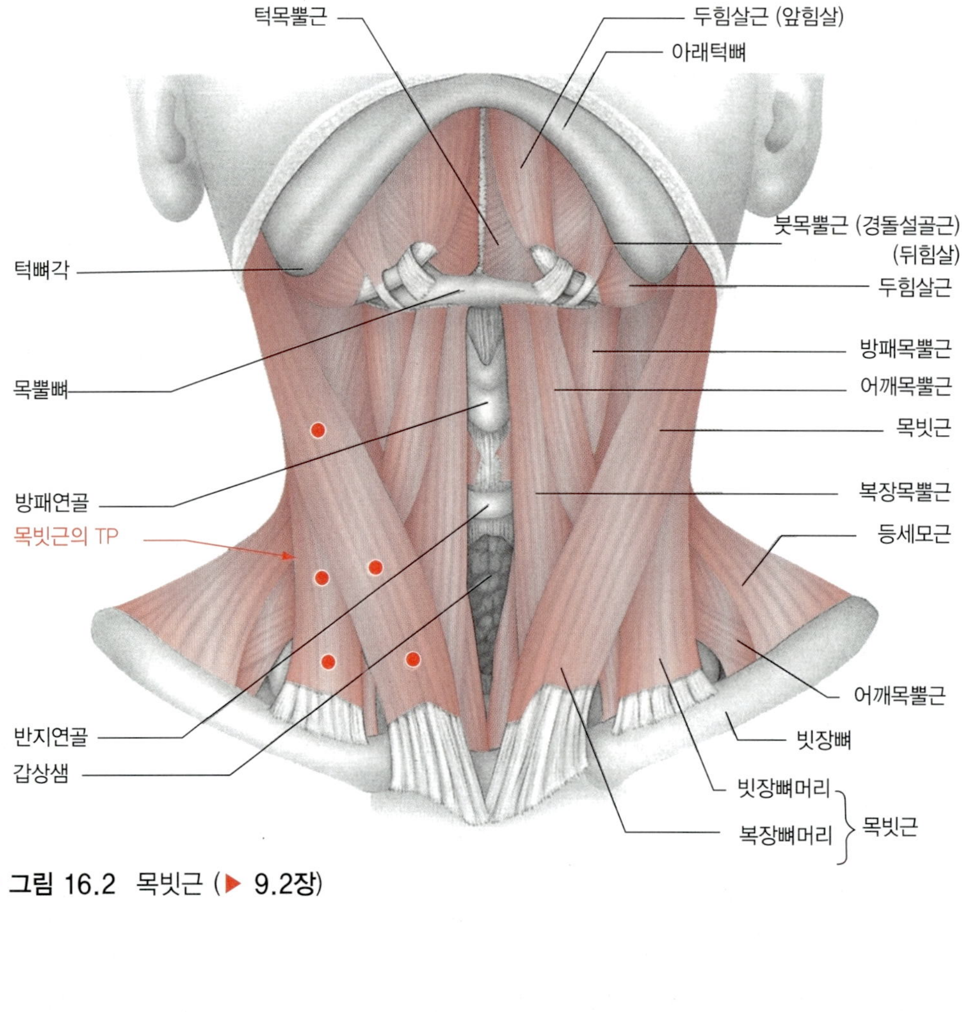

▶ 그림 16.2 목빗근 (▶ 9.2장)

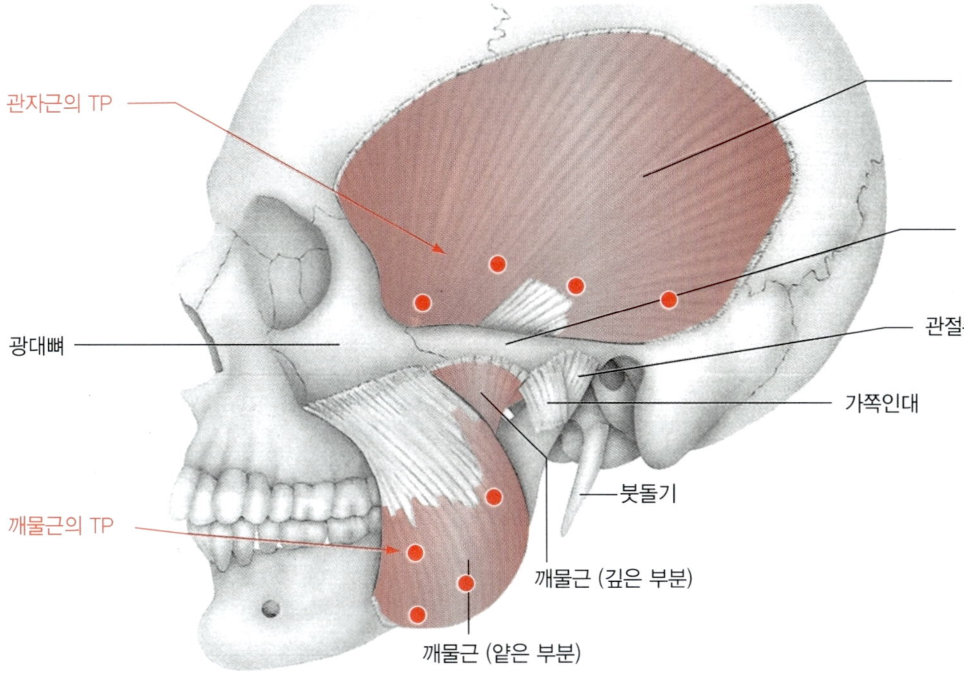

▶ **그림 16.3** 깨물근 (▶ 9.3장), 관자근 (▶ 9.4장)

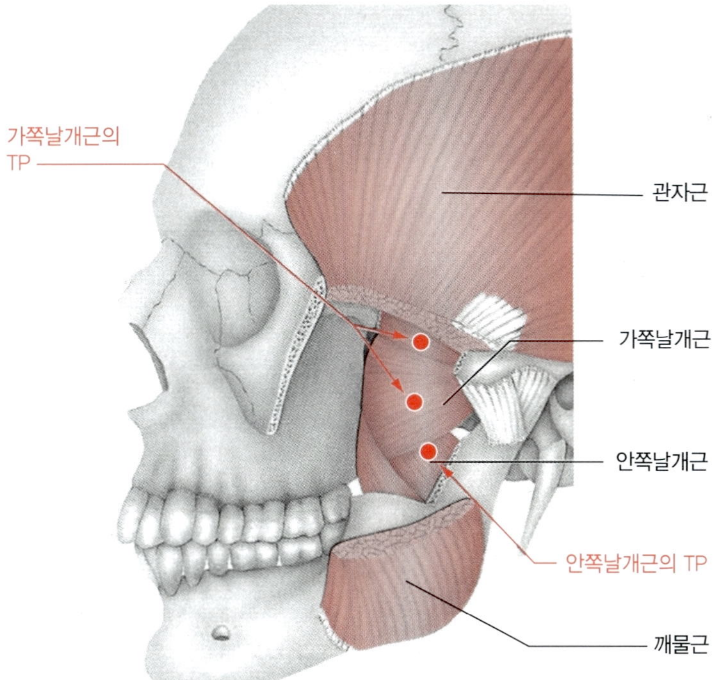

▶ **그림 16.4** 가쪽날개근 (▶ 9.5장), 안쪽날개근 (▶ 9.6장)

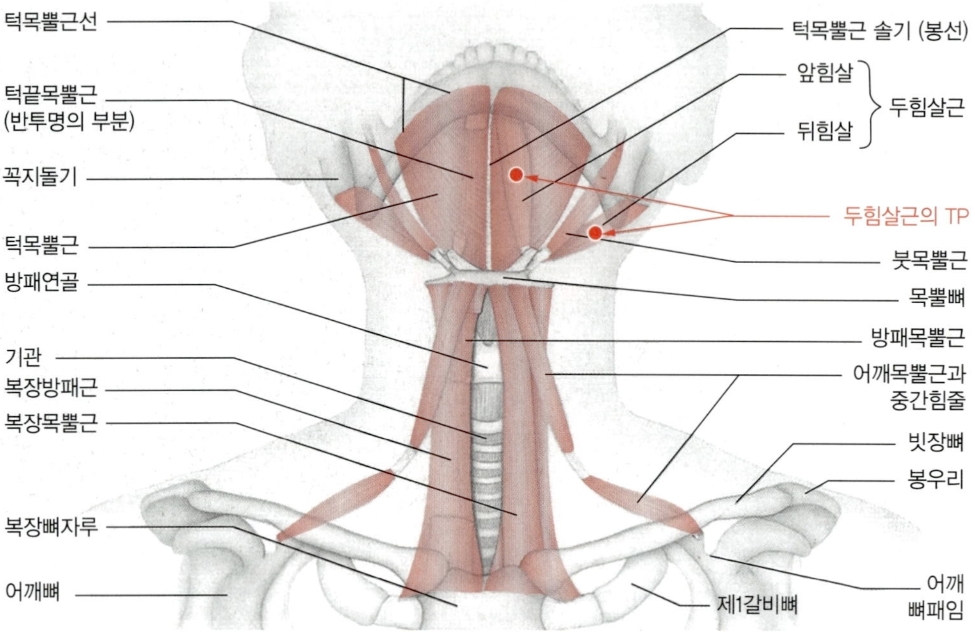

▶ **그림 16.5** 두힘살근 (▶ 9.7장)

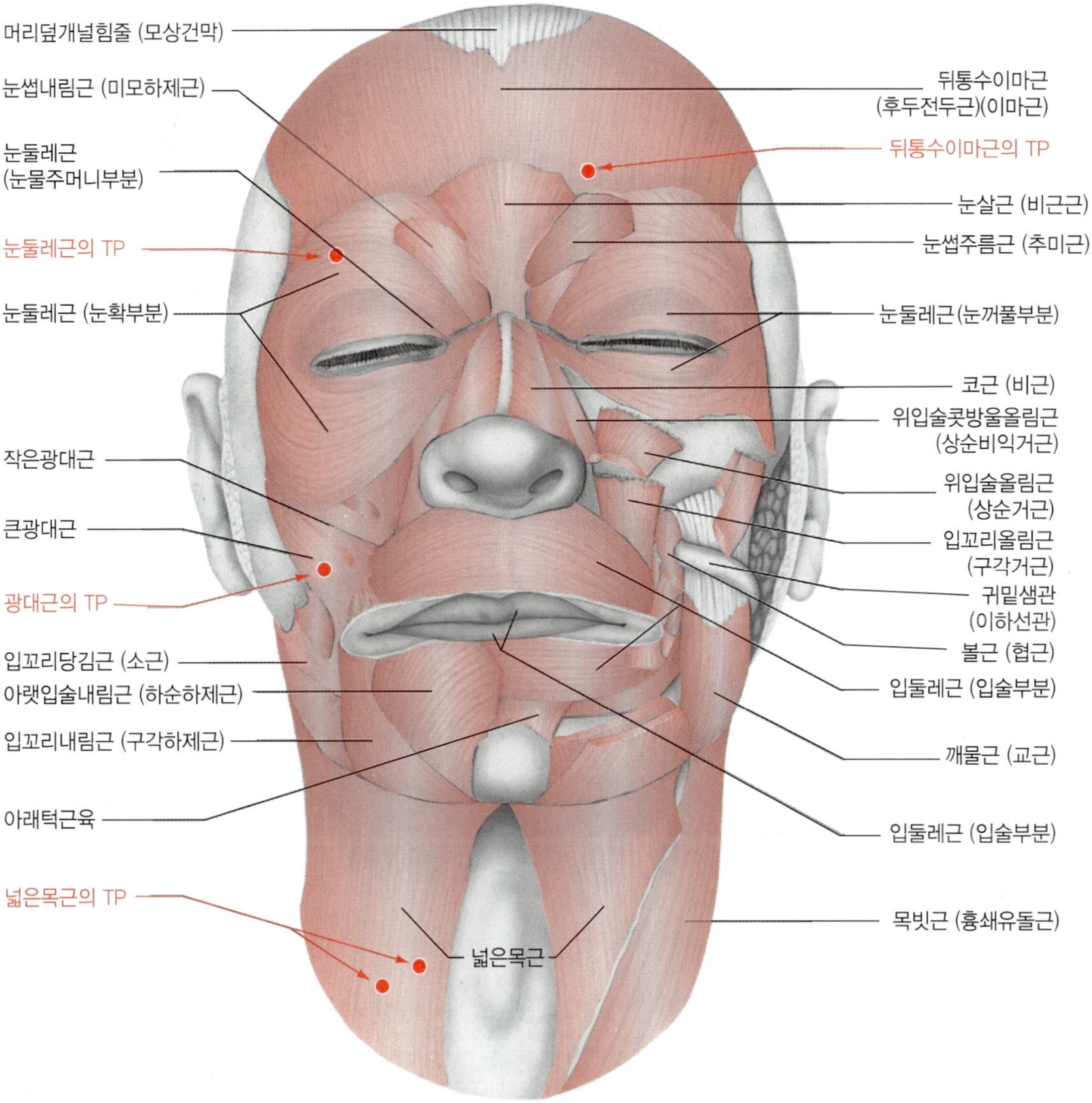

▶ **그림 16.6** 눈둘레근, 큰광대근, 넓은목근 (▶ 9.8장), 뒤통수이마근 (▶ 9.9장)

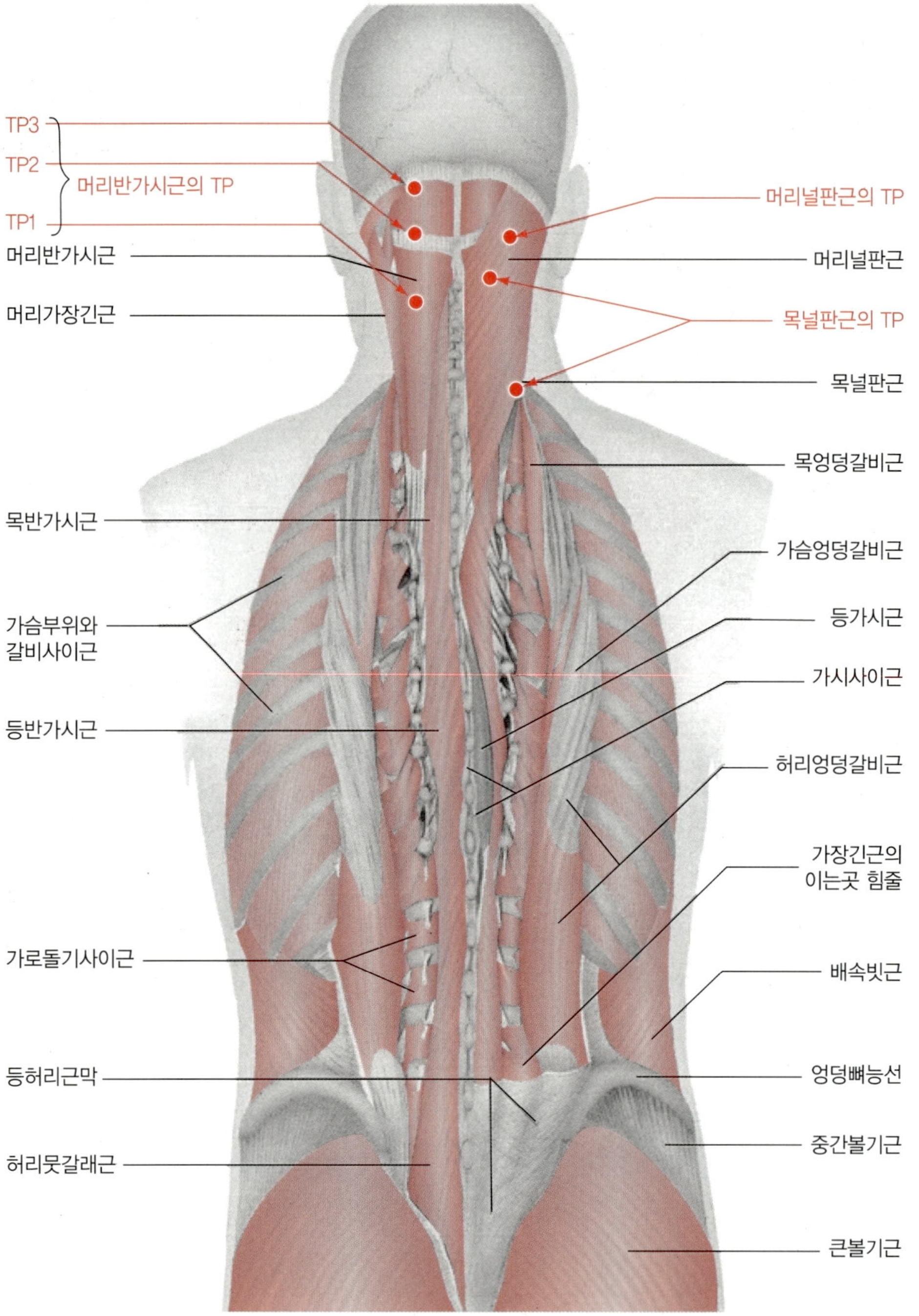

▶ 그림 16.7
머리널판근, 목널판근 (▶ 9.10장)
머리반가시근, 목반가시근, 뭇갈래근 (▶ 9.11장)

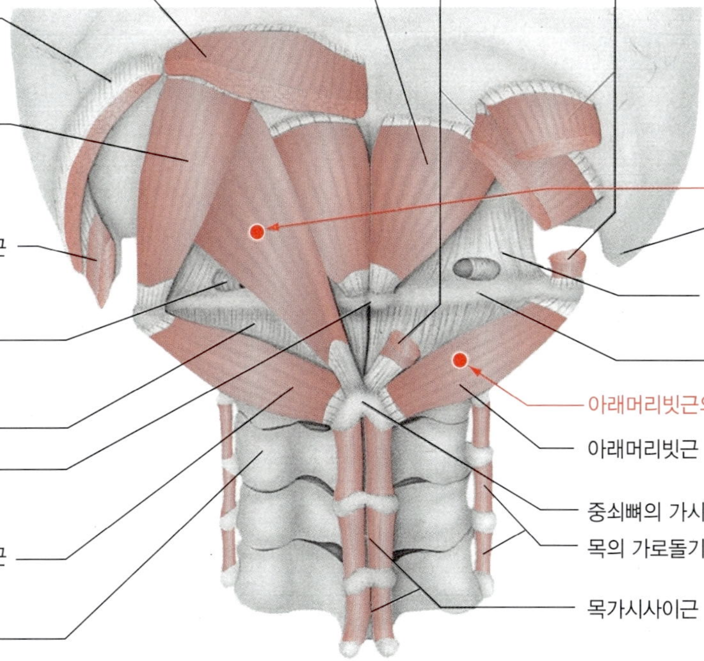

▶ **그림 16.8** 큰뒤머리곧은근, 작은뒤머리곧은근, 아래머리빗근, 위머리빗근(▶ **9.12장**)

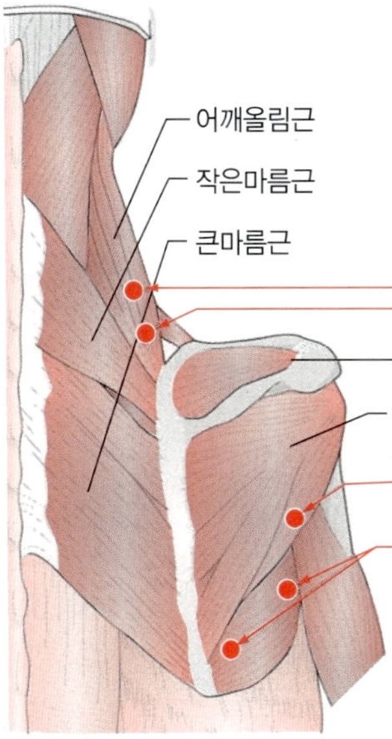

▶ **그림 16.9**
어깨올림근 (▶ **10.1장**)
작은원근 (▶ **10.5장**)
큰원근 (▶ **10.6장**)

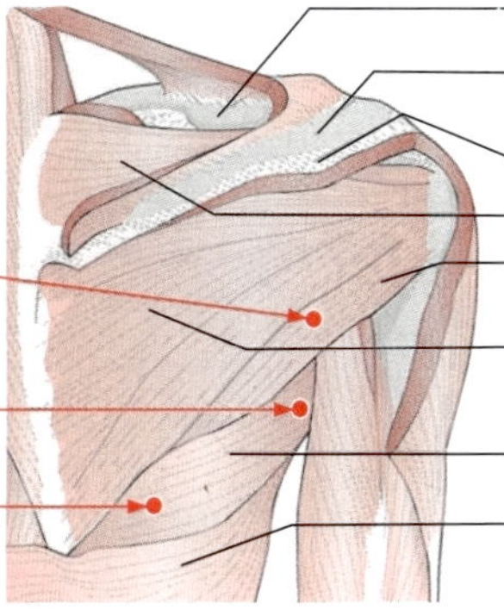

▶ **그림 16.10**
작은원근 (▶ **10.5장**)
큰원근 (▶ **10.6장**)

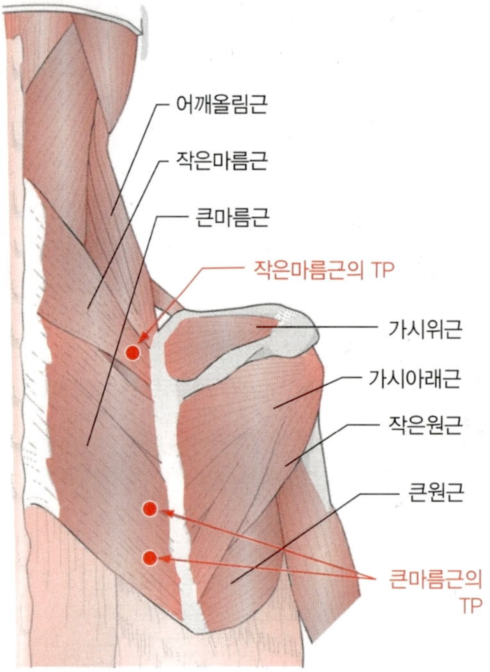

▶ **그림 16.11** 마름근 (▶ 10.9장)

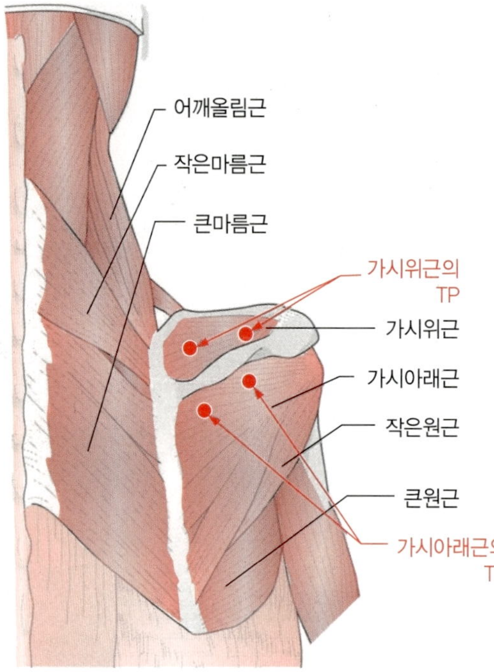

▶ **그림 16.12** 가시위근 (▶ 10.3장) 가시아래근 (▶ 10.4장)

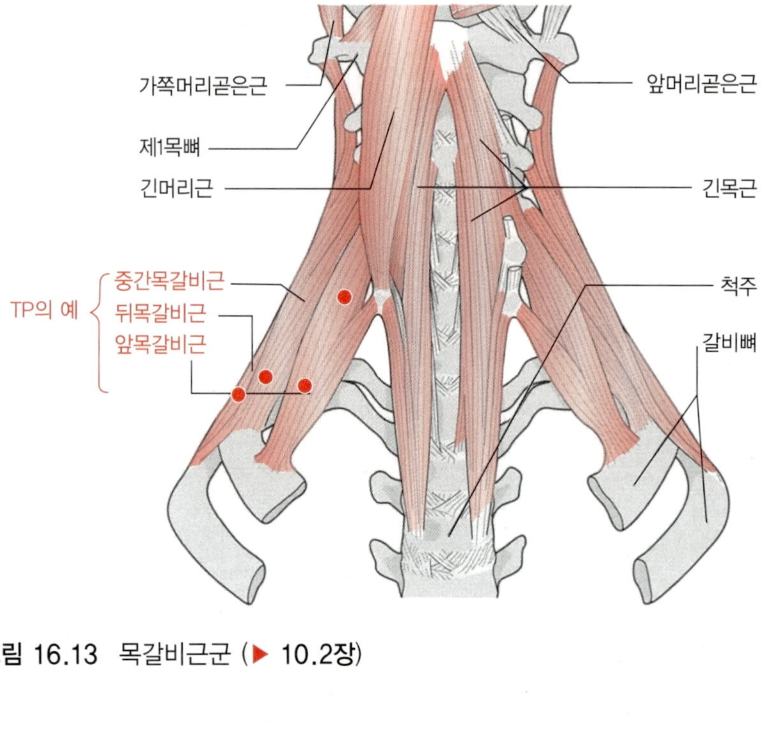

▶ **그림 16.13** 목갈비근군 (▶ 10.2장)

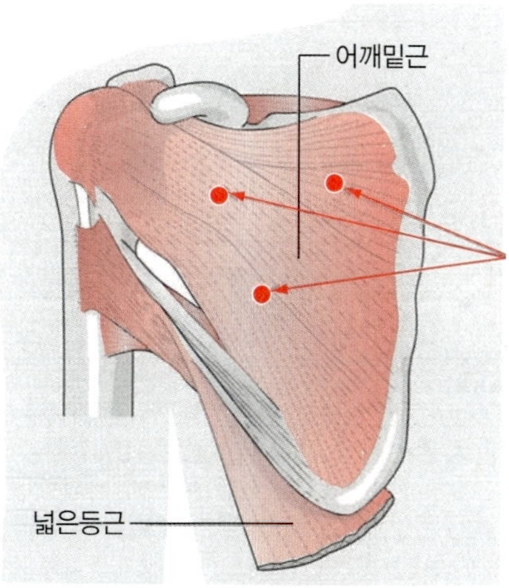

▶ 그림 16.4 어깨밑근 (▶ 10.8장)

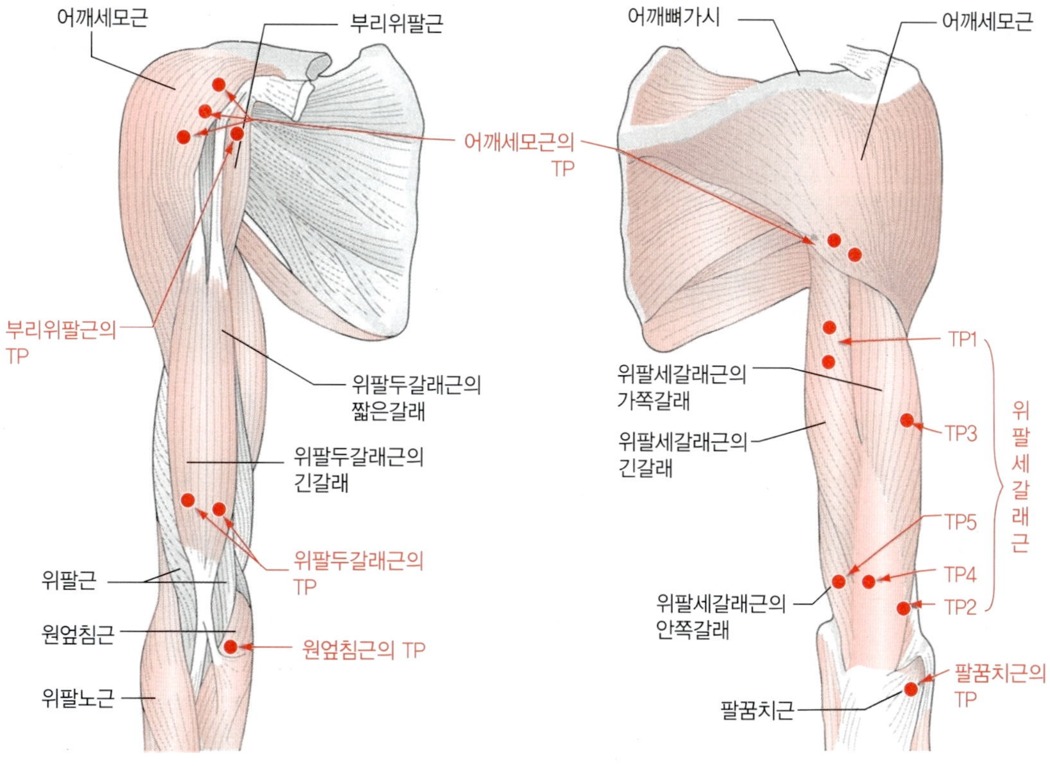

▶ **그림 16.15** 어깨세모근 (▶ **10.10장**), 부리위팔근 (▶ **10.11장**), 위팔두갈래근 (▶ **10.12장**), 위팔세갈래근 (▶ **10.14장**), 팔꿈치근 (▶ **10.15장**), 원엎침근 (▶ **11.13장**)

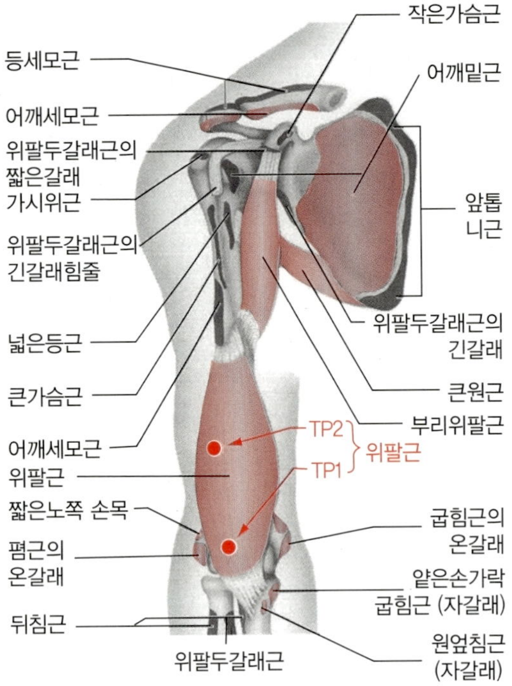

▶ **그림 16.16** 위팔근 (▶ **10.13장**)

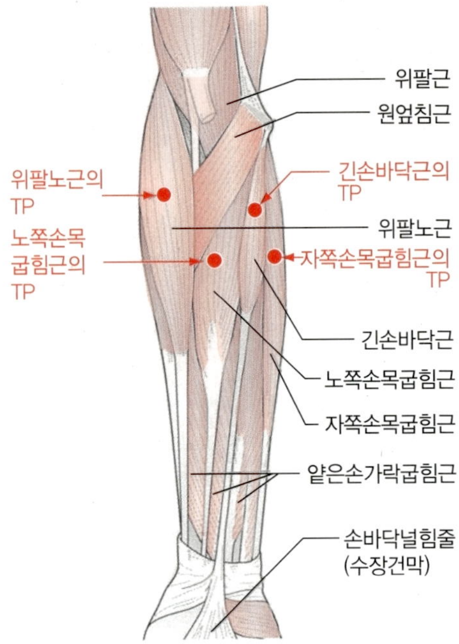

▶ **그림 16.17** 위팔노근 (▶ **11.1장**), 긴손바닥근 (▶ **11.8장**), 노쪽손목굽힘근 (▶ **11.9장**), 자쪽손목굽힘근 (▶ **11.10장**)

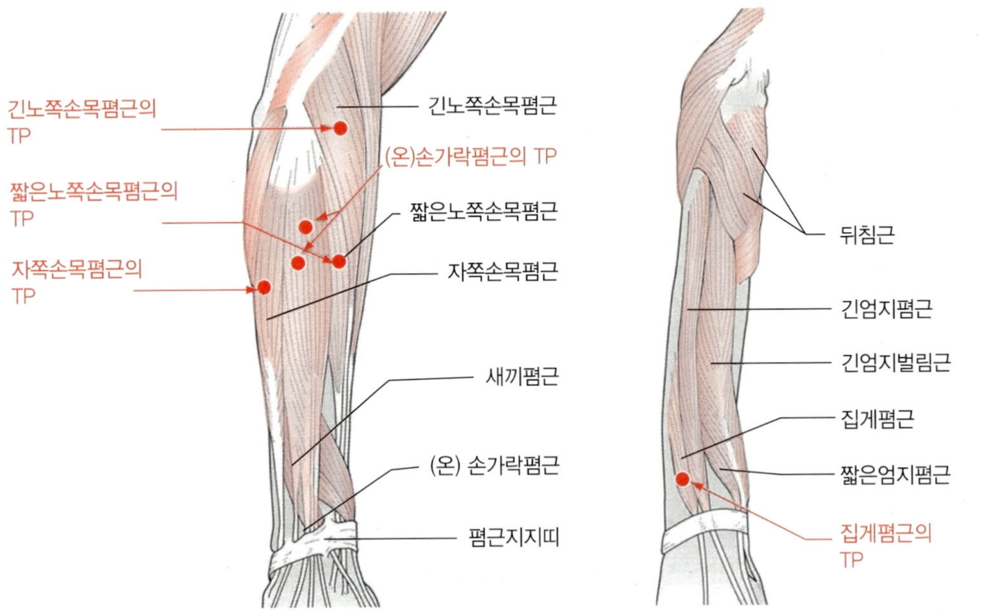

▶ **그림 16.18** 긴노쪽손목폄근 (▶ **11.2장**), 짧은노쪽손목폄근 (▶ **11.3장**) 자쪽손목폄근 (▶ **11.4장**), (온)손가락폄근 (▶ **11.5장**), 집게폄근 (▶ **11.6장**)

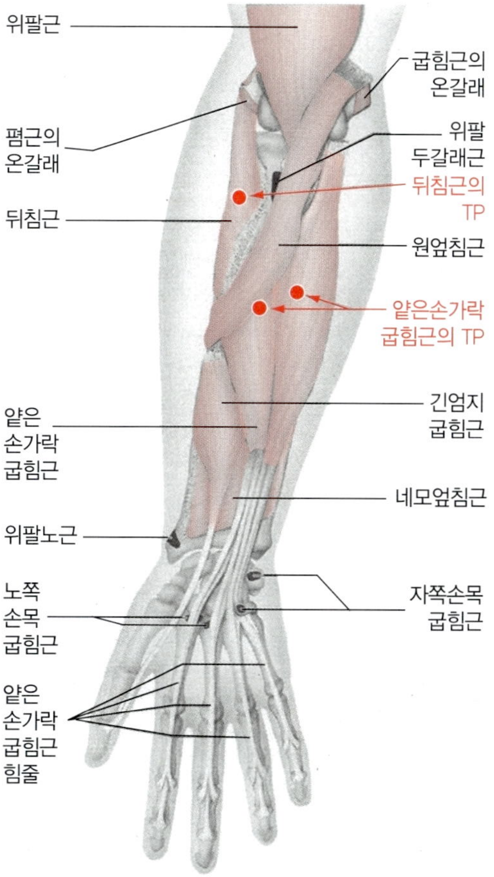

▶ **그림 16.19** 뒤침근 (▶ 11.7장), 얕은손가락굽힘근 (▶ 11.11장)

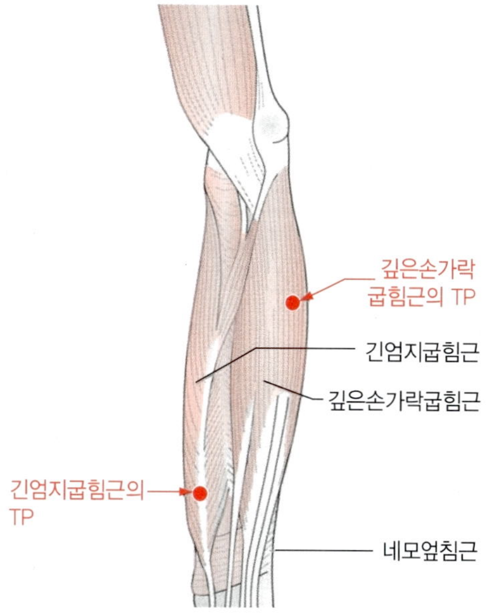

▶ **그림 16.20** 깊은손가락굽힘근 (▶ 11.11장), 긴엄지굽힘근 (▶ 11.12장)

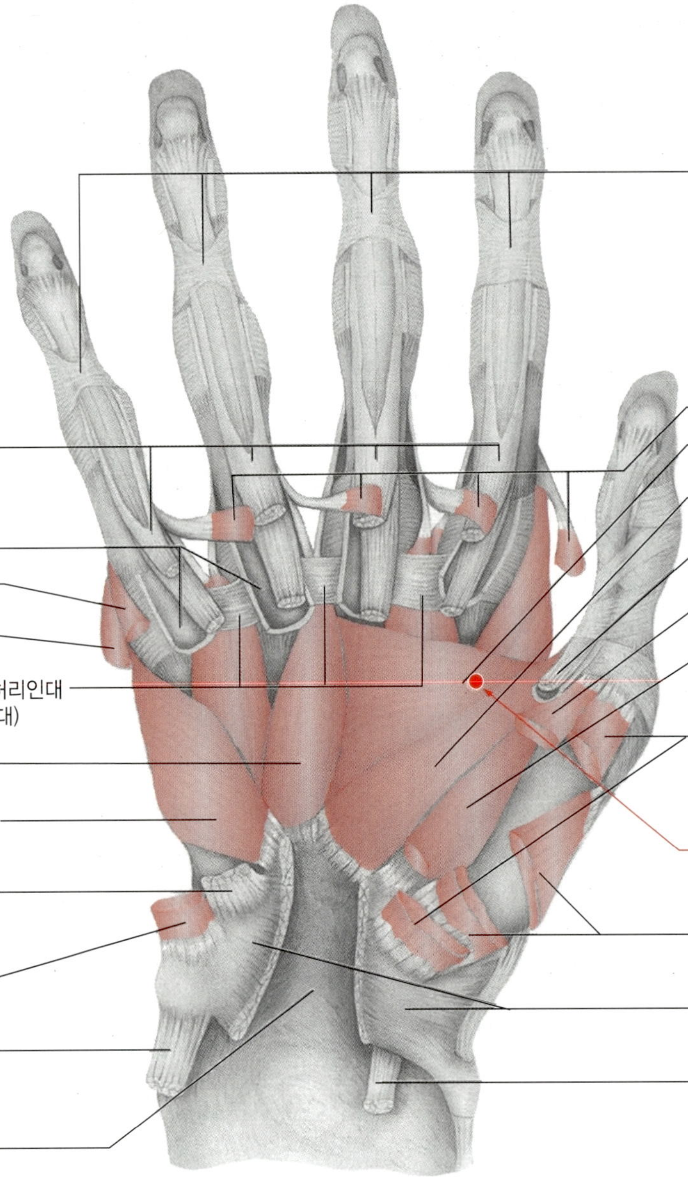

▶ **그림 16.21** 엄지모음근 (▶ 11.14장)

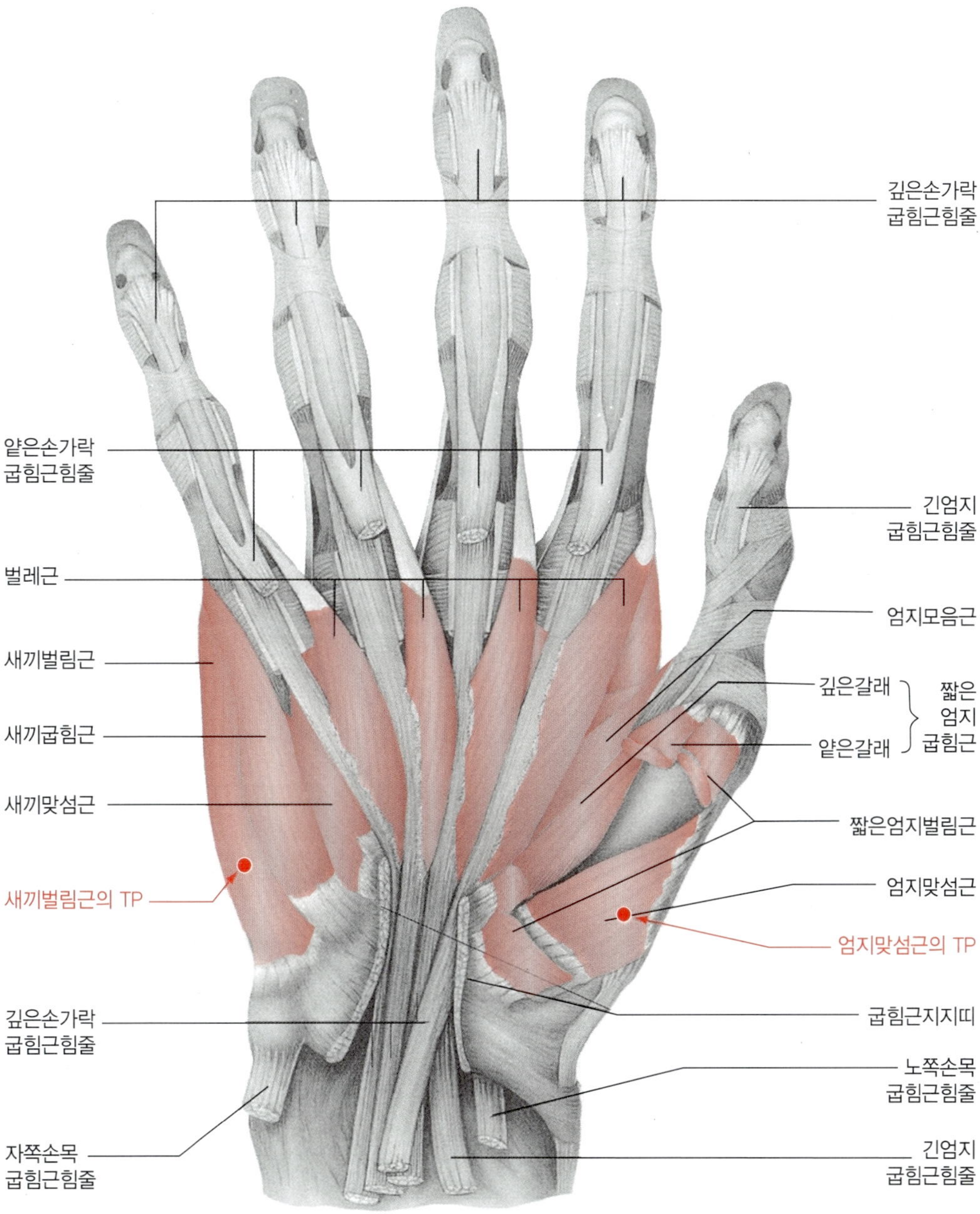

▶ **그림 16.22** 엄지맞섬근 (▶ 11.15장), 새끼벌림근 (▶ 11.16장)

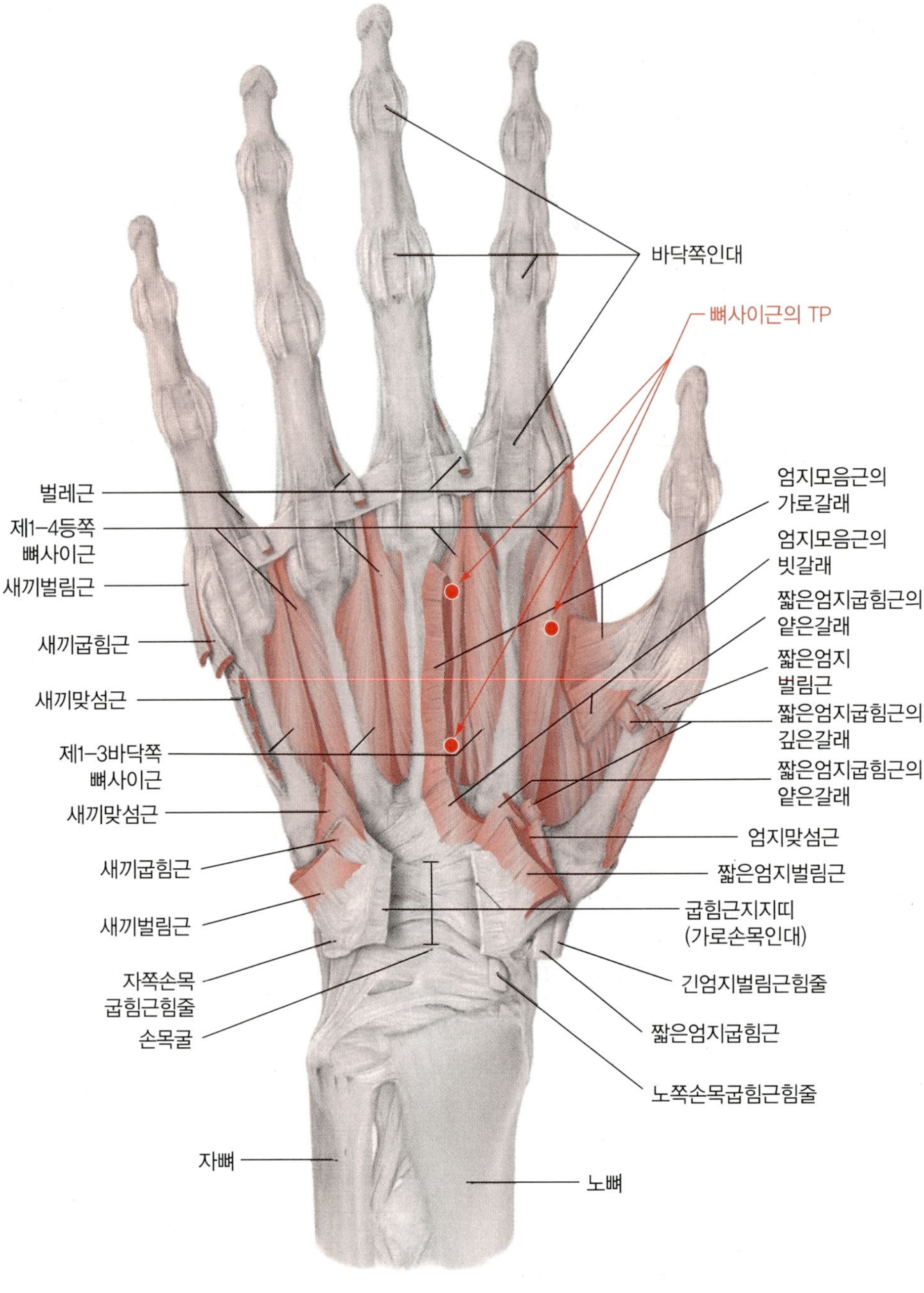

▶ **그림 16.23** 뼈사이근 (▶ 11.17장)

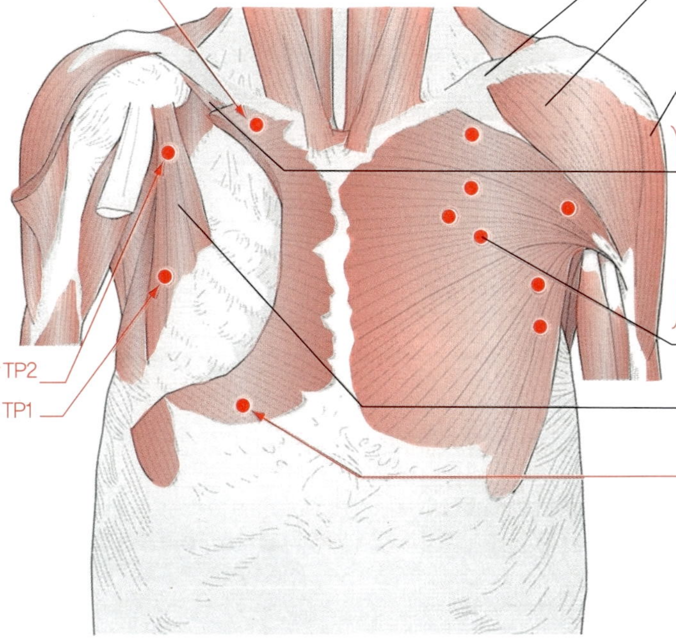

▶ **그림 16.24** 큰가슴근 (▶ **12.1장**), 작은가슴근 (▶ **12.2장**), 빗장밑근 (▶ **12.3장**), 복장근 (▶ **12.4장**)

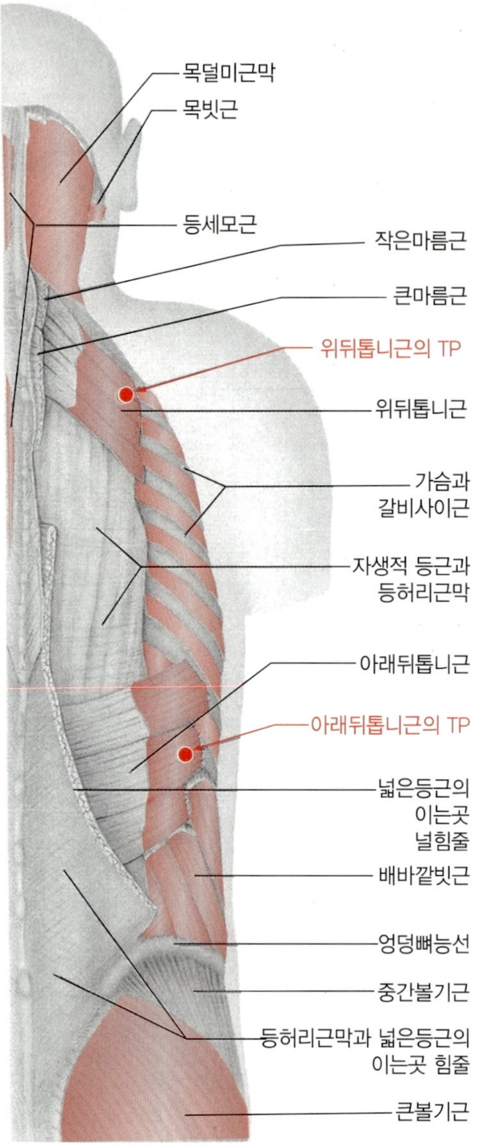

▶ **그림 16.25** 위뒤톱니근 (▶ 12.5장)
아래뒤톱니근 (▶ 12.6장)

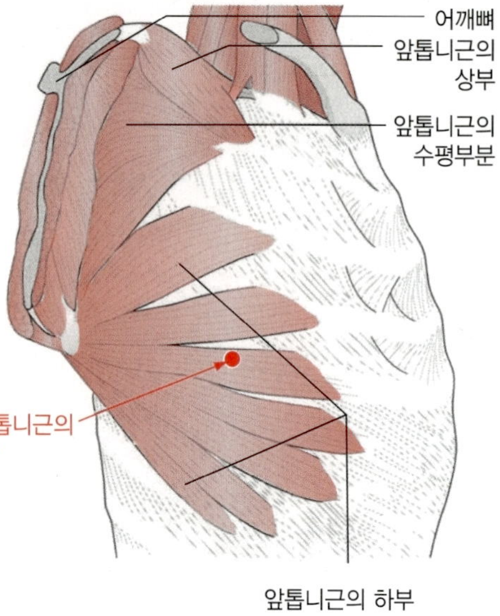

▶ **그림 16.26** 앞톱니근 (▶ 12.7장)

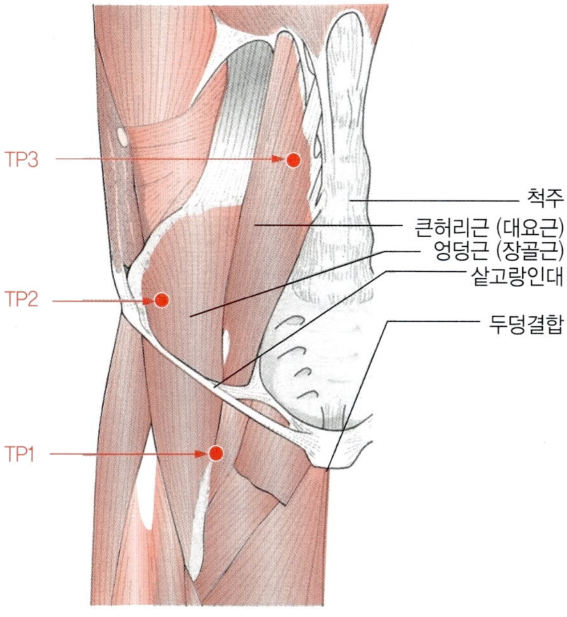

▶ **그림 16.27** 엉덩허리근 (▶ 13.2장)

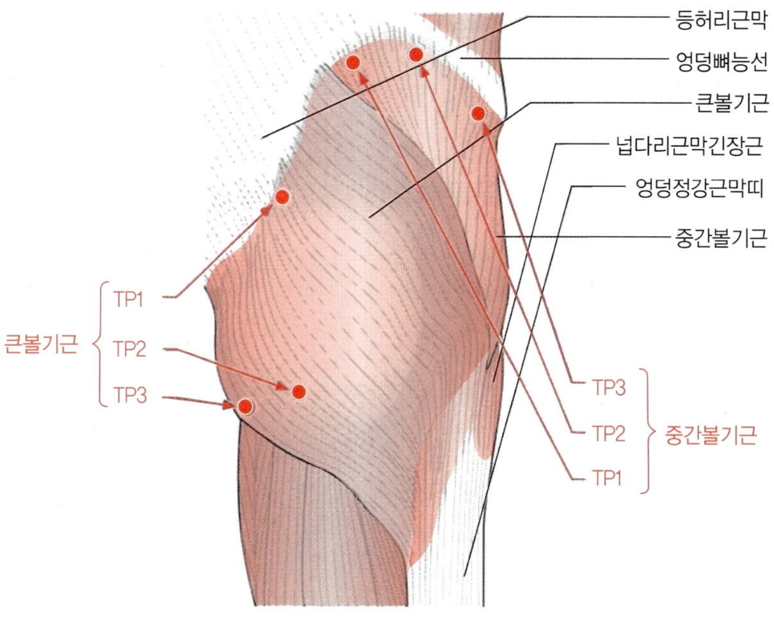

▶ **그림 16.28** 큰볼기근 (▶ 13.4장), 중간볼기근 (▶ 13.5장)

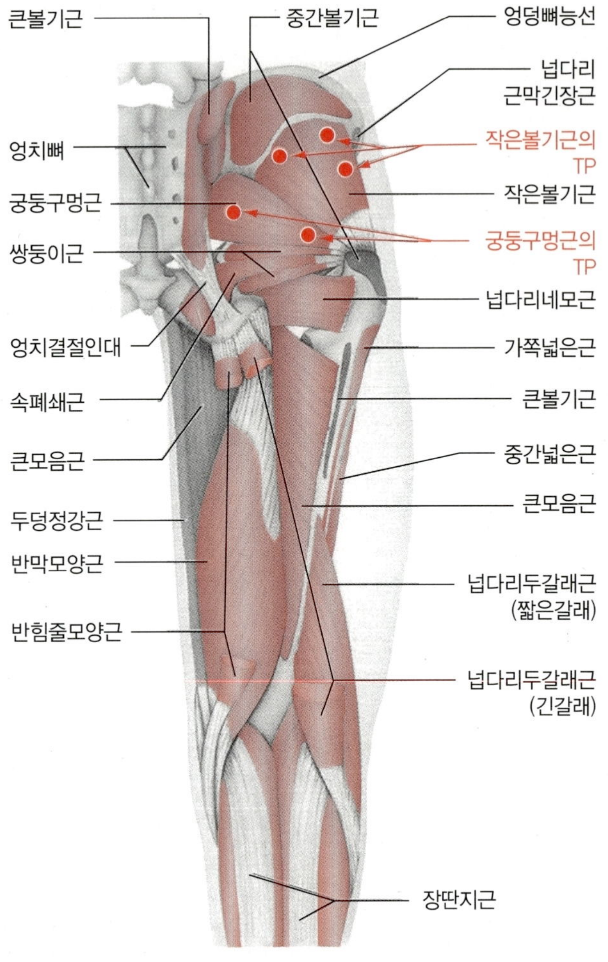

▶ **그림 16.29** 작은볼기근 (▶ 13.6장), 궁둥구멍근 (▶ 13.7장)

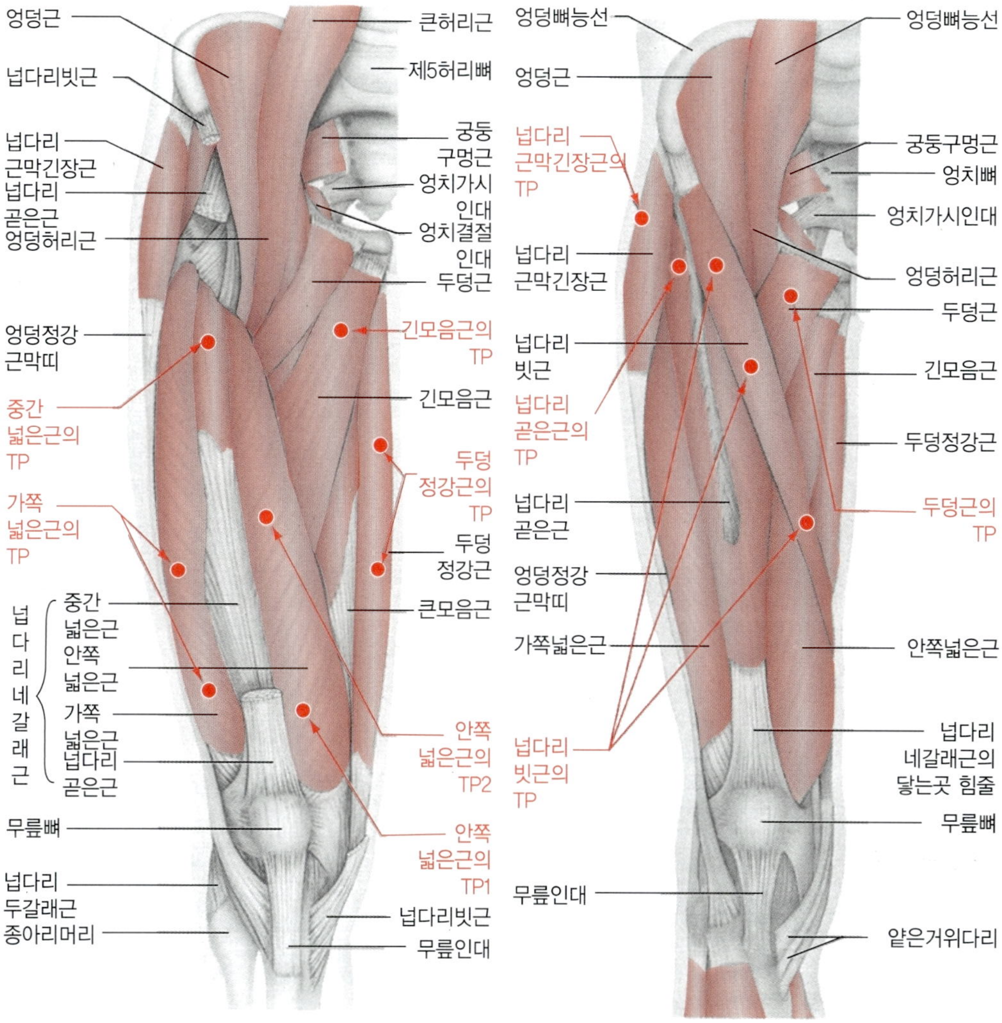

▶ **그림 16.30** 넙다리근막긴장근 (▶ **14.1장**), 넙다리빗근 (▶ **14.2장**), 두덩근 (▶ **14.3장**), 넙다리네갈래근 (▶ **14.4장**), 두덩정강근 (▶ **14.5장**), 긴모음근 (▶ **14.6장**)

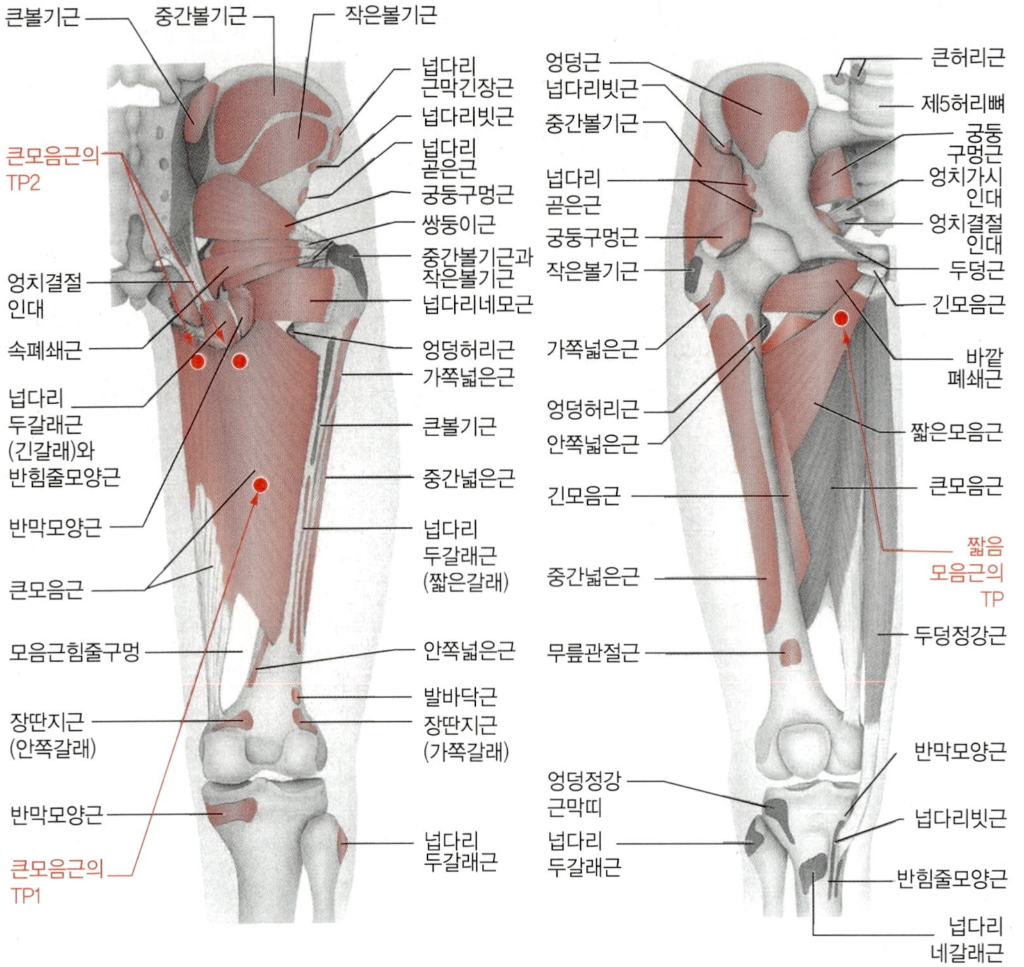

▶ **그림 16.31** 짧은모음근 (▶ 14.7장), 큰모음근 (▶ 14.8장)

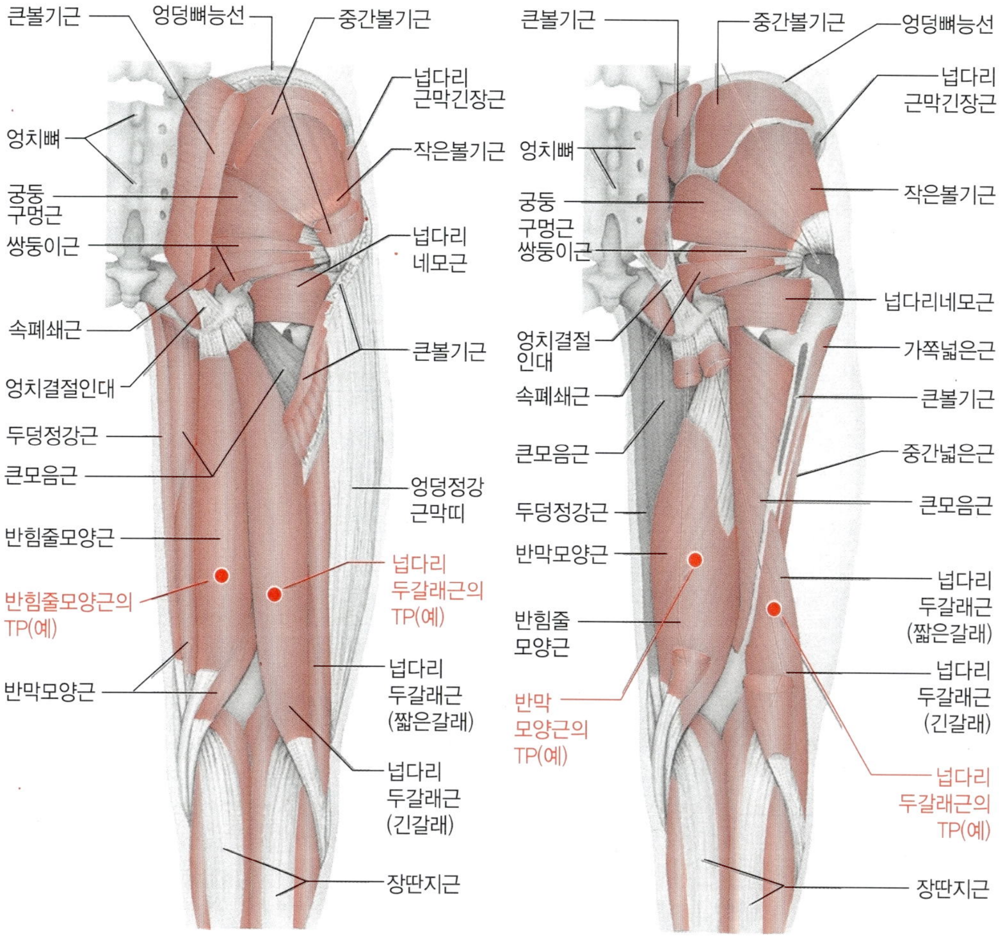

▶ **그림 16.32** 넙다리두갈래근 (▶ 14.9장), 반힘줄모양근, 반막모양근 (▶ 14.10장)

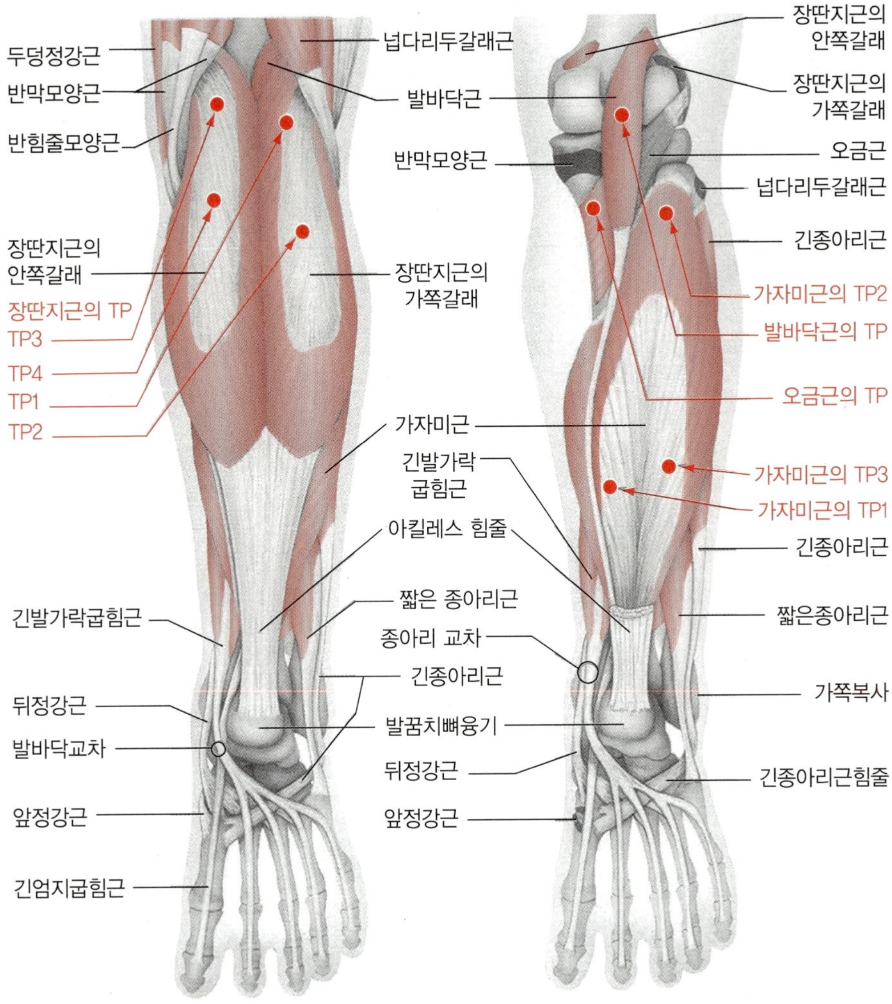

▶ **그림 16.33** 오금근 (▶ **14.11장**), 장딴지근 (▶ **15.4장**), 가자미근 (▶ **15.5장**), 발바닥근 (▶ **15.6장**)

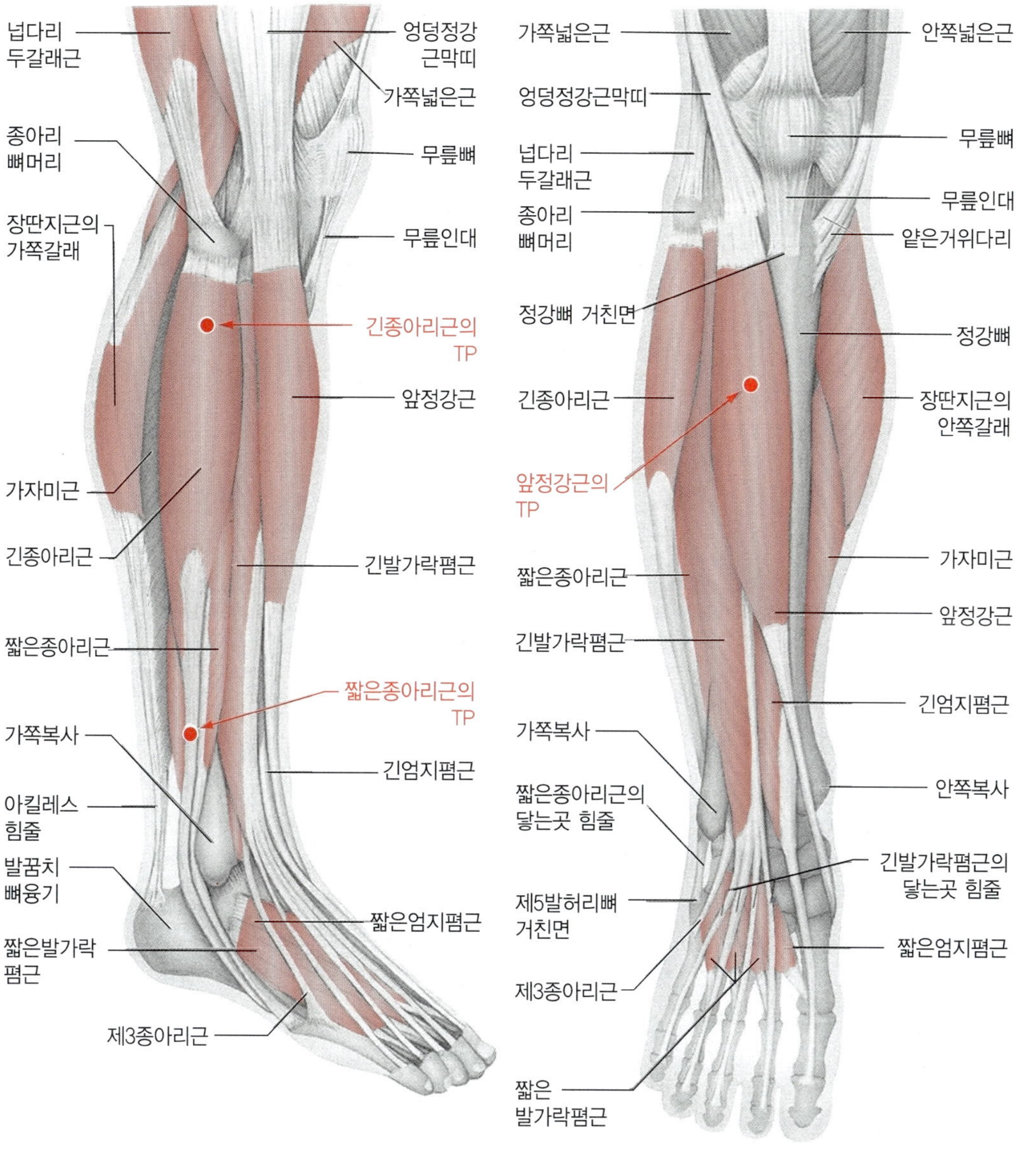

▶ **그림 16.34** 앞정강근 (▶ **15.1장**), 긴종아리근, 짧은종아리근, 제3종아리근 (▶ **15.3장**)

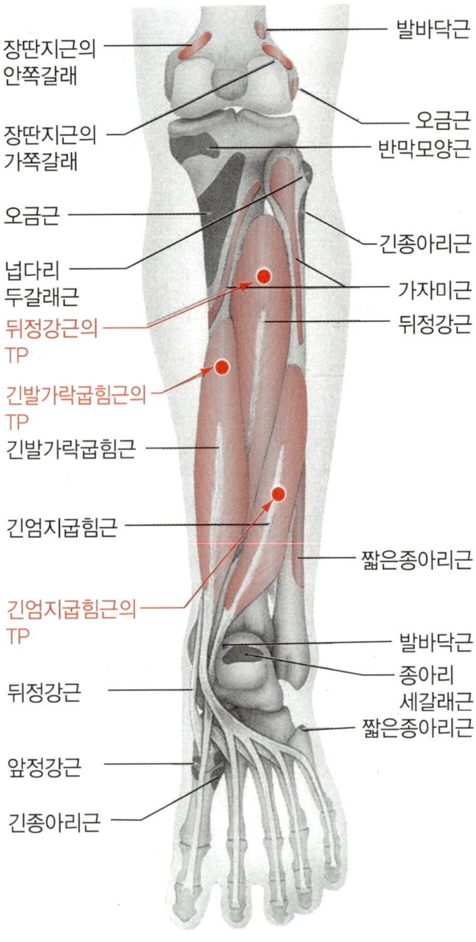

▶ **그림 16.35** 뒤정강근 (▶ 15.2장), 긴발가락굽힘근 (▶ 15.9장), 긴엄지굽힘근 (▶ 15.10장)

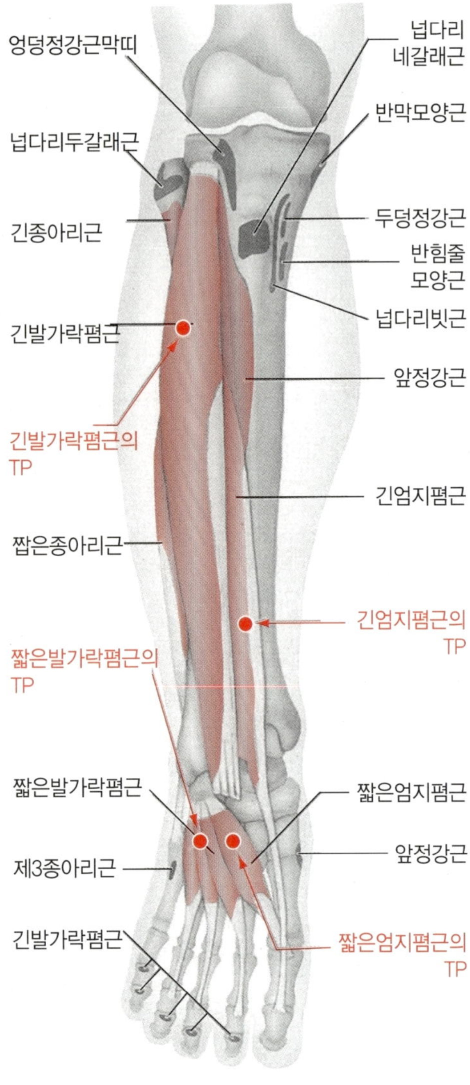

▶ **그림 16.36** 긴발가락폄근 (▶ 15.7장), 긴엄지폄근 (▶ 15.8장), 짧은발가락폄근 (▶ 15.11장), 짧은엄지폄근 (▶ 15.12장)

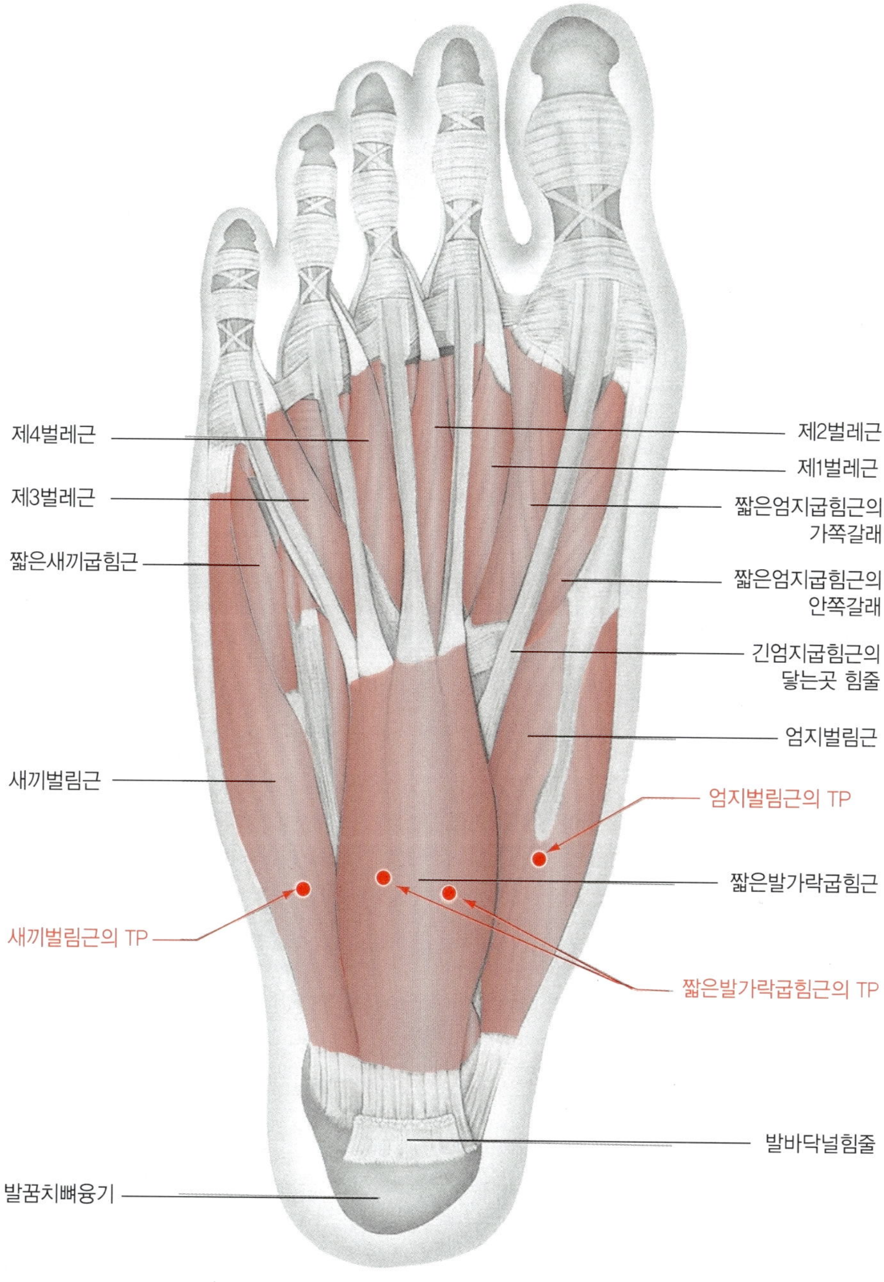

▶ **그림 16.37** 엄지벌림근 (▶ 15.13장), 짧은발가락굽힘근 (▶ 15.14장), 새끼벌림근 (▶ 15.15장)

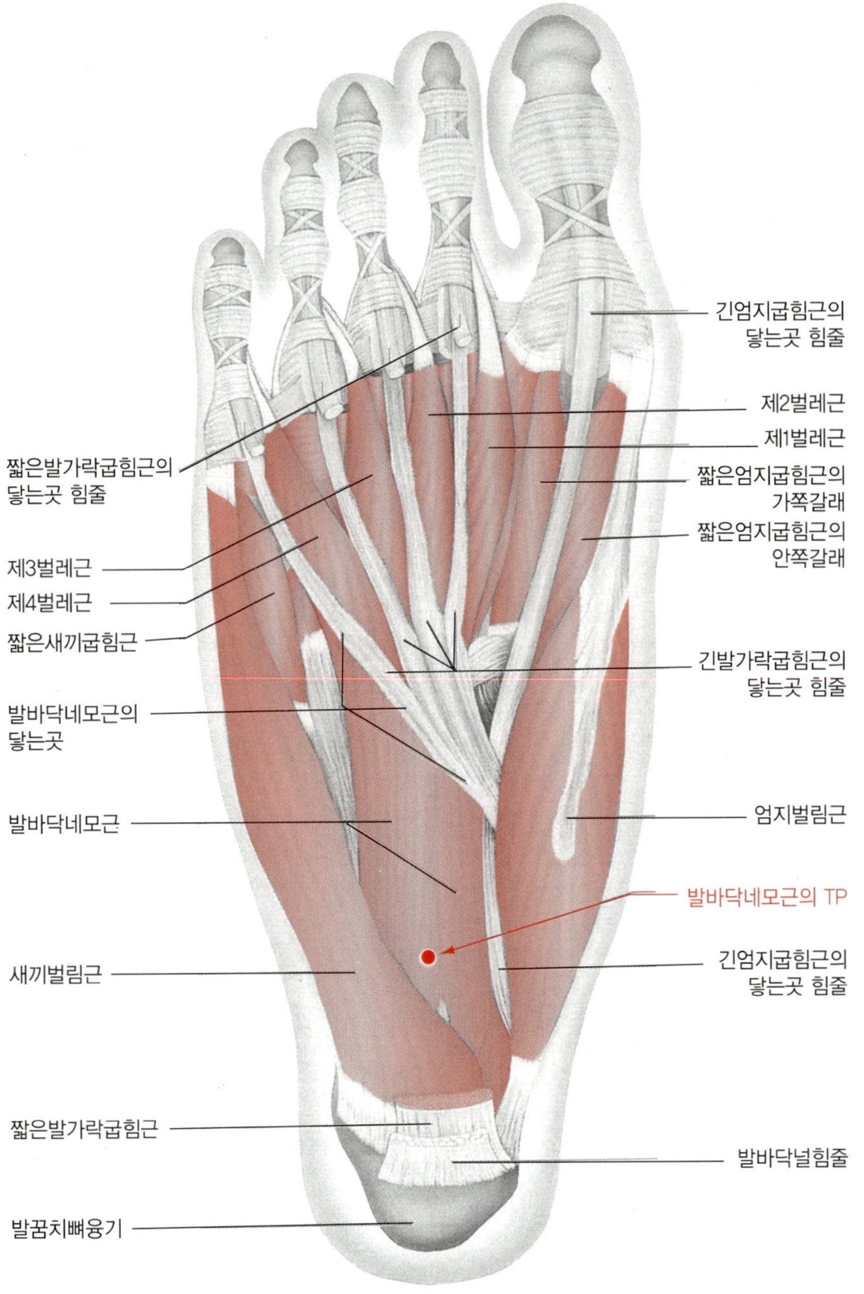

▶ **그림 16.38** 발바닥네모근 (▶ 15.16장)

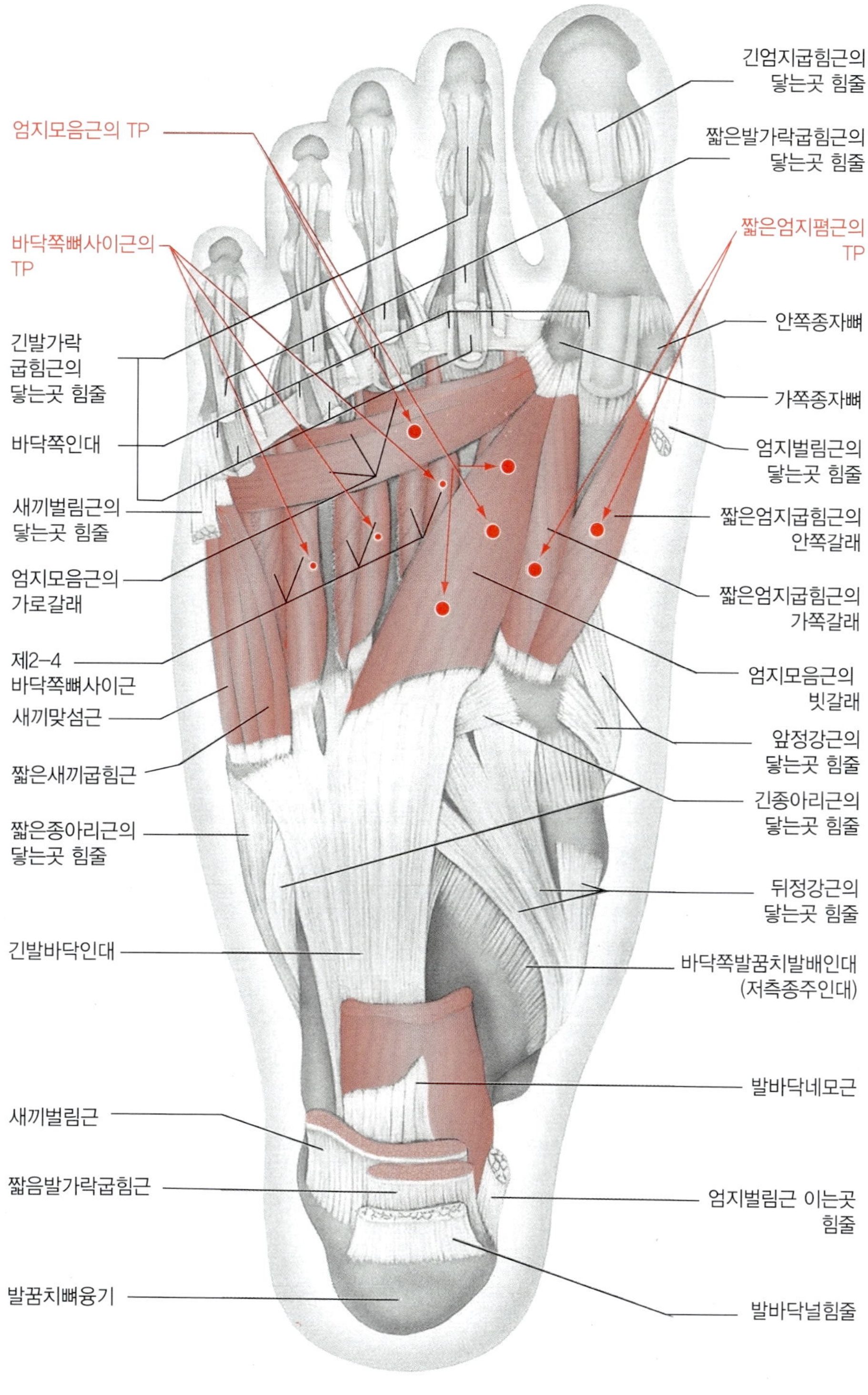

▶ **그림 16.39** 바닥쪽뼈사이근 (▶ 15.17장), 엄지모음근 (▶ 15.18장) 짧은엄지굽힘근 (▶ 15.19장)

제 III 부
자료

17 참고문헌

Baldry P. Akupunktur, Triggerpunkte und muskuloskelettale Schmerzen. 1. Aufl. Uelzen: Medizinisch Literarische Verlagsgesellschaft; 1993

Dvorak J. Manuelle Medizin – Diagnostik. 4. Aufl. Stuttgart: Thieme; 2001

Fleischhauer K, Hrsg. Benninghoff Anatomie: Makroskopische und mikroskopische Anatomie des Menschen – Band 2. 13./14. Aufl. München: Urban & Schwarzenberg; 1985

Gautschi R. Manuelle Triggerpunkttherapie. 1. Aufl. Stuttgart: Thieme; 2010

Klinke R, Pape HC, Kurtz A, Silbernagl S, Hrsg. Physiologie. 6. Aufl. Stuttgart: Thieme; 2009

Kostopoulos D, Rizopoulos K. The Manual of Trigger Point and Myofascial Therapy. 1st ed. Thorofare: Slack Incorporated; 2001

Kuchera ML, Kuchera WA. Osteopathic Considerations in Systemic Dysfunction. 2nd ed. Columbus: Greyden Press; 1994

Kuchera ML. Integrating Trigger Points into Osteopathic Approaches. Berlin: IFAO-Fortbildung; 2004

Lang F. Pathophysiologie – Pathobiochemie. 3. Aufl. Stuttgart: Enke; 1987

Lindel K. Muskeldehnung. 1. Aufl. Heidelberg: Springer; 2006

Netter FH. Atlas der Anatomie des Menschen. 2. Aufl. Basel: Ciba-Geigy; 1994

Pöntinen P, Gleditsch J, Pothmann R. Triggerpunkte und Triggermechanismen. 4. Aufl. Stuttgart: Hippokrates; 2007

Putz R, Pabst R, Hrsg. Sobotta: Atlas der Anatomie des Menschen – Band 2. 20. Aufl. München: Urban & Schwarzenberg; 1993

Schmidt RF, Thews G, Hrsg. Physiologie des Menschen. 29. Aufl. Berlin: Springer; 2004

Schünke M et al. Prometheus – LernAtlas der Anatomie. Allgemeine Anatomie und Bewegungssystem. 2. Aufl. Stuttgart: Thieme; 2007

Schünke M. Topographie und Funktion des Bewegungssystems. 1. Aufl. Stuttgart: Thieme; 2000

Schwegler J. Der Mensch – Anatomie und Physiologie. 4. Aufl. Stuttgart: Thieme; 2006

Silbernagl S, Despopoulos A. Taschenatlas Physiologie. 7. Aufl. Stuttgart: Thieme; 2007

Simons D. Myofascial Pain Syndrome Due to Trigger Points. 1st ed. Cleveland: Gebauer Company; 1987

Staubesand J, Hrsg. Benninghoff Anatomie: Makroskopische und mikroskopische Anatomie des Menschen – Band 1. 13. Aufl. München: Urban & Schwarzenberg; 1985

Staubesand J, Hrsg. Sobotta: Atlas der Anatomie des Menschen – Band 1. 19. Aufl. München: Urban & Schwarzenberg; 1988

Travell J, Simons D. Myofascial Pain and Dysfunction – The Trigger Point Manual, Vol. 2. 1st ed. Baltimore: Williams & Wilkins; 1992

Travell J, Simons D. Myofascial Pain and Dysfunction – The Trigger Point Manual, Vol. 1. 1st ed. Baltimore: Williams & Wilkins; 1983

Whitaker RH, Borley NR. Anatomiekompaß: Taschenatlas der anatomischen Leitungsbahnen. 1. Aufl. Stuttgart: Thieme; 1997

www.naturheilkunde-volkmann.de

www.shiatsu-info.de/muskelmeridiane.html

Zenker W, Hrsg. Benninghoff Anatomie: Makroskopische und mikroskopische Anatomie des Menschen – Band 3. 13./14. Aufl. München: Urban & Schwarzenberg; 1985

18 그림 찾아보기

Abb. 3.1 aus: Richter R, Hebgen E. Triggerpunkte und Muskelfunktionsketten. 3. Aufl. Stuttgart: Haug; 2011. Nach: Schmidt RF, Lang F, Heckmann M, Hrsg. Physiologie des Menschen. 31. Aufl. Berlin: Springer; 2011. Mit freundlicher Genehmigung von Springer Science + Business Media.

Abb. 3.2 aus: Richter R, Hebgen E. Triggerpunkte und Muskelfunktionsketten. 3. Aufl. Stuttgart: Haug; 2011. Nach: Travell J, Simons D Myofascial Pain and Dysfunction – The Trigger Point Manual, Vol. 2.1 ed. Baltimore: Williams & Wilkins; 1983

Abb. 3.3 aus: Richter R, Hebgen E. Triggerpunkte und Muskelfunktionsketten. 3. Aufl. Stuttgart: Haug; 2011. Nach: Simons D. Myofascial Pain Syndrome Due To Trigger Points. In: Rehabilitation Medicine. Goodgold J, ed. St. Louise: Mosby Year Book; 1988: 686–723

Abb. 3.4 aus: Richter R, Hebgen E. Triggerpunkte und Muskelfunktionsketten. 3. Aufl. Stuttgart: Haug; 2011. Nach: Silbernagel S, Despopoulos A. Tachenatlas Physiologie. 7. Aufl. Stuttgart: Thieme; 2007: 67

Abb. 3.5 aus: Richter R, Hebgen E. Triggerpunkte und Muskelfunktionsketten. 3. Aufl. Stuttgart: Haug; 2011. Nach: Travell J, Simons D Myofascial Pain and Dysfunction – The Trigger Point Manual, Vol. 2.1 ed. Baltimore: Williams & Wilkins; 1983

Abb. 4.1 aus: Richter R, Hebgen E. Triggerpunkte und Muskelfunktionsketten. 3. Aufl. Stuttgart: Haug; 2011. Nach: Travell J, Simons D Myofascial Pain and Dysfunction – The Trigger Point Manual, Vol. 2.1 ed. Baltimore: Williams & Wilkins; 1983

Abb. 4.2 aus: Richter R, Hebgen E. Triggerpunkte und Muskelfunktionsketten. 3. Aufl. Stuttgart: Haug; 2011. Nach: Travell J, Simons D Myofascial Pain and Dysfunction – The Trigger Point Manual, Vol. I–II. 2. Aufl. Lippincott: Williams & Wilkins; 1999

Abb. 9.1–9.3, 9.6–9.7, 9.9, 9.11, 9.13, 9.15, 9.17, 9.19, 9.22–9.23, 9.26, 9.30–9.31, 9.33, 10.1, 10.4–10.5, 10.8–10.9, 10.11–10.12, 10.14, 10.16, 10.18, 10.20, 10.22, 10.24–10.25, 10.28, 10.30, 10.32, 10.34–10.35, 10.38, 11.1, 11.3, 11.5, 11.7, 11.9, 11.11, 11.13, 11.15, 11.17, 11.19, 11.21, 11.23, 11.25, 11.27, 11.29, 11.31, 11.33, 12.1, 12.4, 12.6, 12.8, 12.10–12.11, 12.13, 12.15, 12.17–12.19,

12.21–12.24, 13.1–13.2, 13.4, 13.6, 13.8–13.9, 13.11–13.12, 13.14–13.15, 13.17, 14.1, 14.3, 14.5, 14.7–14.9, 14.11, 14.13, 14.15, 14.17, 14.19, 14.21, 14.23, 15.1, 15.3, 15.5–15.6, 15.8–15.9, 15.11, 15.13, 15.15, 15.17, 15.19–15.20, 15.22–15.23, 15.25, 15.27, 15.29, 15.31, 15.33, 15.35, 15.37–15.38, 15.41, 15.43–15.44, 16.1–16.39: aus: Richter R, Hebgen E. Triggerpunkte und Muskelfunktionsketten. 3. Aufl. Stuttgart: Haug; 2011, Fotos von Ullrich + Company, Renningen

Alle anderen Fotos: Heike Kostrzewa-Hebgen, Königswinter

Alle anderen Zeichnungen: Christine Lackner, Ittlingen

19 찾아보기